国家出版基金项目
NATIONAL PUBLICATION FOUNDATION

肢体形态与功能重建丛书

中国肢体畸形病因病种分类

Etiological Classification of Limb Deformity in China

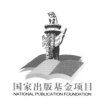

国家出版基金项目
NATIONAL PUBLICATION FOUNDATION

肢体形态与功能重建丛书

中国肢体畸形病因病种分类

Etiological Classification of Limb Deformity in China

主　编　秦泗河　田　文　庄乾宇　石　磊

副主编　焦绍锋　吕泽平　王一岚　郭保逢

编　者（按姓名汉语拼音排序）

白卓松	方志伟	郭　佳	花奇凯	焦绍锋
柯　岩	李　舒	梁益建	刘昱欣	刘月驹
吕泽平	彭爱民	彭　越	秦泗河	秦绪磊
石　磊	田　文	王　全	王一岚	王执宇
夏和桃	杨　蒙	殷海阳	臧建成	张定伟
张峻铭	张　晖	张其海	张庆彬	张云峰
仉建国	赵　俊	郑学建	钟文耀	庄乾宇

北京大学医学出版社

ZHONGGUO ZHITI JIXING BINGYIN BINGZHONG FENLEI

图书在版编目（CIP）数据

中国肢体畸形病因病种分类 / 秦泗河等主编 .
– 北京：北京大学医学出版社 , 2023.10
　ISBN 978-7-5659-2954-0

　Ⅰ . ①中…　Ⅱ . ①秦…　Ⅲ . ①骨畸形—修复术
Ⅳ . ① R682

中国国家版本馆 CIP 数据核字 (2023) 第 143220 号

中国肢体畸形病因病种分类

主　　编：秦泗河　田　文　庄乾宇　石　磊
出版发行：北京大学医学出版社
地　　址：（100191）北京市海淀区学院路 38 号　北京大学医学部院内
电　　话：发行部 010-82802230；图书邮购 010-82802495
网　　址：http://www.pumpress.com.cn
E — mail：booksale@bjmu.edu.cn
印　　刷：北京信彩瑞禾印刷厂
经　　销：新华书店
责任编辑：冯智勇　　**责任校对**：靳新强　　**责任印制**：李　啸
开　　本：889 mm × 1194 mm　1/16　印张：23.25　字数：787 千字
版　　次：2023 年 10 月第 1 版　2023 年 10 月第 1 次印刷
书　　号：ISBN 978-7-5659-2954-0
定　　价：260.00 元

主编简介

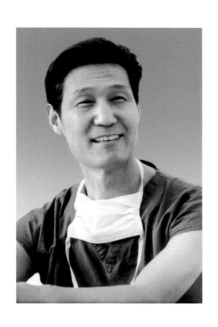

秦泗河

国际知名矫形外科专家，国家康复辅具研究中心附属康复医院矫形外科主任、名誉院长。截至 2021 年底，主持各类肢体畸形残疾手术 36 664 例，创建了相关手术病例数据库，形成了秦泗河医学理念、诊疗风格、四肢畸形残疾手术重建技术体系。发表论文 400 余篇，主编专著 12 部，英文专著 *Lower Limb Deformities* 在国际骨科学界引起广泛关注。

现任国际肢体延长与重建学会（ILLRS）及国际 Ilizarov 技术应用与研究学会（ASAMI）中国部主席；中国康复辅助器具协会肢体残障功能重建分会主任委员；中国医师协会骨科医师分会外固定与肢体重建委员会（CEFS）名誉主任委员、肢体延长与重建学组组长；中国残疾人康复协会肢体残疾康复专业委员会脊柱裂学组组长；第六届世界肢体重建大会（北京 2024）组委会主席；俄罗斯国家 Ilizarov 科学中心荣誉教授。

主编简介

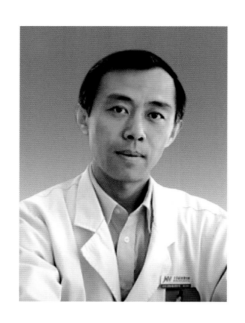

田　文

　　北京积水潭医院手外科副主任、主任医师，北京大学医学部教授、研究生导师。中华医学会手外科学分会主任委员，中国医师协会手外科医师分会候任会长，北京医学会手外科学分会主任委员，中华医学会手外科学分会先天性手部畸形学组组长，中国医师协会手外科医师分会骨关节学组组长，中国康复医学会修复重建外科专业委员会肢体先天畸形学组副组长。《中华手外科杂志》《实用手外科杂志》《中华医学杂志（英文版）》《中国骨与关节杂志》《中国修复与重建外科杂志》等编委。北京市"十百千"卫生人才"十层次"基金获得者。

　　曾先后在美国路易斯安那州 Tulane 大学医学院外科学系显微外科实验室任访问学者；美国俄克拉荷马骨科与重建外科中心手外科任临床及研究访问学者兼实验室主任；美国路易斯安那州 Ochsner 基金会临床医院血管外科博士后。

　　目前主要从事先天性手部及上肢畸形、腕关节疾患和手部肿瘤的临床及研究工作。

主编简介

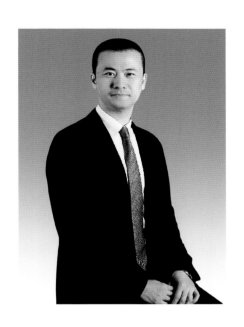

庄乾宇

北京协和医院骨科主任医师、教授、硕士生导师，主要从事脊柱畸形和脊柱退变性疾病的诊疗及相关研究。主持国家自然科学基金面上项目、北京市科技新星计划、北京市青年拔尖个人计划等多项科研项目。在 *Spine*、*European Spine Journal*、*Spine Journal* 等杂志发表论文 30 余篇。多次在国际脊柱侧凸研究学会（SRS）年会、国际矫形与创伤外科学会（SICOT）年会、国际高级脊柱技术大会（IMAST）等国际会议做大会发言。现任国际脊柱侧凸研究学会委员，国际矫形与创伤外科学会中国部青年委员会副主任委员，国际AOspine 学会 China SEED Program Faculty，中华预防医学会脊柱疾病预防与控制专业委员会青年委员会副主任委员及脊柱畸形学组成员，中国医师协会骨科医师分会青年委员会脊柱畸形学组组长；SRS 官方杂志 *Spine Deformity* 责任编辑，*Frontiers in Surgery* 杂志编辑。

主编简介

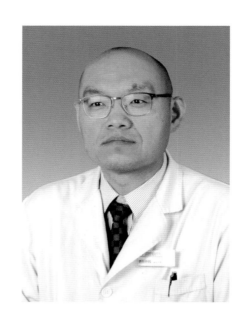

石 磊

　　国家康复辅具研究中心附属康复医院矫形外科副主任，毕业于中南大学湘雅医学院临床医疗系，跟随秦泗河教授从事肢体畸形矫正与功能重建临床工作十余年，全身心投入残疾人帮扶和肢体重建事业。

丛 书 序

由国家出版基金资助、北京大学医学出版社出版的"肢体形态与功能重建丛书"（以下简称丛书），就要与读者见面了！

丛书包括《中国肢体畸形病因病种分类》《上肢形态与功能重建》《下肢形态与功能重建》《小儿肢体形态与功能重建》《矫形器与肢体重建》《难治性肢体畸形重建病例精粹》六部专著，共 400 余万字，近 1 万幅图片，并配有约 1800 分钟的视频资源，内容涵盖骨科几乎所有亚专业，病种近 300 个，还涉及人类进化、人体发育、遗传、血管、血液、神经、皮肤、内分泌、代谢等相关的内容。丛书阐述了与肢体重建相关的自然哲学、系统论、再生医学、生物力学及 Ilizarov 生物学理论与技术等，可谓临床医学的一座"富矿"，昭示着一个新的交叉整合学科——肢体重建外科破壳萌生！

人之肢体涉及头颅以下、内脏以外所有组织结构，除了具有维持机体的主体结构和运动功能外，还可传递和表达信息。丛书对肢体形态与功能的最本质的认识，为临床医师理解肢体重建提供了不分部位、不分年龄、不分性别、不分病种的"大一统"视角与"人是整体存在"的哲学观。当前临床学科分化过细，已经显示出了诸多弊端与盲点，而丛书"大整合、新重组"的临床理念与实践总结，是医学界难能可贵的一次重要探索。

一、肢体形态与功能重建起源与指导思想

"时代是思想之母，实践是理论之源。"

2017 年，秦泗河矫形外科团队在手术治疗 3 万余例各类肢体畸形残疾患者、编著出版了多部学术专著后，总结出"肢体形态与功能重建"（以下简称肢体重建）概念，并提炼出指导肢体重建临床工作

的"28 字方针"。由此，临床思维、诊疗范围、学术探索等均在这个框架下展开，从肢体创伤修复、畸形矫正发展到肢体形态与功能重建。

肢体形态与功能重建28字方针

| 医患同位 | 时空一体 | 有无相生 | 应力控制 | 动静结合 | 再生修复 | 自然重建 |

二、群贤毕至，学科集成

以秦泗河矫形外科团队 40 余年积累的病例资料为主线，来自脊柱、创伤、关节、肩肘、骨肿瘤、手显微外科、矫形器等相关领域的专家及统计学者、数据库管理者和影像摄制者，围绕肢体创伤、畸形、残障这个大系统展开研究、探索、分析和总结。丛书每一章节都是作者在本专业领域长期深耕和积累研究的最新成果，可谓大家云集、专业结合、融会贯通，呈现了创新理念、学术价值、时代精神与中国特色。

三、激发新问题，增长新知识

问题是时代的镜子、知识的种子。新问题带来新知识，新观念、新技术重塑对现代骨科学的认知，而广大患者的健康需求则是肢体重建外科发展的真正动力。骨科自然重建理念指导下的广泛手术适应证与奇特疗效，正引导相关学科领域走向仿生学重建的前沿，也证实了通过体外、体内的应力调控，驱动生命自然之力，再生修复肢体的创伤与残缺，是一条不变的真理。

四、知识维度与学术特色

丛书以病例数据及分析为依据。秦泗河矫形外科团队展示的 40 余年积累的 36 664 例总病例资料、22 062 例足踝畸形病例资料、14 839 例小儿肢体畸形病例资料，皆是本领域国内外文献报道的最大病例样本。这使丛书可以通过生动的病例阐述相关的理念、方法和技术。丛书中的数千个肢体畸形真实病例，全部为作者亲自诊疗过的患者，许多病例术后随访超过 10 年，呈现了医者仁心、为民除痛的创新总结与研究结果。相信丛书在未来几十年更能体现出示范价值。

丛书用进化论、发育学指导临床思维。人类的骨架是唯一能完全适应直立行走的骨架。自从人类进化到直立行走后，肢体畸形及其对运动功能产生的影响，主要发生在脊柱和下肢。秦泗河以脊椎动物从四足爬行到人类两足直立行走、婴儿从爬行到形成个体化步态为下肢残缺重建的思想基础，提出并践行"一走二线三平衡"的下肢重建原则。丛书介绍了一批骨科疑难杂症的治疗过程与奇特疗效，其治疗并不依赖高精尖设备完成。为何能用简单方法解决骨科疑难杂症？读者熟读丛书结合临床实践会自然解悟。

五、系统医学理念与原创性

肢体重建外科覆盖了因临床过度分科而造成的盲区，具有能全方位、深层次地解读肢体，运用生态医学理念指导临床实践，最大限度地捕捉生理、病理、心理与肢体畸形转化信息，提高评估、诊断与决策正确性的优势。通过外环境的调控与内环境的干预，调节机体代谢，进而改变基因调控，使人体进行良性的自身调节——"取生态之灵，康疾患之身"。

丛书的出版为医学界提供了新的工具书或参考书，一些病因病种照片、创新手术方法、不同技术的优化组合以及远期随访结果乃首次发表。从肢体矫形到肢体重建，丛书蕴含了经典骨科范式的创新与转化，相信丛书定能为培育出一批有综合实践能力的肢体重建外科医师和专家做出贡献。

六、编写风格与不足

丛书编写注重运用矫形外科原则与张力 - 应力法则指导肢体形态与功能重建，强调模仿自然、生态医疗，有选择地学习国内外各家之长，介绍作者经过实践验证、行之有效的方法，内容概括不求完全，具体技术不做细节介绍。

编写一套涉及多学科交叉的丛书，编写团队尚缺乏经验，不同分册之间内容及引用病例难免有所重复，某些观点可能存在欠妥之处，诚请广大读者批评指正。肢体重建器械和方法发展迅速，尤其是智能化、微创化技术可谓日新月异，对一些新知识、新技术尤其需要与同行专家、各位读者共同学习，以期提高。

肢体重建外科是在经典骨科学基础上的创新，其理论框架、临床实践、医疗模式与广泛的手术适应证，是跨越传统学科界限多方合作的产物。这个学科之所以存在诸多学术热点，其根源在于临床医学的创新发展，在于临床实践与患者需求。以问题为导向，才能解决一个个疑难问题。要驾驭好肢体重建技术，需要医生用立体、非线性、多元的哲学思维来分析、解决患者的问题，这些恰恰是中国传统文化、中医整体观、方法论的临床思维优势所在。

没有蓬勃发展的伟大时代，就不会出现肢体重建这个从理论到实践的交叉学科。值此丛书出版之际，感谢无数关心和支持肢体重建事业的专家学者，感谢来自十几家医院、科研院所的医生或教授应邀参加丛书编写工作，感谢视频摄制人员付出的长期努力，感谢北京大学医学出版社的大力支持，尤其感谢推动学科发展、促进医生成长的广大患者及家属。2024 年 9 月，第六届世界肢体重建大会在北京召开，这将极大地推动中国肢体形态与功能重建水平的提升与知识普及。本套丛书将是展现给世界各国同道最好的礼物。

秦泗河
"肢体形态与功能重建丛书"总主编

前　言

肢体，指四肢和躯体，为人体头颅以下、内脏以外部分，仅仅从形态上划分，人类肢体也是个巨大的系统。肢体畸形是异于正常人标准的结构、形态与功能异常，所有先天性、遗传性、后天创伤、疾病、发育、衰老等原因皆可引发肢体畸形，由此所致的运动功能明显障碍者为肢体残疾。若肢体畸形残疾不能完全治愈，将留下终身不同程度的外观异常、功能障碍以致影响心理健康。随着人口老龄化的到来，骨关节退行性变导致的肢体畸形残疾者自然增多。

中国人群中导致肢体畸形的病因主要有哪些？老年人有多少比例发生肢体畸形残障？病种如何分类、病情如何分型？我国与西方国家的肢体畸形类别有何不同？如何创建中国人自己的肢体畸形病因、病种分类系统？这些本源性问题，目前既没有相关专著，也没有系统性文献解答。

本书中所列的肢体畸形病因、病种分类，是在秦泗河矫形外科肢体畸形手术病例数据库 200 多个病种的基础上，邀请了北京积水潭医院手外科田文、北京协和医院骨科庄乾宇、成都市第三医院梁益建、广西医科大学第一附属医院花奇凯等教授编写完成，全书分为 14 章，收录 284 个病种。内容体现了如下特色：

一、按肢体解剖部位与病因分类

书中病例按照肢体解剖部位分类，病因涉及先天、遗传、免疫、创伤和后天各种致畸疾病。病种贯穿骨科之外遗传、免疫、血管、神经、内分泌、皮肤、肿瘤等十几个学科，以求在宏观上最大程度展示中国目前导致肢体畸形的疾病谱与病种特点，为后续的学者开启一个新的研究领域。

二、病例数据反映了中国肢体畸形病因、病种类别特点

36 664 例肢体畸形手术病例统计分析，2094 例不同类别先天性肢体畸形统计分析，3547 例下肢重度畸形残疾统计分析，都是作者手术治疗的病例，反映了真实的肢体畸形类别、地域分布，病因、病种、病情分类，肢体畸形与性别、年龄之间的关系。

三、通过真实形体照片或影像图片展示病种、病情

本书介绍的每个病种，几乎都附有肢体畸形照片或影像检查图像，并附有相关的视频。这些病种都是中国人群罹患的肢体畸形，能让读者真实地了解某一种畸形的临床表现特点，能达到看图识病之效果。全书文字精炼，大大节约了临床医生检索文献的时间。

四、病例资料具有长远的历史价值

这些病例资料时间跨越 40 余年，是作者在自己诊疗的上万例病例资料中挑选、甄别、系统化整理出来的。病例来自全国各地，包括生活在青藏高原的藏族同胞罹患的大骨节病。280 多个不同病因、不同种类的病例资料，一定程度上代表了中国肢体畸形病种与类别特点，资料极其珍贵，具有长远的历史价值。

五、收录与命名了既往文献没有刊载或不确定的新病种

本书收录与命名了部分既往文献没有刊载或不确定的新病种，如先天性膝反屈、寄生胎并肢畸形、

海洛因脑病肢体僵直畸形等。还有些病种、病名依据秦泗河矫形外科治疗的病种而命名，如：先天性颈椎过伸畸形、应力性膝反屈畸形、有机磷农药中毒后遗足踝畸形、髋内收肌痉挛致发育性髋关节半脱位、先天性马蹄内翻足成年期、先天性髌骨脱位成年期、发育性髋关节脱位成年期等。秦泗河之所以把一种畸形命名为两个病种，就在于一个先天性肢体畸形，在幼年、儿童、少年期未获得有效治疗，发展至成年期、中年期再实施手术重建，从病理改变、畸形性质与类别、患者体质、功能障碍程度与外科重建原则，完全是两种疾病了。本书特别介绍了医源性肢体畸形，意在提醒医务人员临床中工作中注意防范与规避严重并发症！本书有关病因、病种的分类方法是否合理，新的疾病命名与解析是否恰当，希望得到同行的指正。

英国科学家赫胥黎曾说："进行分类有助于大脑运行，目的是在记忆中构思和保留分类对象的特征。""中国肢体畸形病因病种分类"是一个包罗万象的浩大系统研究工程，通过本书作者的努力，仅能完成"抛砖引玉"之起步工作。纵然如此，笔者相信，本书的出版填补了中国既往缺乏"肢体畸形病因病种分类"研究的空白，向世界医学界提供中国真实的肢体畸形疾病谱及分类方法，希冀启发医学界有识之士耕耘这个关乎广大民众健康的医学社会学科。

在此感谢国家康复辅具研究中心附属康复医院矫形外科办公室刘昱欣、杨蒙在查找病例资料方面付出的辛勤努力。诚心感谢全国各地的肢体畸形残疾患者，慕名来到秦泗河矫形外科团队诊疗，并允许医生拍照肢体畸形部位、摄录下功能障碍与残疾类别的动态影像资料。这是成就本书的基础。

秦泗河

视频目录

视频资源获取说明

◆ 在使用本书增值服务之前，请您刮开右侧二维码，使用 微信扫码激活。

*温馨提示：每个激活二维码只能绑定一个微信号。

◆ 扫描对应页码中的二维码观看视频。

目 录

第一章　总　论

第一节　人类肢体畸形认知简史

一、肢体畸形定义的相对性

　　畸形是指任何偏离正常解剖结构与形态的缺陷状态，也是每一种生命体都可能面临的问题，是困扰人类健康常见的问题之一。但不同时代、不同国家、不同民族、不同文化背景的人们，对肢体畸形的认知又有很大的差别。如蒙古族人因自幼骑马轻度膝内翻畸形的发生率高，本族人并不认为是异常。为了满足当地风俗"女人美标准"，中国女人曾经长达千年缠足风俗导致无数妇女足的终生残疾，却美其名曰"三寸金莲"（图1-1-1）。缅甸北部人有个长颈民族也是通过压力导致了锁骨与肩胛骨下垂畸形从而显露长长的颈部，这被认为是美女的标志（图1-1-2）。18世纪欧洲上流社会喜欢细腰的美女，致使某些女人为了"细腰凸胸"不惜切除第11、12肋骨（图1-1-3）。

二、古埃及人对肢体畸形残疾的认识

　　古埃及人对肢体残疾人持积极态度，身体畸形可能被视为神性的标志，认为某些肢体畸形人是神派来的使者，对此敬而远之并安排其与神交流的祭祀活动。此外，侏儒症（软骨发育不全）患者获得了尊敬的地位（1-1-4）。他们遵循严格的道德行

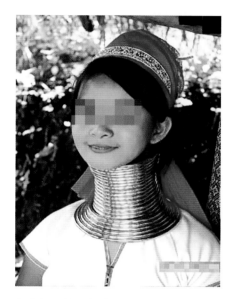

图1-1-2　自幼年开始颈部套金属圈顶压逐渐形成细长无力的颈部

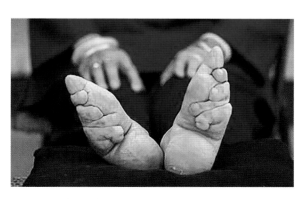

图1-1-1　妇女缠足后的足畸形，仅能用足跟负重行走

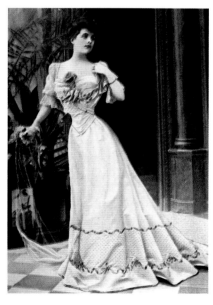

图1-1-3　切除第11、12肋骨后的超细腰美女

1

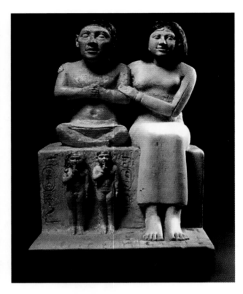

图1-1-4　塞内布和他的妻子塞内蒂斯，约公元前2500年（摄于开罗博物馆）

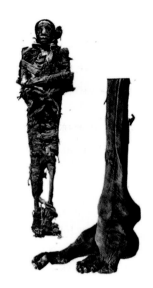

图1-1-6　法老西普塔的木乃伊显示其左腿和足部畸形（摄于开罗博物馆）

为，还建议尊重和包容残疾人：不讥笑盲人，不取笑侏儒，不歧视肢体残疾者，因而留下较多肢体畸形残疾人的真实石刻以及成骨不全骨骼、雕塑甚至木乃伊。在埃及墓葬中发现了成骨不全的骨骼（图1-1-5），甚至法老西普塔（Siptah）的木乃伊显示其左腿和足部畸形（图1-1-6），石雕上清晰显示其下肢畸形（图1-1-7）。

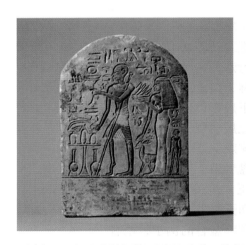

图1-1-7　雕刻显示右下肢纤细伴下垂足畸形，持拐杖站立（摄于开罗博物馆）

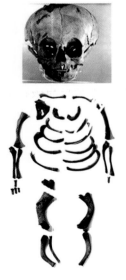

图1-1-5　埃及发现的成骨不全骨骼（公元前1000年）。它由一个彩绘棺材和一个小孩的骨架组成

三、从生物进化与发育学看肢体畸形与矫正

在医学上对肢体畸形的认识并进行干预始于希波克拉底。早在公元前5世纪希波克拉底就发现了脊柱侧弯，他认为脊柱侧弯是因为椎体脱臼了，从而发明了希波克拉底脱臼治疗床来治疗脊柱侧弯，直到16世纪希波克拉底治疗床还被认为是有效的治疗手段。欧洲文艺复兴之后，随着解剖学的进步，人们对肢体畸形的认识也不断深入。英国实验外科之父John Hunter（1728—1793年）开始以科学的观点对肢体发育和物种进化之间的关系进行思考，极

大地改变了外科乃至骨科医生的思维。达尔文的好朋友 John Struthes（1823—1899 年）医生是比较解剖学和进化解剖学的先驱，他第一次指出人、鲸鱼和马等哺乳动物上肢进化本身是同源的，他发现了 Struthers 韧带（肱骨内髁和肱骨髁上突起之间的残余韧带结构）这一解剖遗迹在大约 1% 的人体上存在。出生在乌克兰的 Kaplan（1894—1980 年）对进化解剖学的发展做出了巨大贡献，使进化解剖学的知识积累产生了质的飞跃，并深刻影响到了人们对肢体畸形机制的认识。梅奥诊所的 Spinner 教授和哈佛大学麻省总医院手和上肢外科的 Smith 教授等，对进化解剖学的研究也产生了深远影响，他的学生 Jesse Jupiter 在哈佛大学自然历史博物馆观摩不同动物肘关节骨骼，总结出肘关节双柱的理论，成为肱骨远端骨折治疗历史上的丰碑。

通过进化解剖学可知，在物种漫长进化的过程中，上肢和下肢带骨（Girdle bone）的产生是关键的一步，即肩和骨盆的出现，最终使得四肢从躯干中分离出来。

直立行走对于人类骨骼进化的影响至关重要。直立行走是一种十分节能的运动方式，人类得以走出丛林，探索世界，在探索过程中，上肢以灵活为主，下肢则以稳定为主，上下肢的比例也发生了变化，上肢比例变小。长久以来，下肢畸形的矫正强调整体观念，脊柱、骨盆、髋关节、膝关节和足踝做通盘考虑，不能够顾此失彼，这一点在复杂畸形的矫正中至关重要。回顾历史和文献，曾有 Jones 骨折切开复位内固定后不愈合，矫正高弓足畸形后骨折顺利愈合的例子；也有全髋关节置换后，因为没有充分考虑到脊柱和膝关节畸形的存在，导致髋关节脱位的教训。这更加提示我们，作为一名骨科医生，无论从事创伤还是矫形工作，无论从事脊柱还是关节外科工作，都应该有良好的进化解剖知识，能够从全局分析问题，牵一发而动全身，为患者量体裁衣，选择最佳的手术方式。上肢的畸形矫正则更考虑其功能性，对于一些存在某种程度的畸形，但功能良好，不影响正常生活和工作者，手术要慎之又慎。这类患者发生骨折之后，创伤骨科医生的治疗原则常常是"做旧如旧"，不要轻易打破上肢的平衡。

从受精卵的单细胞成长为复杂人体的过程，是人类亿万年进化过程的浓缩。在这个胚胎发育、婴儿出生后运动系统乃至全身的发育过程中，从僵硬走向灵活是主要趋势，屈肌和伸肌的力量达到完美契合。一旦发育过程中发生了偏差，肢体发育则从灵活走向僵硬，屈肌力量过大，试图锁住关节和躯体，以维持最为原始的稳定。这一理念基本上可以帮助理解复杂的矫形手术。

肢体畸形分为先天遗传畸形和后天继发性畸形两大门类。先天畸形多有深厚的遗传学背景，基因表达异常，呈家族性聚集，如大家熟悉的 HOXD13 基因突变引起的并指畸形，有关这类畸形的分子生物学研究浩瀚无垠，发表了大量的论文，但临床治疗上还是迟迟没有突破性进展，外科手术矫形几乎是唯一的途径。

还有一种继发性肢体畸形属于人类直立行走后进化加速过程的不完美匹配，比如肘关节提携角过大、髋臼发育不良、膝关节外翻角度过大，平足症、跗趾外翻、发育过程中轻度小腿扭转出现的外旋或内旋步态等。这类患者是否需要手术早期干预，虽然学术界仍然存在争议，但通过秦泗河 36 000 多例肢体畸形手术病例统计结果证明，随着人类寿命的延长，下肢骨性畸形一旦发生，宜早期采用非手术或手术的方法干预，以避免或减少骨性关节炎的发生。

原则很难打破，技术不断更新。从传统的 Ilizarov 环形外固定架到智能化六轴 Taylor 架的改进是一个伟大的进步。麻省理工学院等一流学府和跨国公司进行科研攻关，在神经肌肉接口方面取得了一系列突破，新科技革命近在咫尺。Bionic 等设计的先进上肢假肢，可以实现弹钢琴、剥葡萄皮等精细动作，成为复杂肢体畸形重建手术失败后的替代方案。髓内钉在长骨延长与搬移上的确提高了患者的舒适度，但医疗费用昂贵，仅限于骨髓腔正常、骨性畸形小的患者。

我们处在这个剧烈变革的时代，应该有大局意识、前沿意识，用丰富的知识和先进的技术武装自己的头脑，最终造福广大肢体畸形患者。

（秦泗河 刘月驹 张峻铭）

第二节　中国肢体畸形相关数据统计分析

一、秦泗河矫形外科治疗肢体畸形 36 664 例统计分析

统计时间：1978.5.25—2021.12.31。统计方法：每位患者按每次住院手术为一个病例，如果一位患者在一次住院期间实施了 2 次或 3 次手术，仍然按一个病例统计。若一位患者曾经在不同时间 2 次或多次住院手术，即按 2 个或多个病例统计。

（一）手术部位

手术类别	手术例数	所占百分比（%）
下肢矫形与功能重建	34 795	94.90
上肢矫形与功能重建	622	1.70
颈部、脊柱等手术*	1247	3.40

* 颈部手术：颈总动脉外膜交感神经网剥脱术治疗脑性瘫痪 983 例，占颈部、脊柱手术的 78.83%，其次是肌性斜颈手术 67 例。

（二）性别比例

性别	手术例数	所占百分比（%）
男性	21 294	58.08
女性	15 370	41.92
男女比例		1.39∶1

（三）手术年龄分布

年龄（岁）	手术例数	所占百分比
1~5*	2049	5.59
6~10	5449	14.86
11~15	6170	16.83
16~20	7234	19.73
21~25	6445	17.58
26~30	4188	11.42
31~35	2446	6.67
36~40	1211	3.30
41~45	558	1.52
46~50	412	1.12
51~60	396	1.08

（续）

年龄（岁）	手术例数	所占百分比
61~70	94	0.26
71~80	10	0.03
≥81	2	0.01

*1 岁手术的病例为先天性马蹄内翻足患者。

（四）历年手术例数

1. 自 1978 年至 2021 年手术例数

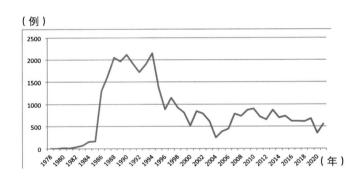

2. 近 10 年手术例数减少。由于秦泗河矫形外科治疗的患者来自全国各地，2020 年、2021 年因新型冠状病毒感染疫情影响了外省患者来北京就医手术。

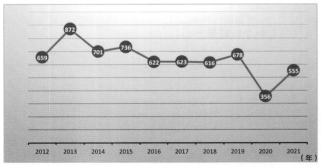

注：年手术量最多年份是 1988—1994 年，正是国家实施小儿麻痹后遗症挽救性手术康复年代，秦泗河同时兼任黑龙江省和北京市 2 个小儿麻痹后遗症矫治中心主任，主持黑龙江省和北京市的小儿麻痹后遗症手术矫治任务。

（五）患者来源区域分布

区域	手术例数	区域	手术例数	区域	手术例数
北京	1802	山东	3143	广西	133
天津	166	江苏	595	贵州	206
上海	89	安徽	1281	云南	170
重庆	86	湖北	3233	四川	361
黑龙江*	7511	湖南	1540	陕西	1541
吉林	472	江西	2740	甘肃	1169
辽宁	520	浙江	595	宁夏	95
内蒙古	532	福建	744	青海	113
河北	1764	广东	590	新疆	337
山西	764	台湾	2	西藏	32
河南	4217	海南	89	香港	1

* 因秦泗河曾在黑龙江省工作过 5 年，所以黑龙江省手术患者多达 7511 例。

（六）病因、病种汇总（共227种） （续）

病因病种	手术例数	病因病种	手术例数
脊髓灰质炎后遗症	24 067	膝关节骨性关节炎	53
脑性瘫痪	4902	化脓性关节炎后遗症	52
创伤后遗症	1054	先天性髋内翻	50
脊柱裂（脊髓拴系）后遗症	1045	脊柱侧弯	49
先天性马蹄内翻足	762	成骨不全	46
先天性/发育性髋关节脱位、髋臼发育不良	552	骺损伤致发育性下肢畸形	42
膝内翻	490	先天性下肢短缩	40
运动神经元病（腓骨肌萎缩症）	287	脑膜炎	40
膝外翻	250	类风湿关节炎	38
臀肌挛缩症	235	骨不连	37
先天性关节挛缩症	158	烧烫伤后遗症	37
佝偻病	110	骨缺损	36
先天性腓侧半肢畸形	109	脊髓侧索硬化	33
骨髓炎	105	股骨头缺血性坏死	31
先天性胫骨假关节	98	骨干续连症	30
格林-巴利综合征	86	骨纤维异样增殖症	26
医源性肢体畸形	79	拇外翻	23
脑炎	76	先天性桡骨发育不全	23
下肢血管瘤	68	脑积水	22
肌性斜颈	67	急性脊髓炎	22
腓总神经麻痹	66	产瘫	21
脑外伤	66	遗传性痉挛性截瘫	21
先天性髌骨脱位	58	多发性软骨发育不良	21

（续）

病因病种	手术例数
进行性肌营养不良	21
内生性软骨瘤	21
多发性骨骺发育不良	20
先天性跟行足	20
平足症	20
骨结核	19
先天性胫侧半肢畸形	19
先天性翼蹼膝关节	18
腓总神经损伤	18
家族性神经纤维瘤病	17
坐骨神经损伤	16
Blount 病	16
硬皮病	16
腓肠肌挛缩症	14
手足口病	14
先天性垂直距骨	13
大骨节病	13
侏儒症	13
遗传性软骨发育不良	13
先天性束带综合征	12
脊髓损伤不完全性截瘫	12
流行性乙型脑炎	11
先天性足趾短缩畸形	11
硬纤维瘤病	10
脊肌萎缩症	9
蜡泪样骨病	9
败血症	7
截肢残端不良	7
家族性高弓足	7
先天性尺桡骨连接症	7
先天性胫骨弯曲	7
巨肢症	6
先天性股骨近段轴向缺如	6
先天性足外翻	6
一氧化碳中毒	6
脑卒中	6
有机磷农药中毒	6
血友病	6
甲状旁腺功能亢进	5
髋关节炎	5

（续）

病因病种	手术例数
先天性多趾畸形	5
TOCP 中毒	5
血管栓塞	5
肝豆状核变性	5
无汗症	5
脊髓肿瘤致神经损伤	4
巨趾症	4
强直性脊柱炎	4
先天性股骨假关节	4
先天性胫骨发育不良	4
先天性尺骨发育不良	4
药物性脊髓中毒致足踝痉挛型畸形	4
淋巴管瘤	4
脉管炎	4
先天性翼蹼肘关节	4
骨肉瘤	4
先天性寄生胎	4
矮小症	3
踝关节骨性关节炎	3
脊神经损伤	3
进行性肌萎缩	3
马德隆畸形	3
脓毒血症	3
先天性拇指内收	3
先天性桡骨头脱位	3
先天性舟状足	3
先天性屈指畸形	3
颅咽管瘤	3
范可尼综合征	3
先天性前足缺如	3
黏多糖贮积症	3
马方综合征	3
骨肿瘤	3
髋关节滑膜炎	3
脑出血	3
先天性尺侧纵列缺如	3
先天性桡侧纵列缺如	3
有机磷农药（敌敌畏）中毒	2
股外侧肌纤维炎	2
脊髓源性痉挛性下肢畸形	2

（续）

病因病种	手术例数
阔筋膜挛缩症	2
皮肌炎	2
皮下脂肪萎缩症	2
偏侧肢体发育不良	2
破伤风	2
膝关节滑膜炎	2
先天性缺趾畸形	2
胸脊髓压迫致下肢畸形	2
熊抓伤	2
腰椎间盘突出	2
椎管内脊膜瘤后遗症	2
先天性多指畸形	2
先天性屈腕畸形	2
先天性握拳畸形	2
横贯性脊髓炎	2
脑结核	2
股动脉周围纤维瘤	2
脊髓纤维瘤	2
颅内囊肿	2
先天性距骨发育不良	2
腰椎结核	2
脑脉管炎	2
吸毒性脑病	2
非骨化纤维瘤	2
脑血管畸形	2
先天性半侧肢体肥大症	2
脑梗死	1
动脉钙样硬化	1
毒蛇咬伤	1
断肢再植残留畸形	1
恶性周围神经鞘瘤	1
腓肠肌感染后遗症	1
跟骨结节骨炎	1
肱骨腱鞘炎	1
骨化性纤维瘤	1
腘动脉栓塞	1
滑膜结核	1
激素性多发性骨坏死	1
脊膜癌术后神经损伤	1
脊髓胶质瘤	1

（续）

病因病种	手术例数
脊髓血管瘤	1
颈椎骨髓瘤	1
脊髓蛛网膜炎	1
半侧肢体萎缩症	1
进行性骨化性肌炎	1
颈椎后纵韧带骨化	1
巨人症	1
距舟关节骨性关节炎	1
蹋内翻	1
帕金森病	1
铅中毒	1
软骨炎	1
伤寒病	1
肺栓塞致缺血缺氧性脑病	1
肾病综合征	1
胎儿注射损伤	1
唐氏综合征	1
夏科氏关节病	1
先天性并趾畸形	1
先天性股骨头缺如	1
先天性距骨外脱位	1
先天性蹋趾肥大症	1
先天性前足内收	1
先天性小腿轴向缺损	1
先天性跖骨内收畸形	1
先天性爪形趾	1
胸椎间盘突出	1
中毒性菌痢	1
三官能蛋白缺乏症	1
先天性外展性髋挛缩症	1
腕关节背侧挛缩症	1
先天性尺桡骨交叉畸形	1
先天性肩胛骨高位症	1
先天性拇指缺如	1
先天性上肢短缩	1
掌腱膜挛缩症	1
蛛网膜下腔出血	1
肾性骨病	1
先天性脊柱僵直	1
霉变甘蔗中毒后遗症	1

（续）

病因病种		手术例数
脑部生殖瘤		1
脑海绵状变性		1
脑脉络膜炎		1
脑血管瘤		1
脑血栓		1
脑蛛网膜炎		1
癫痫后遗症		1
感觉障碍性周围神经病		1
股动脉栓塞后遗症		1
黑棘皮病		1
甲基丙二酸血症		1
假性类风湿		1
先天性屈膝畸形		1
先天性屈肘肌缺如		1
先天性下肢肥大症		1
先天性足趾缺如		1
骨巨细胞瘤		1
韧带样型纤维瘤		1
神经节细胞瘤		1
先天性腓骨发育不全		1
脑梗死		1
其他神经源性下肢畸形		3
其他先天性下肢畸形		78
其他感染性下肢畸形		73
其他先天性上肢畸形		7
不详		172

（七）手术方法

秦泗河矫形外科使用手术方法291种，以下为使用次数最多的前40位手术方式（以后表格中所列手术方法皆源自下表）。

手术方法	使用次数	使用频率*
跟腱延长	8161	22.26
股骨髁上截骨	7575	20.66
跟距关节融合	6699	18.27
胫腓骨截骨矫形	4526	12.34
跖腱膜松解	3791	10.34

（续）

手术方法	使用次数	使用频率*
腓骨长肌代跟腱	2636	7.19
腹外斜肌移位代臀中肌	2406	6.56
屈髋松解	2442	6.66
三关节融合	2422	6.61
股内收肌耻骨起点部分切断松解	2052	5.60
胫后肌腱延长	1980	5.40
广泛性屈膝松解治疗屈膝挛缩畸形	1794	4.89
第一跖骨基底截骨	1484	4.05
股薄肌肌腱远端皮下切断	1237	3.37
胫腓骨截骨延长	1182	3.22
腓骨短肌移位代跟腱	1047	2.86
胫骨后肌外置	1071	2.92
颈总动脉外膜交感神经网剥离	985	2.69
骶棘肌代臀肌	885	2.41
髂胫束松解	971	2.65
髂骨 - 耻骨双截骨延长	860	2.35
胫骨后肌移位代跟腱	902	2.46
二关节融合	846	2.31
腓骨长肌移位代胫骨前肌	779	2.12
肌腱移位代伸踝、伸踇、伸趾肌	710	1.94
股骨截骨矫形	728	1.99
闭孔神经（全支或前支）切断	673	1.84
秦泗河仰踇畸形矫正术（改良JONES）	584	1.59
胫骨前肌移位代跟腱	584	1.59
跟腱缩短	542	1.48
距舟关节融合	570	1.55
跟骰关节融合	526	1.43
拇趾趾间关节融合术（踇趾趾间关节融合术）	572	1.56
髋臼顶造盖术	503	1.37
跟骨截骨矫形术	561	1.53
臀肌筋膜挛缩松解	501	1.37
踝关节融合	560	1.53
半腱肌移位代替股四头肌	447	1.22
腓肠肌腱膜延长	361	0.98
先天性（发育性）髋关节脱位复位	298	0.81

* 使用频率：为每百例手术使用该术式的次数。

（八）手术结合骨外固定器共10 235例

	应用例数	占总病例数比例（%）
环式外固定器	4537	12.37
组合式外固定器	5698	15.54

二、秦泗河矫形外科治疗足踝畸形22 062例统计分析

统计时间：1978.5.25—2020.12.31。

（一）性别比例

患者性别	手术例数	所占比例（%）
男性	13 046	59.13
女性	9016	40.87

（二）手术年龄分布

年龄（岁）	手术例数	所占比例（%）
1~5	1137	5.15
6~10	3084	13.98
11~15	3645	16.52
16~20	4341	19.68
21~25	4010	18.18
26~30	2627	11.91
31~35	1560	7.07
36~40	759	3.44
41~45	349	1.58
46~50	264	1.20
51~55	149	0.68
56~60	83	0.38
61~70	48	0.22
≥71	6	0.03

注：22 062例中，手术病例最多的年龄段是16~25岁，共8351例，占37.85%。50岁以上者286例，占1.3%。

（三）患者来源区域分布

区域	手术例数	区域	手术例数
黑龙江	4378*	四川	199
吉林	285	重庆	58
辽宁	333	云南	94
北京	1134	贵州	108
天津	103	湖北	1778
河北	1066	湖南	925
山西	507	江西	1684
山东	1753	安徽	837
河南	2693	上海	67
陕西	954	江苏	353
甘肃	758	浙江	354
宁夏	63	福建	456
内蒙古	349	广东	330
新疆	232	广西	65
青海	62	台湾	2
西藏	17	海南	56

另：印度6例；美国3例；叙利亚1例；沙特1例；印度尼西亚1例。

（四）病因病种汇总

病因病种	手术例数
脊髓灰质炎后遗症	15 661
脑性瘫痪	2682
脊柱裂与脊髓拴系	942
先天性马蹄内翻足	731
创伤后遗症	487
腓骨肌萎缩症	261
格林-巴利综合征	77
先天性多关节挛缩症	80
腓总神经麻痹	79
先天性腓侧半肢畸形	66
脑外伤后遗症	52
血管瘤	46
医源性下肢畸形	49
脑炎后遗症	39
脊髓侧索硬化	29
先天性胫骨假关节	30
跨外翻	23
慢性骨髓炎	22
烧烫伤后遗症	24

（续）

病因病种	手术例数
脑膜炎后遗症	21
平足症	19
先天性跟行足	20
坐骨神经损伤	16
膝内翻继发足踝畸形	17
腓肠肌挛缩症	14
骨缺损	14
遗传性痉挛性截瘫	14
急性脊髓炎	13
进行性肌营养不良	17
类风湿关节炎	12
脑积水	13
臀肌挛缩症	12
先天、发育性髋关节脱位	11
先天性垂直距骨	12
骨不连	9
硬皮病	12
化脓性关节炎后遗症	8
脊肌萎缩症	8
家族性神经纤维瘤病	8
先天性足趾短缩畸形	8
皮肌炎	2
破伤风	2
先天性髌骨脱位	2
先天性足趾短缩	3
斜颈	2
熊抓伤	2
血友病	3
成骨不全	1
毒蛇咬伤	1
断肢再植残留畸形	1
多发性骨骺发育不良	1
腓肠肌感染后遗症	1
跟骨结节骨炎	1
骨纤维异样增殖症	1
腘动脉栓塞	1
横贯性脊髓炎	1
脊膜癌术后神经损伤	1
脊髓胶质瘤	1
脊髓纤维瘤	2
脊髓血管瘤	1

（续）

病因病种	手术例数
脊髓蛛网膜炎	1
颈椎后纵韧带骨化致脊髓不完全性损伤	1
距舟关节骨性关节炎	1
淋巴管瘤	3
颅内囊肿	2
脉管炎	1
霉变甘蔗中毒后遗症	1
踇内翻	1
脑部生殖瘤	1
脑脉管炎	2
脑血管畸形	1
脑出血	2
脑蛛网膜炎	1
脓毒血症	1
帕金森病	1
铅中毒	1
伤寒病	1
肾性骨病	1
胎儿期损伤	1
先天性并趾畸形	1
先天性束带综合征	7
骶损伤致发育性下肢畸形	6
家族性高弓足	7
先天性足外翻	6
TOCP 中毒	5
骨干续连症	6
脊柱侧弯	7
巨肢症	5
蜡泪样骨病	7
手足口病	10
先天性下肢短缩	5
脊髓损伤不完全性截瘫	9
脊髓肿瘤致神经损伤	4
巨趾症	4
流行性乙型脑炎	4
先天性多趾畸形	4
先天性胫侧半肢畸形	7
硬纤维瘤病	4
有机磷农药中毒	6
低磷佝偻病	5
踝关节骨性关节炎	3

（续）

病因病种	手术例数
截肢残端不良	3
煤气中毒	3
脑卒中	5
膝外翻继发足踝畸形	5
先天性舟状足	3
下肢血管栓塞	3
药物性脊髓中毒	3
败血症	2
多发性软骨发育不良	3
肝豆状核变性	3
股骨头缺血性坏死	2
骨结核	2
脊神经损伤	2
脊髓源性痉挛性下肢畸形	2
进行性肌萎缩	2
颅咽管瘤	3
脑结核	2
先天性胫骨发育不良	1
先天性距骨发育不良	2
先天性距骨外脱位	1
先天性髋内翻	1
先天性姆趾内收	1
先天性姆趾肥大症	1
先天性前足内收	1
先天性前足缺如	2
先天性缺趾畸形	1
先天性桡骨发育不全	1
先天性爪形趾	1
先天性跖骨内收畸形	1
胸脊髓压迫致下肢畸形	1
胸椎间盘突出	1
腰椎结核	2
侏儒症伴足踝畸形	2
椎管内脊膜瘤后遗症	1
周围神经麻痹	1
药物中毒	1
先天性足趾缺如	1
先天性翼蹼膝关节	1
先天性寄生胎并肢畸形	1
先天性腓骨发育不全	1
内生性软骨瘤	1

（续）

病因病种	手术例数
脑梗死	1
甲基丙二酸血症	1
黑棘皮病	1
骨巨细胞瘤	1
股动脉栓塞后遗症	1
癫痫后遗症	1
吸毒性脑病	2
马方综合征	2
神经源性下肢畸形	2
腓总神经损伤	1
其他先天性下肢畸形	43
其他感染性下肢畸形	18
病因不明的足踝畸形	78

注：22 062 例患者中，导致足踝残缺畸形病种达到 154 种，还有 78 例足踝畸形不能确定病因和病种。

（五）足踝畸形类别统计

畸形类别	例数
足内翻畸形	5200
马蹄足畸形	8518
足外翻畸形	3547
仰趾（跟行）畸形	3054
马蹄高弓（凹弓）畸形	1248
单纯高弓畸形	97
爪形趾畸形	310
连枷足（夏科氏病）	1848
合计	23822

注：足踝畸形类型最多的前 4 位：马蹄足、内翻足、外翻足、仰趾（跟行）畸形。部分患者同时存在两种或多种畸形，故畸形例数统计超过手术总例数。

（六）骨外固定器在足踝应用统计

外固定器类别	使用例数
组合式外固定器	3966
Ilizarov 外固定器	2709
合计	6675*

* 在引入骨外固定 /Ilizarov 技术之前，秦泗河矫形外科的术后固定，以石膏固定为主。

（七）足踝畸形矫正术同期实施髋、膝部、小腿手术11 561例

由于本组病例中神经源性病因导致的足踝畸形最多，所以多合并从髋、膝到足踝部的畸形，矫正足踝畸形同期实施髋部、膝部、小腿手术11561例，占总数的52.4%，其中以股骨髁上截骨、小腿截骨延长、屈膝松解、股四头肌替代术等术式为主。

三、秦泗河矫形外科治疗先天性肢体畸形2094例统计分析

先天性肢体畸形的定义是：婴儿出生时即发现有肢体某一部位或多个部位存在畸形，包括在发育过程中出现的肢体畸形如髋关节脱位、多关节挛缩症。依据秦泗河矫形外科患者资料数据库记录，其中先天性肢体畸形矫正和功能重建手术2094例，占同期肢体畸形手术病例总数的0.58%。统计结果如下。

（一）概况统计

综合情况			
病例合计	2094 例	病种合计	67 种
性别概况			
男性	1108 例	女性	986 例
年龄段概况			
1~7 岁	716 例	8~14 岁	623 例
15~30 岁	640 例	30 岁以上	115 例
手术年份概况			
2011—2020	694 例	2001—2010	548 例
1991—2000	489 例	1980—1990	363 例

（二）先天性马蹄内翻足（744例）

1.性别分布

性别	手术例数
男性	487
女性	257

2.手术年龄分布

年龄段	手术例数
1~7 岁	311
8~14 岁	165
15~30 岁	204
30 岁以上	64

3.手术年份分布

手术年份	手术例数
2011—2020	195
2001—2010	203
1991—2000	216
1981—1990	130

4.畸形侧别

畸形侧别	手术例数
左侧	214
右侧	219
双侧	311

5.患者来源区域分布

区域	手术例数	区域	手术例数
安徽	29	北京	38
福建	13	甘肃	43
广东	11	天津	3
贵州	7	山西	18
河北	46	河南	96
黑龙江	118	湖北	99
湖南	20	吉林	11
江苏	15	江西	26
辽宁	4	内蒙古	6
宁夏	1	青海	3
山东	85	陕西	15
四川	9	云南	9
重庆	1	浙江	9
新疆	5	西藏	3
不详	1		

（三）先天性/发育性髋关节脱位、髋臼发育不良（496例）

1. 性别分布

性别	手术例数
男性	113
女性	383

2. 年龄分布

年龄段	手术例数
1~7岁	158
8~14岁	188
15~30岁	129
30岁以上	21

3. 手术年代年份分布

手术年份	手术例数
2011—2020	57
2001—2010	111
1991—2000	173
1981—1990	155

4. 畸形侧别分布

畸形侧别	手术例数
左侧	192
右侧	163
双侧	141

5. 患者来源区域分布

区域	手术例数	区域	手术例数
安徽	10	北京	22
福建	9	甘肃	21
广东	5	天津	1
贵州	3	山西	2
河北	27	河南	31
黑龙江	218	湖北	16
湖南	5	吉林	7
江苏	6	江西	7
辽宁	5	内蒙古	7
云南	3	青海	4
山东	66	陕西	5
新疆	4	西藏	2
浙江	9	不详	1

（四）先天性多关节挛缩症（155例）

1. 性别分布

性别	手术例数
男性	96
女性	59

2. 年龄分布

年龄段	手术例数
1~7岁	68
8~14岁	39
15~30岁	45
30岁以上	3

3. 手术年份分布

手术年份	手术例数
2011—2020	79
2001—2010	42
1991—2000	23
1981—1990	11

4. 畸形侧别分布

畸形侧别	手术例数
左侧	19
右侧	25
双侧	111

5. 患者来源区域分布

区域	手术例数	区域	手术例数
安徽	2	不详	4
福建	8	北京	4
广东	5	甘肃	5
贵州	2	广西	4
河北	10	山西	2
黑龙江	18	河南	21
湖南	12	湖北	8
江苏	3	吉林	1
辽宁	3	江西	5
宁夏	1	内蒙古	2
山东	14	青海	5
四川	7	陕西	1
新疆	1	天津	1
浙江	4	西藏	1

另：印度1例。

（五）先天性腓侧半肢畸形（107例）

1.性别分布

性别	手术例数
男性	78
女性	29

2.年龄分布

年龄段	手术例数
1~7岁	38
8~14岁	42
15~30岁	26
30岁以上	1

3.手术年份分布

手术年份	手术例数
2011—2020	63
2001—2010	37
1991—2000	6
1981—1990	1

4.畸形侧别分布

畸形侧别	手术例数
左侧	43
右侧	62
双侧	2

5.患者来源区域分布

区域	手术例数	区域	手术例数
安徽	3	北京	5
福建	4	甘肃	3
广东	1	广西	1
贵州	3	河北	4
河南	17	黑龙江	3
湖北	7	湖南	5
江苏	13	江西	3
内蒙古	1	山东	9
陕西	5	四川	5
天津	5	新疆	2
浙江	6	重庆	2

（六）先天性胫骨假关节（92例）

男性	47 例	女性	45 例
0~14岁	55 例	14岁以上	37 例
2011—2020 年	58 例	2001—2010 年	30 例
1991—2000 年	4 例	1990 年及更早	0
左侧　54 例	右侧	36 例	双侧　2 例
所在区域	山西、北京、吉林、河南、安徽、山东、甘肃、河北、四川、江西、湖南、陕西、上海、贵州、内蒙古、广东、江苏、辽宁、湖北、黑龙江		

（七）先天性髌骨脱位（56例）

男性	30 例	女性	26 例
0~14岁	26 例	14岁以上	30 例
2011—2020 年	34 例	2001—2010 年	9 例
1991—2000 年	7 例	1990 年及更早	6 例
左侧　15 例	右侧	13 例	双侧　28 例
所在区域	四川、贵州、宁夏、湖南、云南、江苏、黑龙江、山东、河北、内蒙古、福建、北京、青海、甘肃、江西、河南、山西、湖北、广东		

（八）先天性髋内翻（49例）

男性	32 例	女性	17 例
0~14岁	19 例	14岁以上	30 例
2011—2020 年	5 例	2001—2010 年	9 例
1991—2000 年	15 例	1990 年及更早	20 例
左侧　20 例	右侧	27 例	双侧　2 例
所在区域	山东、河北、湖南、湖北、黑龙江、北京、河南、辽宁、江西、甘肃、云南、福建		

（九）先天性下肢短缩（39例）

男性	23 例	女性	16 例
0~14岁	24 例	14岁以上	15 例
2011—2020 年	30 例	2001—2010 年	6 例
1991—2000 年	2 例	1990 年及更早	1 例
左侧　18 例	右侧	11 例	双侧　10 例
所在区域	北京、山东、山西、江西、江苏、河北、河南、陕西、吉林、湖北、浙江、福建		

（十）先天性桡骨发育不全（23例）

男性	18例	女性	5例
0~14岁	19例	14岁以上	4例
2011—2020年	18例	2001—2010年	4例
1991—2000年	1例	1990年及更早	0例
左侧	11例	右侧	5例	双侧	7例
所在区域	北京、山东、甘肃、河南、河北、江苏、湖南、辽宁		

（十一）多发性骨骺发育不良（20例）

男性	7例	女性	13例
0~14岁	9例	14岁以上	11例
2011—2020年	4例	2001—2010年	5例
1991—2000年	3例	1990年及更早	8例
左侧	3例	右侧	2例	双侧	15例
所在区域	山西、四川、辽宁、浙江、湖北、黑龙江、山东、湖南、江西		

（十二）先天性跟行足（20例）

男性	15例	女性	5例
0~14岁	14例	14岁以上	6例
2011—2020年	9例	2001—2010年	8例
1991—2000年	2例	1990年及更早	1例
左侧	8例	右侧	3例	双侧	9例
所在区域	江西、广东、黑龙江、安徽、吉林、山东、陕西、河南、北京		

（十三）多发性软骨发育不良（18例）

男性	5例	女性	13例
0~14岁	8例	14岁以上	10例
2011—2020年	10例	2001—2010年	7例
1991—2000年	0例	1990年及更早	1例
左侧	0	右侧	0	双侧	18例
所在区域	陕西、浙江、广西、湖南、广东、河北、四川、安徽、湖北、河南、黑龙江		

（十四）先天性翼蹼膝关节（18例）

男性	10例	女性	8例
0~14岁	9例	14岁以上	9例
2011—2020年	7例	2001—2010年	11例
1991—2000年	0	1990年及更早	0
左侧	17例	右侧	0	双侧	1例
所在区域	江西、吉林、山东、新疆、河南、宁夏		

（十五）先天性垂直距骨（16例）

男性	10例	女性	6例
0~14岁	11例	14岁以上	5例
2011—2020年	8例	2001—2010年	3例
1991—2000年	4例	1990年及更早	1例
左侧	4例	右侧	2例	双侧	10例
所在区域	山东、宁夏、黑龙江、湖北、河南、湖南、甘肃、辽宁、陕西		

（十六）先天性胫侧半肢畸形（16例）

男性	12例	女性	4例
0~14岁	13例	14岁以上	3例
2011—2020年	14例	2001—2010年	2例
1991—2000年	0	1990年及更早	0
左侧	6例	右侧	10例	双侧	0
所在区域	宁夏、湖南、山东、广西、江苏、河北、安徽、天津		

（十七）软骨发育不全（侏儒症14例）

男性	3例	女性	11例
0~14岁	3例	14岁以上	11例
2011—2020年	6例	2001—2010年	3例
1991—2000年	2例	1990年及更早	3例
左侧	0	右侧	0	双侧	14例
所在区域	湖南、河南、安徽、浙江、陕西、广西、内蒙古、湖北、黑龙江		

（十八）先天性足趾短缩畸形（11例）

男性	1例	女性		10例
0～14岁	0	14岁以上		11例
2011—2020年	5例	2001—2010年		6例
1991—2000年	0	1990年及更早		0
左侧	2例	右侧	0	双侧	6例
所在区域	北京、山东、河北、河南、安徽			

（十九）先天性束带综合征（10例）

男性	4例	女性		6例
0～14岁	10例	14岁以上		0
2011—2020年	5例	2001—2010年		3例
1991—2000年	0	1990年及更早		2例
左侧	4例	右侧	5例	双侧	1例
所在区域	云南、浙江、江苏、江西、黑龙江、山东			

（二十）先天性尺桡骨连接症（7例）

男性	7例	女性		0
0～14岁	6例	14岁以上		1例
2011—2020年	4例	2001—2010年		0
1991—2000年	2例	1990年及更早		1例
左侧	3例	右侧	0	双侧	4例
所在区域	湖南、天津、安徽、河南、江西、湖北、黑龙江			

（二十一）先天性足外翻（7例）

男性	6例	女性		1例
0～14岁	6例	14岁以上		1例
2011—2020年	0	2001—2010年		1例
1991—2000年	5例	1990年及更早		2例
左侧	2例	右侧	4例	双侧	0
所在区域	河北、陕西、黑龙江、北京、湖北、山东			

（二十二）先天性股骨近段轴向缺如（6例）

男性	6例	女性		0
0～14岁	5例	14岁以上		1例
2011—2020年	6例	2001—2010年		0
1991—2000年	0	1990年及更早		0
左侧	1例	右侧	5例	双侧	0
所在区域	陕西、广东			

（二十三）巨肢症（6例）

男性	1例	女性		5例
0～14岁	0	14岁以上		6例
2011—2020年	1例	2001—2010年		4例
1991—2000年	1例	1990年及更早		0
左侧	3例	右侧	3例	双侧	0
所在区域	河北、北京			

（二十四）先天性胫骨弯曲（6例）

男性	3例	女性		3例
0～14岁	5例	14岁以上		1例
2011—2020年	4例	2001—2010年		1例
1991—2000年	0	1990年及更早		1例
左侧	2例	右侧	4例	双侧	0
所在区域	山东、山西、河南、河北、福建			

（二十五）先天性多趾畸形（5例）

男性	0	女性		5例
0～14岁	3例	14岁以上		2例
2011—2020年	0	2001—2010年		3例
1991—2000年	0	1990年及更早		2例
左侧	1例	右侧	2例	双侧	2例
所在区域	福建、河北、北京、黑龙江			

（续）

（二十六）手术治疗的5例以下先天性肢体畸形，共44个病种

性别	年龄（岁）	年份	区域	侧别
巨趾（4例）				
男	26	2011年	河北	右侧
男	24	2010年	黑龙江	左侧
女	5	2015年	新疆	右侧
女	15	1998年	山东	左侧
先天性尺骨发育不良（4例）				
女	9	2009年	辽宁	左侧
男	27	2015年	河南	左侧
男	28	2016年	河南	左侧
男	14	1998年	湖北	左侧
先天性股骨假关节（4例）				
女	4	2001年	山东	左侧
男	7	2001年	湖北	左侧
男	7	2009年	山东	右侧
男	16	2009年	湖北	右侧
马德隆畸形（3例）				
女	13	1987年	山西	右侧
女	16	2017年	四川	左侧
女	16	1988年	江西	左侧
马方综合征（3例）				
女	29	2018年	湖北	双侧
女	30	2019年	湖北	双侧
男	20	2020年	江西	双侧
先天性跗舟骨（3例）				
女	11	1997年	河北	双侧
女	11	1997年	河北	双侧
男	17	1989年	福建	双侧
先天性拇指内收（3例）				
男	11	1988年	河南	双侧
男	13	2013年	江苏	双侧
男	3	1985年	山东	双侧
先天性前足缺如（3例）				
男	6	2015年	河北	右侧
女	10	2019年	河北	左侧
男	29	2020年	河南	双侧
先天性屈指畸形（3例）				
男	19	2003年	山东	右侧

性别	年龄（岁）	年份	区域	侧别
男	18	1990年	黑龙江	左侧
男	19	1990年	黑龙江	左侧
先天性桡骨头脱位（3例）				
男	24	1990年	湖南	右侧
男	14	2014年	广西	右侧
男	15	2015年	广西	右侧
先天性翼蹼肘关节（3例）				
男	8	2006年	四川	双侧
男	9	2007年	河南	双侧
男	13	2019年	河南	双侧
先天性尺侧纵列缺如（2例）				
男	19	2020年	湖北	右侧
男	19	2020年	湖北	右侧
先天性多指畸形（2例）				
女	11	2020年	湖北	左侧
男	4	1990年	黑龙江	双侧
先天性寄生胎并肢畸形（2例）				
女	44	2020年	江西	左侧
女	44	2020年	江西	左侧
先天性肩胛骨高位症（2例）				
女	4	1999年	黑龙江	右侧
男	3	2020年	江西	右侧
先天性距骨发育不良（2例）				
男	31	1990年	山东	左侧
男	9	2019年	山东	右侧
先天性屈腕畸形（2例）				
男	6	2005年	河南	右侧
男	6	2005年	河南	右侧
先天性缺趾畸形（2例）				
男	15	2013年	山东	右侧
男	13	1995年	河南	右侧
先天性桡侧纵列缺如（2例）				
男	1	2020年	河北	左侧
男	1	2020年	河北	左侧
先天性握拳畸形（2例）				
男	17	2002年	山西	双侧
男	15	2000年	山东	双侧
巨人症（1例）				
女	40	2016年	湖南	双侧

（续）

性别	年龄（岁）	年份	区域	侧别
偏侧肢体发育不良（1例）				
女	11	2013年	吉林	左侧
唐氏综合征（1例）				
男	12	2012年	北京	右侧
先天性并趾畸形（1例）				
男	6	2008年	河北	左侧
先天性尺桡骨交叉畸形（1例）				
女	4	1986年	广东	左侧
先天性腓骨发育不全（1例）				
男	5	2020年	湖北	右侧
先天性高弓足（1例）				
男	24	2019年	山东	左侧
先天性股骨头缺如（1例）				
男	7	2001年	北京	双侧
先天性距骨外脱位（1例）				
男	20	1990年	黑龙江	双侧
先天性裂手畸形（1例）				
女	20	2010年	四川	右侧
先天性拇指缺如（1例）				
男	25	1995年	黑龙江	右侧
先天性蹋趾肥大症（1例）				
女	12	1988年	黑龙江	左侧
先天性前足内收（1例）				
男	7	1998年	山西	双侧
先天性屈膝畸形（1例）				
男	14	2019年	江苏	左侧
先天性屈肘肌缺如（1例）				
男	8	2019年	山东	双侧
先天性上肢短缩（1例）				
男	24	2011年	江西	左侧
先天性外展性髋挛缩症（1例）				
女	19	2005年	江西	左侧
先天性下肢肥大症（1例）				
女	10	2019年	辽宁	左侧
先天性小腿轴向缺损（1例）				
男	13	2013年	江苏	右侧
先天性爪形趾（1例）				
女	37	2008年	河北	左侧

（续）

性别	年龄（岁）	年份	区域	侧别
先天性跖骨内收畸形（1例）				
男	13	1991年	山东	右侧
先天性肘关节融合（1例）				
男	6	2020年	江苏	右侧
先天性足趾缺如（1例）				
男	12	2019年	江西	右侧
遗传性软骨发育不良（1例）				
女	29	2017年	安徽	双侧

病因不清楚，病名尚未确定的先天性肢体畸形：75例

附：门诊特殊病例

以下8个病种为门诊特殊病例，尚未接受手术治疗：

先天性手指部分缺损
先天性屈肘畸形
先天性尺骨缺如、手指缺如
先天性左上肢海豹手
先天性肩锁关节发育畸形
先天性双足足裂足畸形，前足轴向缺损
先天性右髋臼凹陷症
先天性关节松弛症伴复合畸形

四、秦泗河矫形外科治疗脊柱裂下肢后遗症1012例统计分析

统计时间：1986.10.1—2020.12.31。

（一）性别分布

性别	手术例数	所占比例（%）
男性	457	45.16
女性	555	54.84

（二）年龄分布

年龄段	手术例数	所占比例（%）
15岁以下	367	36.26
15~30岁	538	53.16
31~45岁	101	9.98
45岁以上	6	0.59

（三）畸形侧别

侧别	手术例数	所占比例（%）
左侧	174	17.19
右侧	186	18.38
双侧	652	64.43

（四）手术部位

手术部位	手术例数
髋关节	83
膝关节	97
足踝关节	969

* 部分患者同时实施两个或三个部位的手术，故以上统计数字总和多于 1012 例。

（五）外固定使用情况

外固定器类型	手术例数	使用比例（%）
Ilizarov 外固定器	442	43.68
组合式外固定器	315	31.13
内固定	66	6.52

（六）手术年份分布

手术年份	手术例数
1980 年代	44
1990 年代	136
2000 年代	176
2010 年代	619
2020 年代	37

（七）554例较完整病例的并发症情况

1. 足部负重区溃疡 111 例（20%）。
2. 大小便情况

大小便情况	例数	所占比例（%）
基本正常	128	23.10
部分控制	187	33.75
基本失控	49	8.84
完全失控	29	5.23
不详	161	29.06

3. 感觉障碍平面

感觉障碍平面	例数	所占比例（%）
足底	107	19.31
足踝	202	36.46
膝	56	10.11
不详	189	34.12

腰部毛发：85 例（15.34%）。

五、秦泗河矫形外科治疗创伤后遗下肢畸形 837例统计分析

统计时间：1978.5.25—2020.12.31。

（一）性别比例

性别	手术例数	所占比例
男性	551	65.8%
女性	286	34.2%

（二）手术年龄分布

年龄	手术例数	所占比例
16 岁以下	172	20.55%
16~30 岁	374	44.68%
31~45 岁	185	22.10%
46~60 岁	86	10.27%
60 岁以上	20	2.39%
最大年龄	84 岁	
最小年龄	3 岁	
平均年龄	27.6 岁	

（三）手术年份分布

手术年份	手术例数
1978—1982	2
1983—1987	13
1988—1992	61
1993—1997	47
1998—2002	69
2003—2007	64
2008—2012	194
2013—2017	250
2018—2020	137

（四）患者来源区域分布

区域	手术例数	区域	手术例数	区域	手术例数
北京	46	山东	93	广西	12
天津	8	江苏	21	贵州	12
上海	3	安徽	34	云南	5
重庆	4	湖北	55	四川	20
黑龙江	74	湖南	35	陕西	29
吉林	10	江西	27	甘肃	28
辽宁	20	浙江	19	宁夏	5
内蒙古	26	福建	17	青海	11
河北	67	广东	9	新疆	12
山西	27	台湾	1	西藏	3
河南	103	海南	1	香港	0

（五）下肢畸形侧别

畸形侧别	手术例数	所占百分比（%）
左侧	394	47.07
右侧	376	44.92
双侧	67	8.00

（六）畸形部位1048个

畸形部位	畸形总数
髋关节	41
大腿	86
膝关节	254
小腿	160
踝足趾	507

　　由于部分患者同时有 2 个部位的畸形，因此，本组畸形部位统计 1048 个，多于 837 例

（七）手术结合骨外固定技术者 624 例

外固定器类型	手术例数	所占百分比（%）
组合式外固定器	157	18.75
Ilizarov 外固定器	467	55.79

六、秦泗河矫形外科治疗上肢畸形567例统计分析

　　依据秦泗河矫形外科患者资料系统的数据库分析，秦泗河教授自 1985 年 6 月 18 日第一例上肢手术记录在案，截至 2020 年 6 月 15 日，合计实施上肢手术 567 例。其中，男性患者明显多于女性，年龄段以 10~25 岁的青少年为主，脑性瘫痪、创伤导致的上肢畸形或功能障碍居多，其次是脊髓灰质炎和各类先天性上肢畸形，手术患者所在区域覆盖 27 个省、市、自治区，手术方式涉及软组织松解、肌力平衡、截骨矫形、上肢延长等几大类，约 34% 的手术使用了骨外固定器。以下为详细统计。

（一）性别比例

性别	手术例数	所在病例（%）
男性患者	420	74.07
女性患者	147	25.93

（二）年龄分布

年龄段（岁）	手术例数
0~5	35
6~10	84
11~15	119
16~20	148
21~25	95
26~30	51
31~40	18
41~50	9
≥51	8

（三）区域分布

区域	手术例数	区域	手术例数
河北	21	湖南	39
山西	7	广东	6
辽宁	5	四川	6
吉林	8	贵州	5
黑龙江	92	云南	9
江苏	20	陕西	19
浙江	12	甘肃	24

（续）

区域	手术例数	区域	手术例数
安徽	18	北京	24
福建	9	天津	2
江西	40	广西	4
山东	72	内蒙古	5
河南	44	新疆	6
湖北	67	宁夏	2

另：南非1例。

（四）病因病种统计

病因病种	手术例数
脑性瘫痪	212
小儿麻痹后遗症	50
创伤	154
骨髓炎后遗畸形	5
脊髓侧索硬化后遗症	3
先天性多发性关节挛缩症	7
硬皮病	2
药物或农药中毒	3
神经炎	4
血管瘤	1
内生软骨瘤	6
马德隆畸形	1
骨干续连症	3
各种先天性上肢畸形	74
其他	42

（五）外固定器使用共192例，占567例的33.86%

外固定器种类	使用例数	每百例使用率（%）
环式外固定器	107	18.87
组合式外固定器	85	14.99

七、秦泗河矫形外科治疗青藏高原地区下肢畸形131例统计分析

统计1986—2018年12月底，在秦泗河矫形外科肢体畸形残疾手术病例中，居住地在青藏高原海拔3000米以上的患者共131例。

（一）性别比例

性别	手术例数	所占比例（%）
男	65	49.6
女	66	50.4

（二）年龄分布

年龄段（岁）	手术例数	所占比例（%）
1~5	17	12.98
6~10	20	15.27
11~15	31	23.66
16~20	18	13.74
21~30	22	16.79
31~40	16	12.21
41~50	1	0.76
51~60	3	2.29
≥61	3	2.29

（三）患者来源区域分布

西藏自治区	手术例数	青海省	手术例数
阿里地区	0	西宁市	38
那曲市	6	海东市	25
昌都市	3	海北自治州	1
林芝市	5	海南自治州	8
拉萨市	6	海西自治州	22
日喀则市	0	黄南自治州	5
山南市	7	果洛自治州	1
		玉树自治州	4

（四）民族分布

民族	手术例数	所占比例（%）
藏族	46	35.11
汉族	43	32.82
回族	21	16.03
撒拉族	3	2.29
侗族	1	0.76
蒙古族	1	0.76
未记载民族	16	12.21

（五）手术年份分布

手术年份	手术例数
1986—1989	6
1990—1999	21
2000—2009	7
2010—2018	97

（六）病因病种

序号	病因病种	手术例数
1	小儿麻痹后遗症	44
2	脑性瘫痪	13
2	外伤后遗症	13
4	先天性/发育性髋关节脱位	8
5	先天性马蹄内翻足	6
5	先天性关节挛缩症	6
7	脊柱裂后遗症	4
7	先天性髌骨脱位	4
9	遗传性运动神经元病	3
10	格林-巴利综合征	3
11	股骨头缺血性坏死	2
11	骨髓炎	2
11	膝关节骨性关节炎	2
11	膝外翻	2
15	腓总神经麻痹	1
15	腓总神经损伤	1
15	股动脉纤维瘤	1
15	股动脉周围纤维瘤	1
15	进行性肌营养不良	1
15	医源性下肢畸形	1
15	坐骨神经损伤	1
15	肌性斜颈	1
-	先天性及大骨节病类	7
-	病因不清	4

八、秦泗河矫形外科治疗下肢重度畸形残疾3547例统计分析

统计 2000 年 1 月至 2019 年 12 月秦泗河矫形手术病例数据库资料，以术前病历记载下肢功能障碍程度为评价标准，从徒手重度跛行为起点，而后是手压腿（以上肢支撑患侧下肢）行走、持拐行走或者丧失站立行走者，作为下肢重度畸形残疾类别，共计 3547 例。

（一）性别比例

患者性别	手术病例	所占比例（%）
男性	1987	56.02
女性	1560	43.98

（二）年龄分布

年龄（岁）	手术例数	所占比例（%）
1~5	126	3.55
6~10	241	6.79
11~15	573	16.15
16~20	623	17.56
21~25	680	19.17
26~30	507	14.29
31~35	279	7.87
36~40	181	5.10
41~45	112	3.16
46~50	101	2.85
51~60	100	2.82
61~70	21	0.59
≥71	3	0.08
最大年龄	84 岁	
最新年龄	1 岁	
平均年龄	25.28 岁	

注：本组资料显示，来就医的重度下肢畸形残疾患者以青壮年最多。

（三）历年手术量

年份	手术例数	占当年总手术量比例（%）
2000	153	29.54
2001	198	23.43
2002	203	25.70
2003	164	26.45
2004	95	37.85
2005	139	35.82
2006	136	30.49
2007	212	27.04
2008	180	24.46
2009	231	26.55
2010	229	25.50

（续）

年份	手术例数	占当年总手术量比例 (%)
2011	188	26.15
2012	161	24.43
2013	217	24.89
2014	192	27.39
2015	155	21.06
2016	152	24.44
2017	171	27.45
2018	172	27.92
2019	199	29.35
平均	177.35	26.52

（四）地域分布

区域	手术例数	区域	手术例数
国内患者			
河南	492	内蒙古	66
山东	409	新疆	64
湖北	299	辽宁	52
河北	226	贵州	45
江西	221	吉林	38
安徽	197	云南	38
福建	189	广西	33
湖南	162	天津	29
浙江	133	海南	24
山西	109	宁夏	21
北京	107	青海	21
黑龙江	107	重庆	19
广东	91	上海	11
陕西	91	西藏	3
江苏	85	香港	1
甘肃	78	台湾	0
四川	73	不详	3
国外患者			
印度	5	叙利亚	2
越南	1	蒙古国	1
罗马尼亚	1		

（五）病因/病种（92种）

病因 / 病种	手术例数
脊髓灰质炎后遗症	2089
脑性瘫痪	532
脊柱裂后遗症	206
外伤后遗症	163
先天性关节挛缩症	55
运动神经元病	40
先天性胫骨假关节	33
先天性马蹄内翻足	31
先天性腓侧半肢畸形	23
骨缺损	21
骨髓炎	21
骨不连	18
血管瘤	18
成骨不全	16
类风湿关节炎	15
脑外伤	14
先天性翼蹼膝关节	14
脊柱侧弯	12
骨纤维异样增殖症	11
格林 - 巴利综合征	10
先天性髌骨脱位	9
医源性下肢畸形	9
化脓性关节炎后遗症	7
急性脊髓炎	6
先天性胫侧半肢畸形	6
多发性骨骺发育不良	5
骺损伤致发育性下肢畸形	5
脑炎	5
发育性髋关节脱位	4
骨结核	4
脊肌萎缩症	4
脊髓损伤不完全性截瘫	4
臀肌挛缩症	4
遗传性痉挛性截瘫	4
败血症	3
多发性软骨发育不良	3
骨干续连症	3
脊髓侧索硬化	3
截肢残端不良	3
脑积水	3

（续）

病因 / 病种	手术例数
烧烫伤	3
膝外翻	3
有机磷农药中毒	3
TOCP 中毒	2
腓总神经麻痹	2
肝豆状核变性	2
骨肉瘤	2
脊神经损伤	2
家族性神经纤维瘤病	2
进行性肌营养不良	2
脑膜炎	2
先天性股骨假关节	2
先天性髋内翻	2
先天性下肢短缩	2
血管栓塞	2
药物中毒	2
硬皮病	2
椎管内脊膜瘤后遗症	2
Gollop-Wolfgang 复合体	1
癫痫后遗症	1
范可尼综合征	1
腓总神经损伤	1
感觉障碍性周围神经病	1
佝偻病	1
股骨头缺血性坏死	1
腘动脉栓塞	1
横贯性脊髓炎	1
激素性多发性骨坏死	1
脊髓纤维瘤	1
脊髓肿瘤致神经损伤	1
髋关节骨性关节炎	1
髋关节滑膜炎	1
蜡泪样骨病	1
淋巴管瘤	1
颅内囊肿	1

（续）

病因 / 病种	手术例数
马方综合征	1
脉管炎	1
脑蛛网膜炎	1
脑卒中	1
内生性软骨瘤	1
帕金森	1
铅中毒	1
手足口病	1
膝关节骨性关节炎	1
夏科氏关节病	1
先天性跟行足	1
先天性距骨发育不全	1
先天性屈膝畸形	1
先天性小腿轴向缺损	1
胸椎间盘突出	1
血友病	1
黏多糖病	1
感染性下肢畸形	12
其他先天性下肢畸形	11
不详	15

（六）术前下肢功能障碍程度——病理步态类型

步态分类	手术例数	所占比例（%）
徒手重度跛行	884	24.92
中度、重度压股	364	10.26
扶单拐 / 扶手杖 / 扶凳	909	25.63
扶双拐 / 扶助行器	873	24.61
爬行 / 蹲移 / 蹲伏 / 跪行	187	5.27
不能行走 / 坐轮椅	330	9.30

注：本组病例 3547 例，其中 517 例丧失站立行走的能力，占 14.6%，术前只能在地上爬行、蹲位移动或者依靠轮椅行动。

（王一岚　秦泗河　张峻铭）

第三节　中国肢体畸形特点与病种分类方法

一、中国肢体畸形特点

（一）神经源性病因肢体畸形占比较高

神经源性肢体畸形是运动系统畸形最常见的类型，截至2021年，仅秦泗河矫形外科就手术治疗脊髓灰质炎后遗症24 067例，脑性瘫痪4902例，脊柱裂（脊髓拴系）后遗下肢畸形1045例，患者往往伴有肌肉瘫痪、痉挛与畸形。本病特点为幼年发病、伴随终身，往往不能完全治愈。欧美国家因人口少，有相对发达的医疗卫生系统，使得诸如遗留至成人阶段的复杂严重肢体残疾相对少见，几乎没有人再去研究小儿麻痹后遗症的外科治疗。这也证明了导致中国肢体畸形患者的病因、病种与残疾程度，与西方国家有很大不同。

（二）延误治疗发展至成年的肢体畸形定为新病种

本书特意将延误治疗的某些肢体畸形，作为独立的病种介绍，如：先天性马蹄内翻足成年期、先天性髌骨脱位成年期、发育性髋关节脱位成年期。秦泗河之所以把一种畸形命名为两个病种，就在于一种先天性肢体畸形，如在幼年、儿童少年期未获得有效治疗，发展至成年期，从病理改变、畸形类别与性质、患者体质、功能障碍程度与外科重建原则，几乎完全是两种疾病了。

（三）罕见病导致的肢体畸形在中国不罕见

成骨不全（脆骨病）在西方国家属于罕见病，在中国仅天津的任秀智大夫就手术治疗2000多例患者。秦泗河团队手术矫治腓骨肌萎缩症287例，腓侧半肢畸形109例，显然这两种疾病并不罕见。先天性翼蹼膝畸形属于极其罕见病例，秦泗河团队已手术治疗18例。本书还纳入了既往文献鲜有报道的罕见病例，如婴儿脐带感染败血症致膝关节僵直、幼儿臀部注射感染性重度瘢痕挛缩、食用霉变甘蔗中毒等脑病后遗肢体畸形。

二、肢体畸形病种选取方法与宏观分类依据

（一）病种选取收录方法

本书选取收录了284个病种，首先分为先天性和非先天性两大类。所选取的全部为作者临床诊疗过的患者，每个病种的编写几乎都有真实肢体畸形图片作为依托，能帮助读者达到看图识病之效果。

（二）病种分类依据

本书依据肢体畸形的发生部位，分为13个类别，病因从先天、遗传、免疫、创伤到后天各种致畸疾病。病种贯穿骨科之外先天、遗传、免疫、血管、神经、内分泌、皮肤、肿瘤等十几个学科。这样的分类，一定程度上揭示了导致中国肢体畸形的疾病谱与病种特点，为后续的学者开启一个新的研究领域。

（三）新病种命名—有利于为临床诊疗提供依据

本书中还有些病种、病名依据秦泗河矫形外科治疗的病种而命名，如：先天性颈椎过伸畸形、应力性膝反屈畸形、有机磷农药中毒后遗足踝畸形、髋内收肌痉挛致发育性髋关节半脱位等。本书还专门介绍了医源性肢体畸形，意在提醒医务人员临床中工作中注意防范与规避严重并发症！作者有关病因、病种的分类方法是否合理，新的疾病命名与解析是否恰当，希望得到同行的指正。

中国历史悠久，幅员辽阔，56个民族、14亿多人口，从海拔4500米以上的青藏高原到低于海平面100多米的吐鲁番盆地，都有人群居住生活。不同地域、不同民族、不同文化风俗、不同经济状况以及不同的工作类型、生活模式、婚配生育习惯等皆有差别，形成了导致肢体畸形的不同病因、病种。还有某些地方性疾病，产生了与之相关的发育障碍、肢体畸形类别。总体而言，肢体畸形北方发病率高于南方，西部山区高于东部平原地区。随着社会经济水平发展，先天性畸形发病率总体呈下降趋势，慢性疾病、肿瘤、系统性疾病以及老年骨关节退变所致的畸形比例逐渐增加。

（秦泗河）

参考文献

[1] Bramlage L R. The science and art of angular limb deformity correction. Equine Vet J, 1999, 31(3): 182-183.

[2] Wolpert L. Vertebrate limb development and malformations. Pediatr Res, 1999, 46(3): 247-254.

[3] Beatty E. Upper limb tissue differentiation in the human embryo. Hand Clin, 1985, 1(3): 391-403.

[4] Froster U G, Jackson L. Limb defects and chorionic villus sampling: results from an international registry, 1992-1994. Lancet, 1996, 347(9000): 489-494.

[5] Damsin JP, Carlioz H. Traitement des déformations des membres par la méthode d'Ilizarov [Treatment of limb deformities by the Ilizarov method]. Rev Chir Orthop Reparatrice Appar Mot, 1994, 80(4): 324-333.

[6] Swanson AB, Swanson GD, Tada K. A classification for congenital limb malformation. J Hand Surg Am, 1983, 8(5 Pt 2): 693-702.

[7] Bumbaširević M, Lesic A, Palibrk T, Milovanovic D, et al. The current state of bionic limbs from the surgeon's viewpoint. EFORT Open Rev, 2020, 5(2): 65-72.

[8] Abbasi J. Bionic arm with real-time sensation. JAMA, 2020, 323(22): 2239.

[9] 花奇凯, 秦泗河, 邝晓聪, 等. 胫骨横向骨搬移技术治疗516例糖尿病足的经验总结. 中国修复重建外科杂志, 2020, 34(8): 959-963.

[10] 赵劲民, 李刚. 胫骨横向骨搬移技术治疗糖尿病足的专家共识(2020). 中国修复重建外科杂志, 2020, 34(8): 945-950.

第二章　先天性下肢畸形

第一节　骨盆、髋部与大腿畸形

一、先天性髋关节脱位

（一）概述

先天性髋关节脱位（congenital dislocation of hip，CDH），又称为发育性髋关节脱位（developmental dislocation of the hip，DDH），女性多发，单侧发病为双侧发病的3倍；左侧发病是右侧发病的2倍。病因不清，可能与多种因素有关。包括：①遗传因素；②髋臼发育不良，关节囊及韧带松弛等；③胎位为臀位、羊水少、胎盘位置异常等。

（二）临床表现

1.患侧臀部增宽，腹股沟纹和后方臀纹不对称，患侧纹深，位置偏高，或数量增加。患肢短，足尖常外旋。

2.Ortolani征、Barlow征、Galeazz征（或称Allis征）、Trendelenburg征阳性。

3.X线片（图2-1-1）：成人可见股骨头弯曲脱出髋臼，顶在髂骨翼，可形成假臼；儿童出现以下任何一种情况，均提示髋关节脱位：①股骨头骺核位于Perkin方格内下象限以外的位置；②髋臼指数增大；③Shenton线（耻颈线）和Calve线（髂颈线）

不连续；④CE角［中心（center）边缘（edge）角］减小；⑤Sharp角增大（图2-1-1）。

（三）治疗原则

小儿先天性髋关节脱位，不同年龄组治疗方法也不同，初生到1岁半采取保守即非手术治疗；1岁半~3岁，既可以采取保守治疗，也可采取手术治疗；3~6岁，手术复位；大于12岁被视为复位手术禁忌，可采用Ilizarov骨盆支撑截骨术，改善步态。

二、先天性髋臼发育不良

（一）病因

先天性髋关节半脱位、脊柱裂、脑瘫、多发性关节挛缩、股骨头无菌性坏死、遗传性感觉运动神经病等均可伴发先天性髋臼发育不良（congenital acetabulum displasia）。

（二）临床表现

髋臼发育不良的早期症状表现为步态不稳，跛行，之后出现行走时患肢乏力、关节疼痛等症状。单侧发病双下肢可不等长。成人髋关节X线片可见

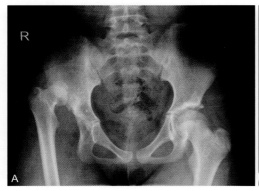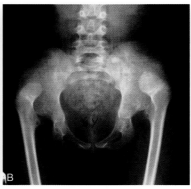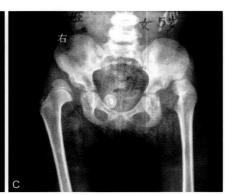

图2-1-1　先天性髋关节脱位。A.单侧先天性髋关节脱位；B.双侧先天性髋关节脱位；C.儿童先天性髋关节脱位

髋臼指数增大、CE 角减小，股骨头覆盖率减小；CT 三维重建可显示髋臼变浅，前倾角增大；关节造影可显示关节囊、关节盂唇、圆韧带发育异常（图2-1-2）。

　　早发现，早治疗。3 岁以内，可保守治疗；超过 3 岁，应每年复查 X 线片，根据髋臼发育程度，确定是否需要手术治疗及确定手术时机。

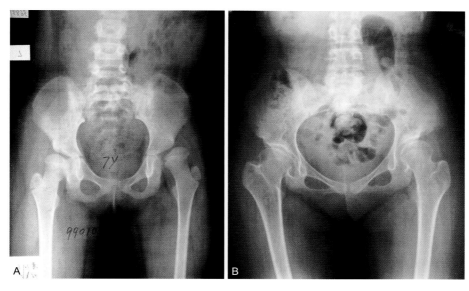

图2-1-2　双侧先天性髋臼发育不良：A.双侧先天性髋臼发育不良儿童期；B.双侧先天性髋臼发育不良成人期

三、髋臼内陷症

　　髋臼内陷症又称髋臼骨盆内突出、Otto 骨盆。以股骨头慢性进行性向髋臼和骨盆内突出为特征。

（一）病因

　　本病可能与骨软化或类风湿关节炎有关。

（二）临床表现

　　多为单侧发病，表现为肢体短缩，髋关节活动受限，继发关节炎可出现疼痛。X 线片、CT 可见髋臼凹陷并向骨盆内突出（图 2-1-3）。

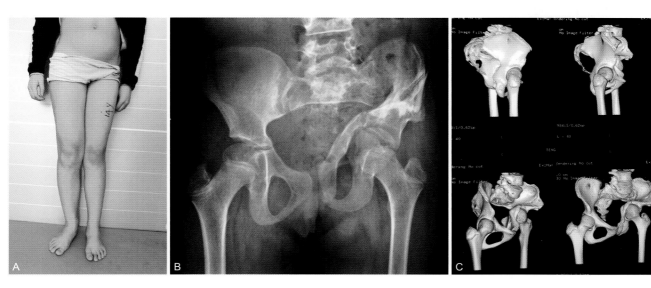

图2-1-3　女，14 岁，先天性髋臼内陷症。A.站立位外观；B.骨盆正位 X 线片；C.骨盆 CT 三维重建

（三）治疗原则

1. 髋关节无明显疼痛及功能障碍者，可行肢体延长术，改善肢体不等长。

2. 髋关节疼痛、功能障碍者，可考虑行人工关节置换术。

四、先天性和发育性髋内翻

（一）病因

先天性和发育性髋内翻（congenital and developmental coxa vara）病因不明，但多种疾病可引起发育性髋内翻，如成骨不全、低磷性佝偻病、骨纤维异样增殖症、骶软骨发育不良等。

（二）临床表现

婴幼儿期该病无明显体征，不易被发现。学会走路后，行走不稳，摇摆步态，可能逐渐加重。查体可见髋部较宽，Trendelenburg征阳性。X线片可见股骨颈干角减小，大转子高位，股骨颈短（图2-1-4）。

（三）分型

可分为先天性和发育性。先天性即出生时就有髋内翻，常伴有其他畸形，单侧多见；发育性随患儿生长发育，畸形逐渐加重。

（四）治疗原则

行股骨转子下截骨，恢复正常颈干角。

五、先天性股骨近端局灶性缺损

（一）病因

先天性股骨近端局灶性缺损（congenital proximal femoral focal deficiency）属先天性畸形，无明确病因，可能与母亲患糖尿病有关。

（二）临床表现

重度肢体短缩，以大腿短缩为主，无正常臀横纹及腹股沟纹，髋关节不稳；可伴有同侧小腿及足踝部不同程度的畸形。影像学表现参考"（三）分类"。

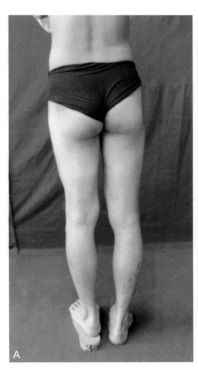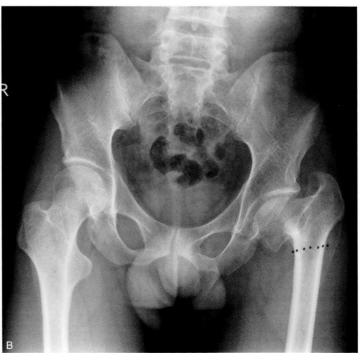

图2-1-4 左侧髋内翻伴肢体短缩。A.站立位外观照；B.骨盆X线片

（三）分类

1. Aitken 四型分类法见图 2-1-5。

2. Kalamchi 简化的五型分类法：

Ⅰ型：股骨短缩畸形，髋关节完整；

Ⅱ型：股骨短缩畸形，髋内翻畸形；

Ⅲ型：股骨短缩畸形，髋臼及股骨头发育良好；

Ⅳ型：髋关节缺如，股骨节段性发育不良；

Ⅴ型：整个股骨完全缺如。

（四）典型病例

见图 2-1-6。

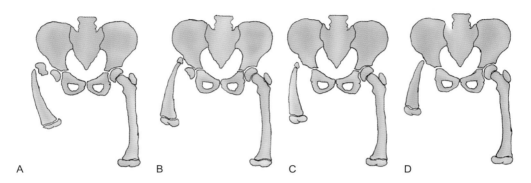

A   B   C   D

图2-1-5　Aitken 股骨近端局灶性缺损分类：A. Ⅰ型：外观上髋关节已成形，但早期 X 线片上股骨颈缺如，股骨短缩；B. Ⅱ型：股骨头更加原始，近端股骨干缺损更加明显，股骨干和股骨头之间往往存在假关节；C. Ⅲ型：股骨头缺如，髋臼浅，近端股骨被小簇的骨代替；D. Ⅳ型：股骨头和髋臼缺如，股骨干缺损更加明显

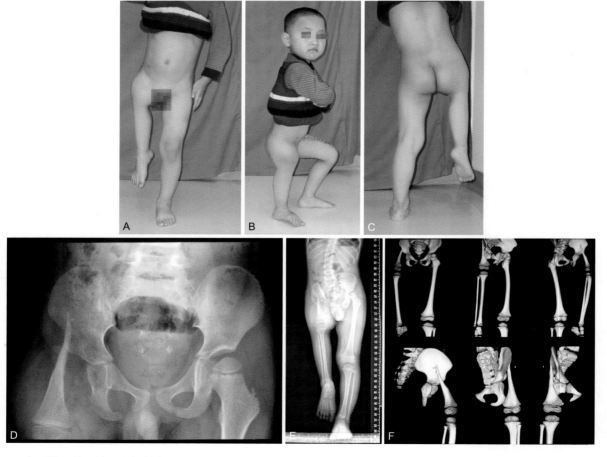

图2-1-6　先天性股骨近端局灶性缺损 Aitken D 型。男，5 岁。A. 站立位正面照；B. 侧面照；C. 背面照；D. 骨盆 X 线片；E. 下肢全长 X 线片；F. 骨盆及股骨 CT 三维重建

（五）治疗原则

1.增加髋关节稳定性，重建髋关节功能。

2.矫正畸形。

3.佩戴假肢或支具辅助等长双下肢，改善行走能力。

六、先天性股骨近端发育不良

（一）病因

本病属先天性畸形，病因不明。

（二）临床表现

临床表现为肢体短缩，以大腿短缩为主，臀横纹不对称，髋、膝关节不稳；可伴有同侧小腿及足踝部不同程度的畸形。骨盆X线片表现为股骨近端形态异常，髋臼正常或接近正常。

（三）治疗原则

1.矫正股骨近端畸形。

2.延长股骨，等长双下肢。

（四）典型病例

见图2-1-7、图2-1-8。

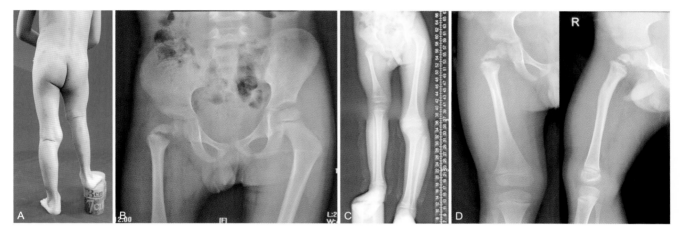

图2-1-7　男，4岁7个月，先天性股骨近端发育不良。A.站立位背面照；B.骨盆X线片；C.下肢全长X线片；D.右股骨全长X线片

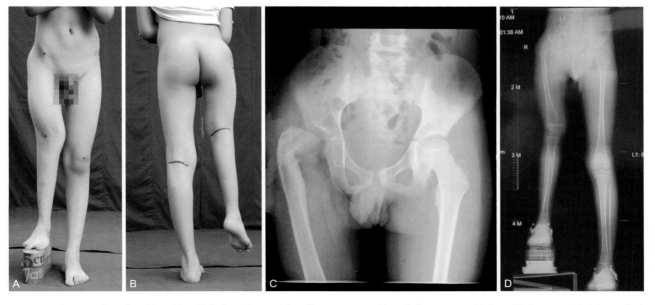

图2-1-8　男，12岁，先天性股骨近端发育不良。A.站立位正面照；B.站立位背面照；C.骨盆X线片；D.下肢全长X线片

七、延误治疗的先天性髋关节脱位成年期畸形

（一）病因

患者先天性髋关节脱位未能早期发现，或者发现后由于种种原因未能及时有效治疗，或者手术治疗失败、脱位复发等原因，致使患者至成年期后，仍存在髋关节脱位。

（二）临床表现

单侧脱位主要表现为双下肢不等长，髋部股骨大粗隆突出、上移，短肢复合跛行步态；双侧脱位者，主要表现为重度摇摆步态（鸭步），双侧髋部股骨大粗隆突出、上移。骨盆 X 线片可见双侧股骨头脱位、上移（图 2-1-9）。

（三）治疗原则

治疗以改善步态为目标，出现髋关节疼痛者，应同时缓解关节疼痛；Ilizarov 骨盆支撑截骨术（ Ilizarov 髋关节重建术）是一种有效的治疗方法；高龄患者可行人工全髋关节置换术。

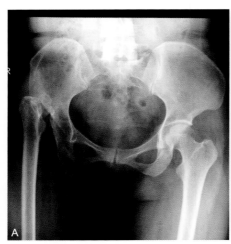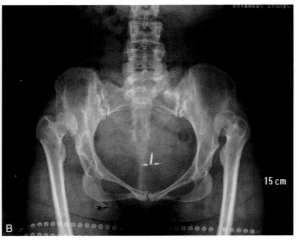

图2-1-9　延误治疗的先天性髋关节脱位成年期畸形。A. 单侧先天性髋关节脱位；B. 双侧先天性髋关节脱位

（秦泗河　焦绍锋　石　磊）

第二节　膝部与小腿畸形

一、先天性髌骨脱位

先天性髌骨脱位（ congenital dislocation of the patella，CDP ）往往有家族性发病和双侧受累的特点，偶伴有其他异常，如先天性多关节挛缩症和 Down 综合征。先天性髌骨脱位多较顽固，不能自行复位，常伴有伸膝装置异常，股外侧肌可能缺如或严重挛缩，髌骨向外脱位并与髂胫束前方粘连，髌骨通常较小，形状异常，并在股四头肌伸膝装置内位置异常。

（一）病因

本病病因不明，可能与遗传有关。

（二）临床表现

先天性髌骨脱位在 4 岁前，由于髌骨骨化中心

尚未出现，可无明显的症状和体征，难以做出诊断；部分患者出生时即可表现出膝关节屈曲挛缩、膝外翻、胫骨外旋和足部畸形等；习惯性脱位多见于青少年女性，走路时膝关节发软，下蹲时髌骨移向外侧，站立后自动复位。查体有膝外翻畸形，触摸髌骨和膝关节有松弛不稳感。单侧发病者，可出现患侧发育性肢体短缩，双下肢不等长（图2-2-1）；双侧发病者，患儿在发育过程中逐渐出现膝关节屈曲挛缩畸形，并逐渐丧失直立行走能力，只能蹲行或者跪行。

（三）分型

可分为固定性脱位和可复性（习惯性）脱位。固定性脱位：髌骨固定于膝关节外侧，不能主动或者被动复位；可复性（习惯性）脱位：膝关节伸直时髌骨复位，屈曲时髌骨向外侧脱位。

（四）治疗原则

1. 早发现、早治疗。尽早实施髌骨复位，不伴有膝关节畸形（屈膝、内翻、外翻）者，行髌骨外侧支持带松解、内侧支持带紧缩、外侧半髌韧带内移。

2. 对于幼年未治疗或者治疗失败，伴有严重屈膝畸形患者，行外侧支持带松解、髂胫束松解、股二头肌腱延长术，结合 Ilizarov 技术，缓慢矫正屈膝畸形，避免因一次性矫正屈膝畸形引起神经、血管损伤。恢复下肢持重力线，恢复直立行走能力，不必强求髌骨复位。

二、延误治疗的先天性髌骨脱位继发下肢复合畸形

（一）病因

先天性髌骨脱位，未能早期发现；或者治疗失败，逐渐继发下肢畸形。

（二）临床表现

可表现出膝关节屈曲挛缩、膝外翻、胫骨外旋和足部畸形等；单侧发病者，可出现患侧发育性肢体短缩，双下肢不等长；双侧发病者，患儿在发育过程中逐渐出现膝关节屈曲、挛缩畸形，并逐渐丧失直立行走能力，只能蹲行或者跪行（图2-2-2）。

（三）治疗原则

松解挛缩的软组织，矫正屈膝畸形，恢复下肢持重力线，恢复直立行走能力，不必强求髌骨复位。

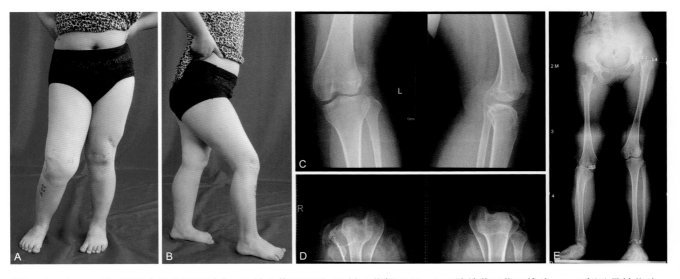

图2-2-1　女，21岁，双侧先天性髌骨脱位。A.站立位正面观；B.站立位侧面观；C.双膝关节正位X线片；D.双侧髌骨轴位片；E.站立位双下肢全长片

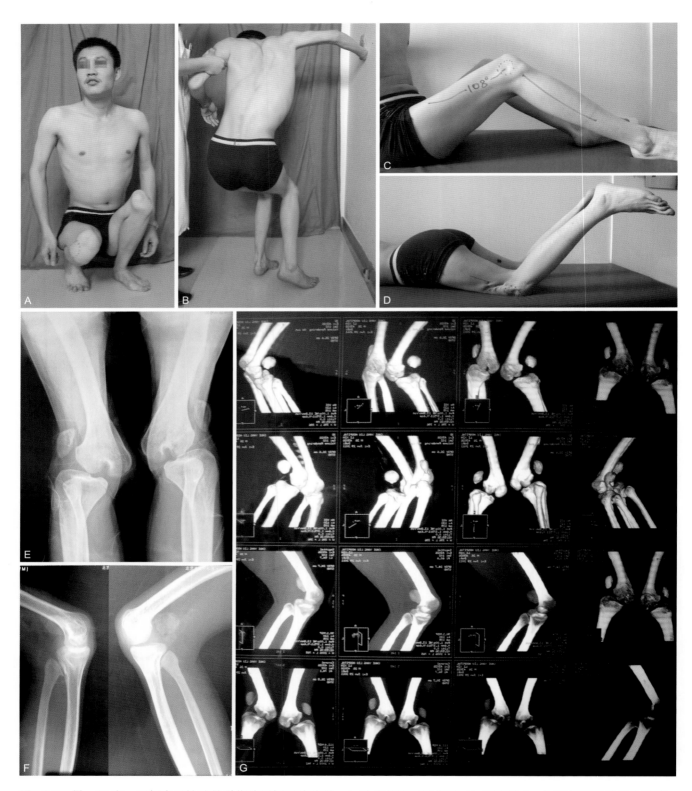

图2-2-2　男，26岁，双侧先天性髌骨脱位致双侧屈膝畸形。A.治疗前呈蹲行步态；B.不能站立；C.双侧膝关节屈曲畸形；D.俯卧位，双侧屈膝畸形；E.双膝正位X线片，双侧髌骨位于股骨髁外侧；F.双膝关节侧位X线片；G.双侧膝关节CT三维重建

三、先天性膝反屈

先天性膝反屈（congenital genu recurvatum）又称先天性膝过伸，常并发其他疾病，如多关节挛缩、脊柱裂、发育性髋关节发育不良和足部畸形等（图2-2-3）。病理变化取决于畸形的严重程度。膝关节脱位的病例常有股四头肌纤维化、髌上囊缺如和膝外翻畸形。评估时需要查明有无其他畸形。检查有无髋臼发育不良或脱位。

（一）病因

本病病因不明，或与胎儿在子宫内体位不良有关。

（二）临床表现

主要表现为膝关节过伸，伴或者不伴有膝关节脱位（图2-2-3）。可合并有其他畸形，如马蹄内翻足、髋关节脱位、膝内外翻等。

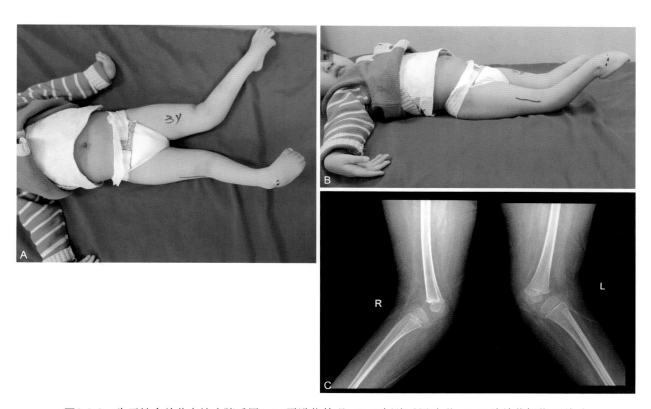

图2-2-3　先天性多关节挛缩症膝反屈。A.平卧位外观；B.双侧膝反屈畸形；C.双膝关节侧位X线片

（三）分型

根据畸形严重程度和是否伴有脱位，将其分为3型：Ⅰ型，膝关节过伸不伴有脱位；Ⅱ型，膝关节过伸伴有膝关节半脱位；Ⅲ型，膝关节过伸伴有膝关节全脱位。

（四）治疗原则

新生儿膝过伸可以采用系列石膏，增加膝关节的屈曲；6~18个月龄患儿，采用手术松解关节囊、股四头肌腱治疗；3岁以上患儿及成人，采用手术松解软组织加Ilizarov技术缓慢牵伸的方法增加膝关节屈曲。

四、胫骨内翻

（一）病因

胫骨内翻（tibial varam）又称Blount病（Blount disease），病因不明。可能的病因包括感染、创伤、缺血性坏死或隐匿型佝偻病；也可能是遗传性与发育性因素的联合作用；过早行走和肥胖与本病有关。

（二）临床表现

胫骨内翻、内旋及膝反屈（图2-2-4）。典型的X线片表现包括胫骨近端骨骺内侧半变短、变薄并呈楔形改变，骺板轮廓不规则并向内倾斜。

（三）分型

Blount根据发病年龄将该病分为2型：①婴幼儿型，8岁以前发病；②青少年型，8岁以后至骨骼发育成熟之前发病。

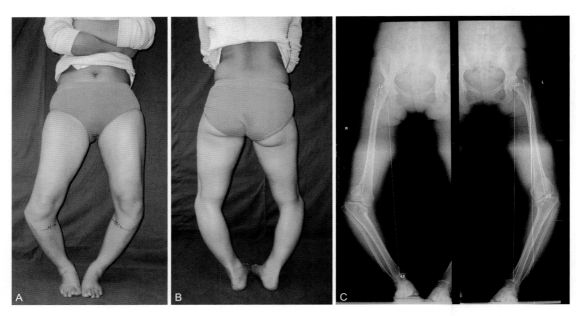

图2-2-4　双侧胫骨内翻（Blount病）。A.站立位正面观；B.站立位背面观；C.站立位双下肢全长X线片

（四）治疗原则

胫腓骨近端截骨矫正内翻、内旋畸形，同时予以延长，以恢复肢体长度。

五、先天性胫骨弯曲

先天性胫骨弯曲又称先天性小腿成角畸形（congenital angular deformity of leg）。

（一）病因

本病病因不明。

（二）临床表现

小腿弯曲，可伴有短缩。X线片显示胫腓骨向前或向后成角，或者向外侧弯曲，弯曲处可伴有骨密度增高（图2-2-5、图2-2-6）。

（三）分型

1. 胫骨向后成角　随年龄增长可逐渐改善，也可伴发双下肢不等长。

2. 胫骨向前成角　该型与先天性胫骨假关节有潜在联系，尤其是伴有髓腔狭窄者，应警惕发展为胫骨假关节。

（四）治疗原则

1. 胫骨向后成角者，应密切观察病情发展，一般会自行改善，如果出现双下肢不等长，可于发育成熟后行肢体延长术。

2. 胫骨向前成角者，应行支具固定，防止骨折，直到骨骼发育成熟。

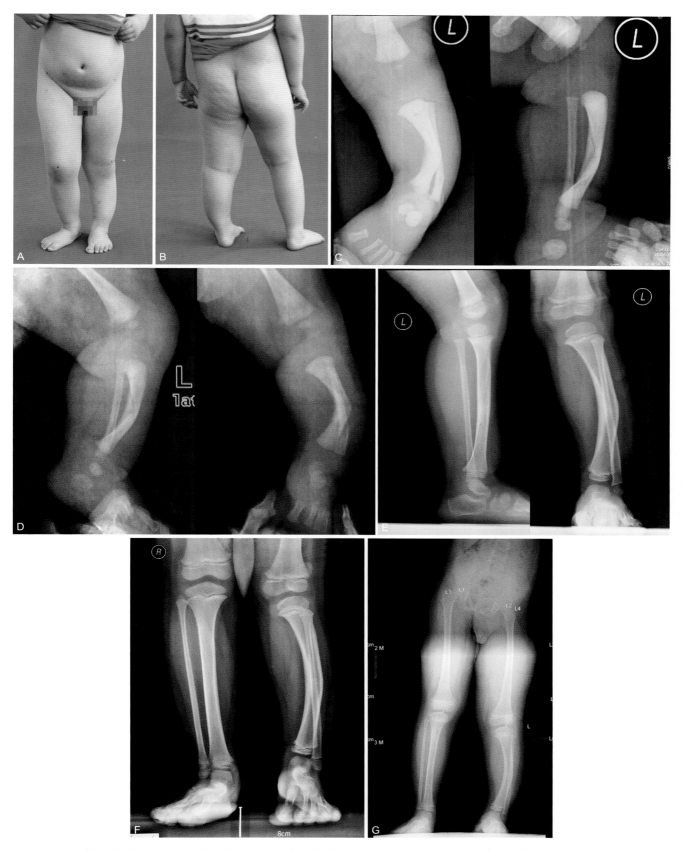

图2-2-5 左侧先天性胫骨弯曲。A.站立位正面观；B 站立位背面观；C.出生时左小腿 X 线片；D.出生后 1 个月左小腿 X 线片；E. 3 岁时左小腿 X 线片；F. 6 岁时左小腿 X 线片；G. 6 岁时站立位双下肢全长 X 线片

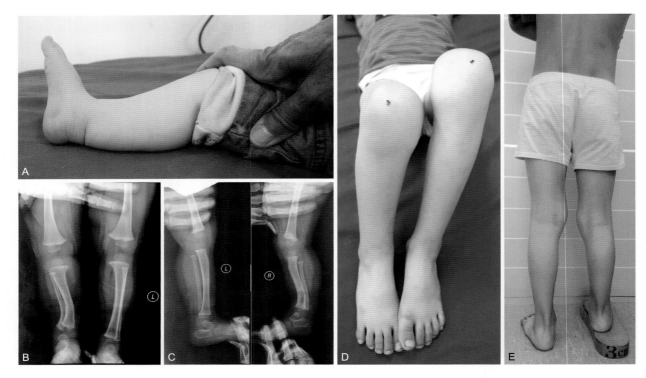

图2-2-6　右侧先天性胫骨弯曲。A. 出生后 14 个月左小腿外观；B. 出生后 14 个月双小腿正位 X 线片；C. 出生后 14 个月双小腿侧位 X 线片；D. 6 岁时双小腿外观；E. 6 岁时站立位背面观

先天性腓侧
半肢畸形

六、先天性腓侧半肢畸形

（一）病因

本病病因不明。

（二）临床表现

先天性腓侧半肢畸形（congenital fibular hemimelia）的临床表现取决于具体类型和伴随畸形。通常先天性腓骨缺如表现为双下肢不等长、马蹄外翻足以及足外侧 2~3 个跖列缺如和后足僵硬（图2-2-7）。虽然马蹄外翻足是最常见的畸形，但也可出现马蹄内翻足畸形（图 2-2-8）。有时也可伴有膝关节屈曲挛缩、股骨短缩、膝及踝关节的不稳定。

（三）分型及X线特征

Achterman 和 Kalamchi 将腓侧半肢畸形分为 1 型畸形（腓骨发育不全）和 2 型畸形（腓骨完全缺如）。1 型畸形又分为 1A 型和 1B 型（图 2-2-9）。1A 型，腓骨近端骨骺比胫骨近端骨骺靠下，腓骨远端骨骺则位于距骨滑车近端；1B 型的腓骨缺损较为

严重，其缺损长度在 30%~50% 以上，对踝关节没有末端支撑。2 型畸形则腓骨完全缺如，在腓骨缺如处有紧张的纤维束带或纤维软骨组织束带，自胫骨近端外侧缘开始，向下延伸到跟骨后外侧，似弓弦使足下垂、外翻及胫骨向前弯曲呈弓形。

X 线片特征：1A 型主要表现为患侧胫骨较健侧短缩，向前外侧呈弓形弯曲，胫骨下关节面向外侧倾斜，腓骨短缩且近侧腓骨头（或骨骺）偏向远侧，外踝（或远端腓骨骨骺）尖回缩至胫骨下关节面以上水平，踝足骨关节呈外翻畸形，外侧 1~2 个跖列骨关节结构发育不良或缺如（图 2-2-10）；1B 型除胫骨短缩弯曲之外，腓骨缺损较为严重，其缺损长度达 30%~50% 以上，对踝关节没有末端支撑，踝足骨关节呈外翻畸形，外侧 1~2 个跖列骨关节结构缺如（图 2-2-11）；2 型畸形则腓骨完全缺如，胫骨向前外侧弯曲较重，多位于胫骨中下 1/3 处，踝足骨关节呈马蹄外翻畸形，少数为马蹄内翻畸形，跟骨和距骨先天性融合，外侧 1~2 个跖列骨关节结构缺如（图 2-2-12）。

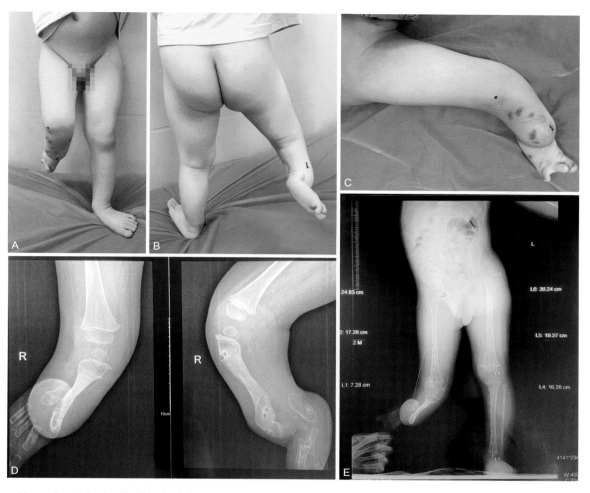

图2-2-7　男，3岁，右侧先天性腓侧半肢畸形。A.站立位正面观；B.站立位背面观；C.右下肢外观；D.右小腿及足 X 线片；E.双下肢全长 X 线片

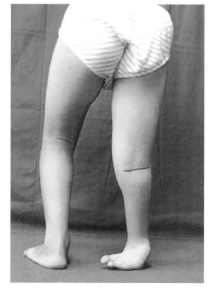

图2-2-8　右侧先天性腓骨缺如病例：双下肢不等长，右侧马蹄内翻足及第 4、5 趾缺如

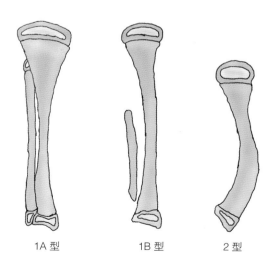

1A 型　　1B 型　　2 型

图2-2-9　Achterman 和 Kalamchi 腓侧半肢畸形。1A 型：与正常相比，近端腓骨骨骺偏向远端，远端腓骨骨骺偏向近侧；1B 型：更加严重的腓骨短缩，踝关节失去外侧支撑。2 型：腓骨完全缺如伴胫骨弯曲和短缩

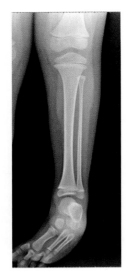

图2-2-10　1A 型，腓骨发育不全。患侧胫骨较健侧短缩，胫骨下关节面向外侧倾斜，腓骨短缩且近端腓骨头偏向远侧，外踝尖回缩至胫骨下关节面以上水平，外侧 2 个跖列骨关节结构缺如

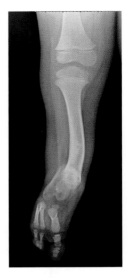

图2-2-12　2 型，腓骨缺如。患侧胫骨较健侧短缩，胫骨中下段向前外侧呈弓形弯曲，踝足骨关节呈外翻畸形，跟骨距骨先天性融合畸形，外侧 2 个跖列骨关节结构缺如

先天性胫骨
假关节

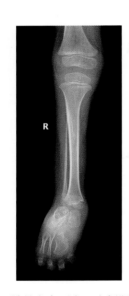

图2-2-11　1B 型，腓骨发育不全。患侧胫骨较健侧短缩，腓骨近端缺如超过 30%，外踝上移，跟骨距骨先天性融合畸形，外侧 2 个跖列骨关节结构缺如

（四）治疗原则

先天性腓骨缺如的治疗目标是恢复患肢的长度，矫正足踝部的畸形，从而改善患者的行走功能，减少功能障碍及跛行。

七、先天性胫骨假关节

（一）病因

先天性胫骨假关节（congenital pseudarthrosis of the tibia）病因不明，有多发性神经纤维瘤病的患者，发生先天性胫骨假关节概率明显增加。

（二）临床表现

患者多表现为胫骨或胫腓骨中下段假关节形成，重度小腿短缩，假关节处向前成角畸形，继发踝关节背伸（图 2-2-13）。部分患者伴有全身散在的皮肤咖啡斑（图 2-2-14）；合并神经纤维瘤病者，可见皮肤散在的不同大小的皮肤神经纤维瘤包块（图 2-2-15）。

（三）分型

Boyd 将先天性胫骨假关节分为 6 型：

Ⅰ 型，出生时即出现胫骨向前弯曲和胫骨缺损。

Ⅱ 型，出生时有胫骨向前弯曲伴沙漏样狭窄，2 岁前常常发生自发骨折或轻微外伤后骨折，即高危胫骨，胫骨变细、变圆和硬化，髓腔消失。这种类型最常见，通常合并有神经纤维瘤病，预后差。

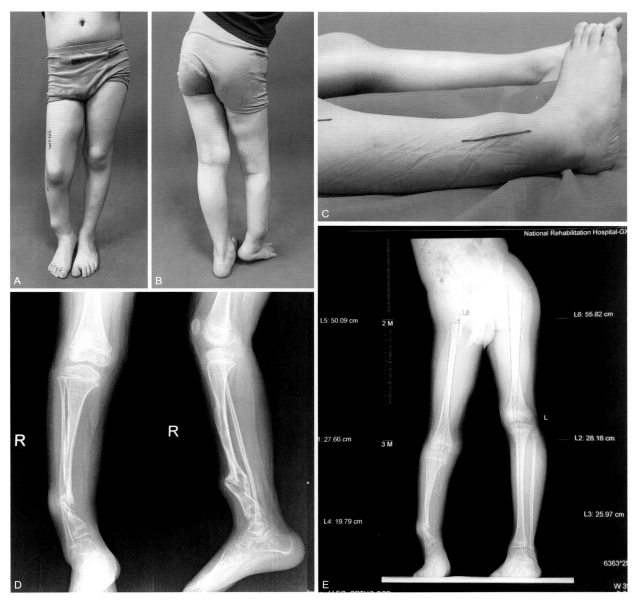

图2-2-13　男，7岁，右侧先天性胫骨假关节。A.站立位正面观；B.站立位背面观；C.右小腿外观；D.右小腿X线片；E.站立位双下肢全长片

Ⅲ型，胫骨中下1/3交界处发生先天性骨囊肿，胫骨向前弯曲可先于骨折或于骨折后发生。

Ⅳ型，假关节发生在典型部位的硬化节段，胫骨没有变细，髓腔部分或完全消失。"不全"骨折或"应力"骨折发生于胫骨皮质，并逐渐扩展到硬化骨。如果发生完全骨折，将不能愈合，骨折线增宽，从而变成假关节。

Ⅴ型，胫骨假关节伴有腓骨发育不良，可发生腓骨假关节或胫骨假关节，或两者同时发生。

Ⅵ型，骨内神经纤维瘤或者神经鞘瘤所致的罕见类型。

（四）治疗原则

先天性胫骨假关节治疗难度大，失败率高。5岁以内患者，宜保守治疗，可用石膏或者支具防止骨折；对于已经出现胫骨假关节者，防止假关节处畸形加重。大于5岁患者，可采用假关节切除，取髂骨植骨，联合Ilizarov技术治疗。

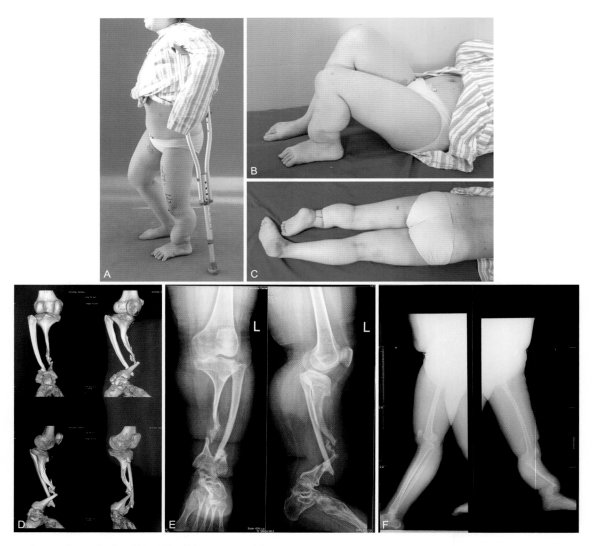

图2-2-14　女，21岁，左侧先天性胫骨假关节。A.站立位侧面观，左小腿重度短缩，中下1/3处向前成角；B.左下肢侧面观；C.双下肢背面观，后背及双腿皮肤可见多处散在的皮肤咖啡斑；D.左胫腓骨CT三维重建；E.左小腿X线片；F.双下肢侧位全长片

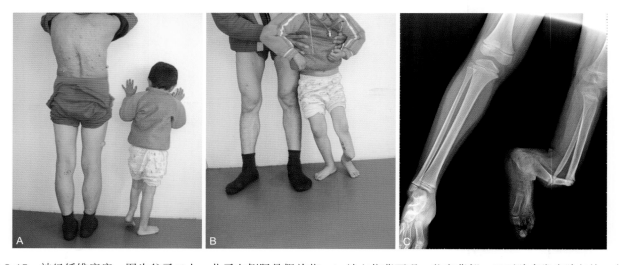

图2-2-15　神经纤维瘤病，图为父子二人，儿子左侧胫骨假关节。A.站立位背面观，父亲背部、双下肢多发皮肤包块，儿子左小腿短缩、畸形；B.正面观，儿子左小腿短缩，下端假关节向前成角，不能负重站立；C.儿子双小腿X线片，左侧胫腓骨假关节

（秦泗河　王　全）

第三节 踝足部畸形

一、先天性马蹄内翻足

先天性马蹄内翻足（congenital clubfoot）在全部的新生儿出生缺陷中列第 7 位，占足部畸形的 85%，发病率约为 1‰，男女比例为（2~2.5）：1。不同种族患病率不同，中国人患病率约为 0.39‰。

（一）病因

本病确切致病原因尚不清楚，目前认为与神经肌肉病变、骨骼发育异常、软组织挛缩、血管异常及遗传因素等有关。多数学者支持神经肌肉病变学说及骨骼异常学说。研究发现先天性马蹄内翻足患者小腿肌群中普遍存在腓骨肌肌力持续减弱，小腿内后方肌肉挛缩，造成肌力不平衡。骨骼、关节和软组织挛缩是继发于肌力不平衡的适应性改变，而肌力的改变是以神经异常为基础。有学者利用免疫组织化学方法对先天性马蹄内翻足跟骨研究发现软

骨细胞较小，未分化成熟，细胞外黏蛋白减少，生长软骨类似关节面软骨，骨化中心骨化异常可导致骨骼发育畸形。近年来研究认为先天性马蹄内翻足与 Hox 基因、DTDST 基因、PITX1 基因、COL9A1 基因等突变有关。

先天性马蹄内翻足

（二）临床表现

先天性马蹄内翻足初期表现为软组织异常，足内侧肌挛缩，张力增加，关节囊、韧带及腱膜肥厚、变短（图 2-3-1）。随年龄增长，畸形日趋严重，跟腱、胫后肌腱、趾长屈肌、踇长屈肌等肌腱及跖腱膜极度挛缩，具有强的弹性阻力，足部外侧软组织及肌肉持续被牵拉而延伸，足外展功能基本丧失，但肌神经功能无损，肌电兴奋性尚存。如果此时畸形得以矫正，肌肉功能尚可恢复；反之，则可逐渐产生骨骼畸形，跗骨排列异常，跟骨处于内翻位，胫骨偏向内侧和跖侧，严重者其关节面处于踝穴外

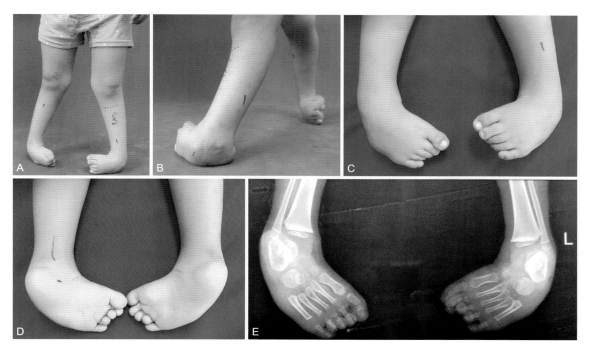

图2-3-1 女，3 岁，双侧先天性马蹄内翻足。A.站立位正面观，双足外侧缘着地；B.站立位侧面观；C.双足外观正面照；D.双足外观背面照；E.双足踝正位 X 线片

侧，舟骨变小内移并旋转，以致距骨头的内侧和下方形成假关节，距骨头在足的背侧形成皮下隆起，骰骨发育异常粗大，与跟骨远端的内侧非关节面相连接；此外，跖骨亦有变形，可产生跗跖关节偏离，或关节正常而跖骨干内收。

（三）分型

根据足踝部畸形手法可复性，分为松软型和僵硬型。松软型踝关节和后足跗骨间关节有较大的活动度，手法可部分矫正畸形；僵硬型踝关节和后足跗骨间关节僵硬，手法不能矫正。

（四）治疗原则

1. 婴幼儿期，采用 Ponseti 技术治疗。

2. 儿童期，软组织松解，肌力平衡。

3. 青少年期，软组织松解、肌力平衡结合截骨术或有限的关节融合术。

4. 成年期，软组织松解、肌力平衡结合关节融合术。重度畸形结合 Ilizarov 技术进行缓慢矫正。

二、先天性垂直距骨

（一）病因

本病确切病因不明，但是目前许多研究表明与基因突变有关。

（二）临床表现

典型的先天性垂直距骨（congenital vertical talus，CVT）患者在出生时即有双足明显的摇椅样畸形，故本病又称摇椅足畸形，即足底内侧圆形凸起，凸起的顶部可触及距骨头，前足呈背伸外展位，跟腱挛缩使得跟骨呈马蹄样畸形。站立时患足明显外翻，以足心着地，足心部位有较厚的胼胝。随年龄增长和负重的增加，足跗骨将发生适应性的变化，即前足严重外翻外旋，腓骨肌腱和胫前肌腱紧张，踝关节和距下关节活动明显受限，导致患者行走时步态笨拙（图 2-3-2）。该病有四大特征：①足底凸出；②足跟马蹄形；③足呈严重的僵硬畸形，畸形不因位置、负重或手法按摩而有所改变；④足 X 线片可见距骨垂直，舟骨脱位于距骨头颈背侧，第一跖骨长轴位于距骨长轴的背侧，跟骨跖屈。

（三）治疗原则

恢复距骨、舟骨、跟骨和骰骨的解剖关系，以及重建承重能力，恢复足的跖行功能。

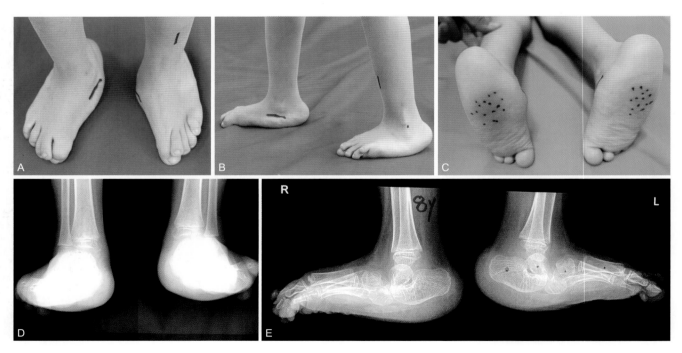

图2-3-2   男，8岁，双侧先天性垂直距骨。A.站立位双足外观；B.双足侧面观；C.双足底观；D.双足正位 X 线片；E.双足侧位 X 线片

三、先天性扁平足

（一）病因

扁平足（flatfoot）可以是先天的，也可以是后天获得的。儿童的足弓常常在4~6岁形成，大部分儿童及青少年平足是先天性的。成人平足可以是儿童平足的延续，也可能是其他原因继发引起，导致足弓塌陷造成的。

（二）病理改变

本病主要病理改变为足弓塌陷（图2-3-3）。足弓塌陷可引起下述足的结构改变：①跟腱挛缩：内侧纵弓塌陷后，跟腱作用于踝关节的力矩减小，跟腱的牵拉力不能有效地通过坚硬的足弓传达到前足部，为了推动身体向前，抬起足跟，跟腱需要变得更短、更紧、更有力。②中足的松弛。致使中跗关节不能锁定。③前足移位：内侧纵弓塌陷后，距骨背屈，跟骨向后半脱位，跟骨前结节不再支撑距骨头。为了适应这种位置，前足和中足均围绕着距骨向背侧和外侧移位。前足外展，足的外侧柱缩短。④胫后肌腱应力加大，易发生胫后肌腱劳损。严重者可有足内侧韧带的损伤。⑤距下关节旋前，跟骨外翻；⑥中足的不稳定使距下关节和距舟关节长时间处于异常位置，久而久之，这些关节发生退变，成为固定性畸形。这样会使踝关节承受更大的应力，最后导致踝关节退变。

（三）临床表现

上述病理改变体现在临床上可表现为：①疼痛：通常位于足底内侧（后足内侧疼痛），且于长期站立或行走后加剧，常出现进行性加重的现象。偶尔疼痛也可位于踝关节外侧外踝附近。这是由于足弓塌陷造成后足外翻，继而腓骨与跟骨相撞击的结果。②肿胀：疼痛关节处肿胀，以足舟骨结节处为甚。③步态异常：患足疼痛及足弓塌陷可造成跑步甚至行走能力下降，步态异常，如"外八字"步态。④疼痛及异常的步态可对身体的其他关节造成影响，如因患足的过度外翻及外旋，造成膝关节代偿性内翻及髋关节代偿性内旋等，继而可能引发膝、髋、下背等部位的疼痛和关节炎。个别平足的患者可能以下背痛为唯一的症状。⑤严重的平足畸形：可见足踝部其他关节受累，如距下关节和跗横关节的柔韧性降低甚至僵硬。⑥平足症：可同时伴发有跖筋膜炎、跗骨窦综合征等。

（四）治疗原则

1. 无症状平足，可不治疗。

2. 如果出现疼痛等症状，先进行保守治疗，如足弓垫、提踵训练等。

3. 保守治疗无效，疼痛等症状影响行走功能时，采用手术治疗。

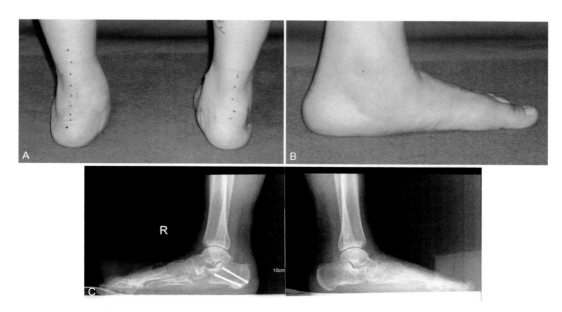

图2-3-3　男，22岁，双侧先天性平足：A.左后足外翻，右足外翻以手术矫正；B.侧面观，足内侧纵弓消失；C.双足负重侧位X线片，足纵弓角度增大

四、先天性跖骨内收

（一）病因

先天性跖骨内收（congenital metatarsus adductus）多为遗传因素引起，有学者认为是由于胎儿在子宫内位置不正引起。畸形在出生时可不明显，可独立存在，也可与先天性马蹄内翻足同时出现。

（二）临床表现

表现为前足在跗中关节处的内翻与内收（图2-3-4），足在外观上呈弓背向外的弓形改变，畸形完全在踝关节前方，而足跟与小腿仍保持正常关系。

（三）分型

Bleck将跖骨内收分为轻、中、重度三型。

轻型：前足可外展至足的中线，并可超过中线。

中型：前足有一定柔韧性，允许前足外展到中线，但通常不能超过中线。

重型：前足僵硬，不能外展，于足内缘可见横行皮肤皱褶，或跗趾与第2趾的趾蹼间隙增大（图2-3-5）。

（四）治疗原则

轻型一般不需要治疗，随生长发育可能自愈。中、重型在婴幼儿期采用手法加系列石膏矫正；12岁以后，保守治疗不能矫正者，采用手术矫正。

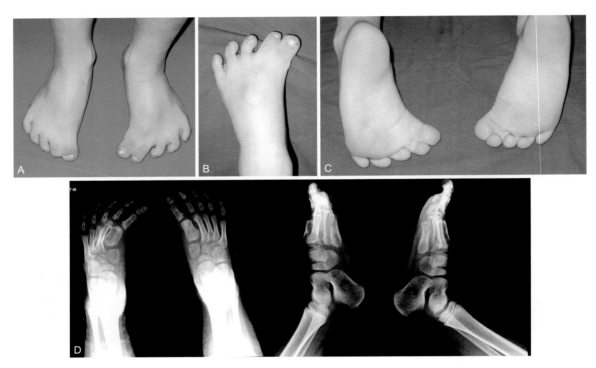

图2-3-4　双侧先天性跖骨内收，合并第1、2趾并趾畸形。A.双足正面观；B.左足外观；C.双足底观；D.双足正侧位X线片

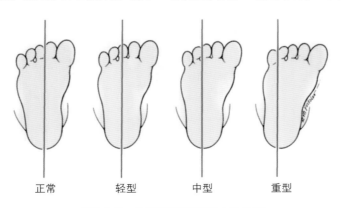

正常　　轻型　　中型　　重型

图2-3-5　先天性双侧跖骨内收分型

五、先天性踇内翻

（一）病因

本病病因不明。

（二）临床表现

先天性踇内翻（congenital hallux varus）表现为踇趾在跖趾关节处向内侧成角畸形（图2-3-6），通常为单侧，且伴有下列一种或多种畸形：①第1跖骨短且粗。②多余骨或趾。③外侧4个跖骨中有1个或多个内翻畸形。④从踇趾内侧延伸到第1跖骨基底部有一条较硬的纤维束带。X线片表现为第1跖趾关节向内侧成角，第1、2跖骨间角增大，第1跖骨短而粗。

（三）治疗原则

切除多余骨或趾，矫正踇趾畸形。

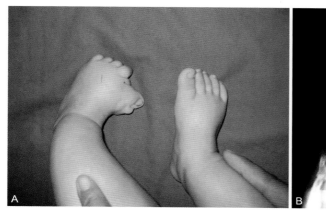
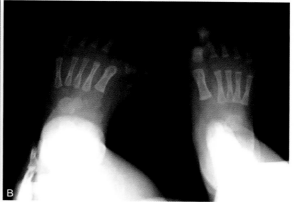

图2-3-6　左侧先天性踇内翻畸形。男，6月龄。A.双足外观，左侧踇内翻畸形；B.双足正位X线片

六、先天性跖骨短缩

先天性跖骨短缩（congenital brachymetatarsia）又称跖骨短小症，俗称短趾症，是一种相对少见的跖骨发育畸形。该病具有明显的遗传倾向，发病率为0.02%~0.05%。跖骨短小症外观丑陋，常使患者背负严重的心理负担，短缩的跖骨还会影响患足整体负重功能，局部易形成疼痛性胼胝，上翘的短小足趾妨碍穿鞋等。

（一）病因

本病病因不明。

（二）临床表现

本病常见于第1跖骨和第4跖骨（图2-3-7~图2-3-9）。表现为踇趾和（或）第4趾短缩，走路时跖

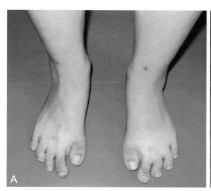
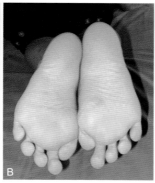
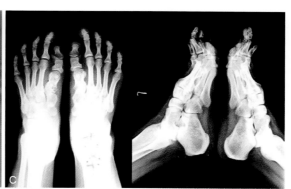

图2-3-7　女，22岁，双侧先天性第1跖骨短缩。A.双足正面观；B.双足底观；C.双足正、侧位X线片

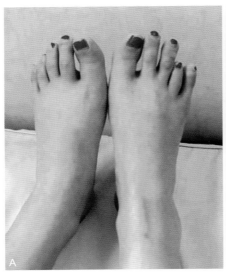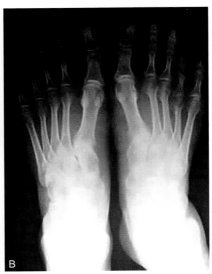

图2-3-8　先天性第4跖骨短缩

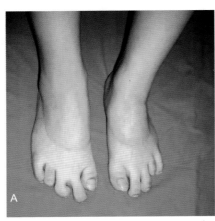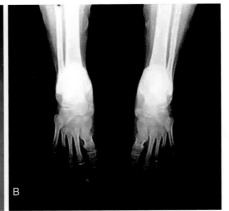

图2-3-9　先天性第1和第4跖骨短缩

骨痛，足底胼胝，短趾上翘而影响穿鞋；正常足趾会偏离原来的位置来填补因邻近跖骨短小而产生的空隙，使位于短趾内侧的足趾产生外翻畸形，位于短趾外侧的足趾产生内翻畸形等。X线片显示第1跖骨和（或）第4跖骨明显短缩，不能维持跖骨头正常的弧形连线。

（三）治疗原则

因足趾短缩影响足外观或者引起足部疼痛者，可行短缩跖骨延长术，恢复跖骨长度。

七、先天性巨肢（趾）

（一）概述

先天性巨肢（趾）（congenital macrodactylia）是一种少见的先天性肢体过度生长，以足及足趾体积增大为特征的先天性畸形。病变组织结构包括皮肤、皮下组织、肌腱、血管、神经、骨骼和指（趾）甲等，均发生肥大。病因目前尚不清楚，染色体检查未发现异常，发生于单侧居多，男性略多于女性。Brooks和Lehman在1924年提出，巨趾／指畸形与全身性神经纤维瘤病有关。

（二）临床表现

巨趾通常出生后即发生，可见一个或几个足趾明显增大，而其他的足趾都是正常的。并不一定所有足趾都累及（图2-3-10）。巨趾随患儿生长发育逐渐长大，其速度不一。巨趾主要是纤维脂肪组织的堆积，常发生在侧方或跖面，不对称的肥大导致侧

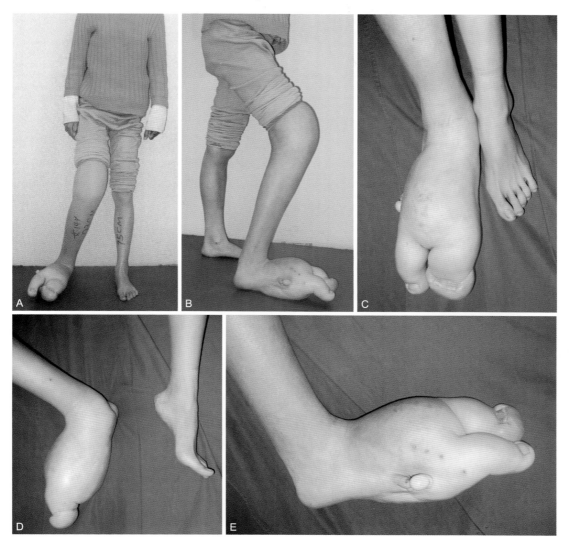

图2-3-10 女，14岁，右侧先天性巨肢。A.站立位外观；B.右下肢侧面观；C.双足外观；D.双足内侧面观；E.右足外侧面观

弯。尽管趾端肥大是明显特征，足前段的累及常被忽视，使得该病是否包括跖骨仍存在争议。但最新的观点仍然倾向于将跖骨肥大包括在巨趾症范围内。纤维组织从趾端向足前段延伸，会导致侧方扩展。足背部软组织肥大较少见，更多的肥大发生在跖面。X线片特征性表现为受累趾骨长度、宽度的增加，部分患者跖骨也有程度不同的增大。

（三）分型

Flatt 根据病理将该病分为四型：Ⅰ型，脂肪纤维瘤病；Ⅱ型，神经纤维瘤病；Ⅲ型，骨肥厚病；Ⅳ型，混合型。

（四）治疗原则

治疗目的是通过矫形，使足方便穿鞋——"削足适履"。要尽量保存前足功能，尤其注意前足长、宽、高的纠正。长度和宽度的纠正依靠病变趾列切除和健康趾列的向心性紧缩，病变趾列没有完全切除的必要，重点是处理远端病变，病变的跖趾关节不一定切除。为保证负重点完整，第1跖列尽量保留。对于存在第1趾列畸形的病例，趾骨可依据病变程度截除，如存在第1趾列宽度变化，可考虑做第1跖骨的斜行截骨术。患足高度的纠正依靠足底胼胝的切除，要注意负重区的保护。先纠正长、宽，再纠正高度；先做骨性手术，再做软组织手术。

八、先天性多趾

（一）病因

多趾（hyperdactyly）畸形的病因不明，30%～39% 的病例有家族遗传倾向。这提示多趾畸形可能为常染色体显性遗传疾病，其发病率受基因表达多样性和外显率不同的影响。

（二）临床表现

出生时即发现一个或多个赘生的足趾，赘生的足趾可位于踇趾内侧、小趾外侧或者中间足趾，多数伴有对应增多的跖骨（图2-3-11）。

（三）分型

根据赘生足趾的位置，Temtamy 和 McKusick 将多趾畸形大致分为轴前型（踇趾侧）、中央型及轴后型（小趾侧）三型。轴后型多趾畸形是最为常见的多趾畸形，占总数的 77%～87%；轴前型占8%～15%；中央型约占 6%。

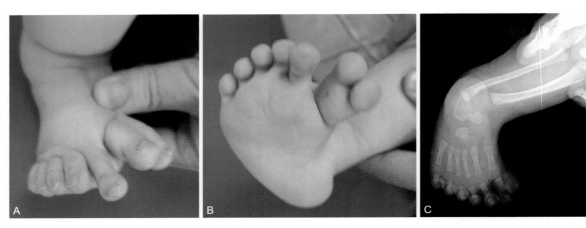

图2-3-11　男，2岁，右侧先天性多趾。A.右足外观，踇趾内侧和外侧各有一个赘生足趾；B.右足底外观；C.右足 X 线片

（四）治疗原则

多趾畸形手术矫正的主要目的在于，在不影响行走和站立的前提下，尽可能地矫正足的外形。赘生足趾的切除及足外形和功能的重建是主要的治疗方法。

九、先天性缺趾

（一）病因

先天性缺趾（congenital ectrodactyly）病因不明，或与先天性羊膜束带有关。或并发于先天性轴向半肢畸形（图2-3-12）。

（二）临床表现

出生时即伴有单侧或者双侧足趾的部分或者全部缺如，跖骨正常或者部分短缩。

（三）治疗原则

矫正足部畸形，增加足负重行走的稳定性。

十、先天性仰趾足

（一）病因

先天性仰趾足又称先天性跟行足，具体病因不明，可能与胎儿在子宫内体位异常有关。

（二）临床表现

该病可单侧发病，也可双侧发病。患儿出生后即可发现患侧踝关节背伸畸形，严重者足背可与胫骨前方皮肤相接触，同时因足背侧软组织及皮肤挛缩使足的跖屈活动受限。该病治疗困难，畸形易复发，患儿学会走路后，仅足跟触地行走，前足不能着地，久之足跟肥大，足长度较对侧发育短；足背伸肌群挛缩，踝关节活动度减小（图2-3-13）。

（三）治疗原则

增加踝关节跖屈角度，恢复跖行足，增加足负重面积。

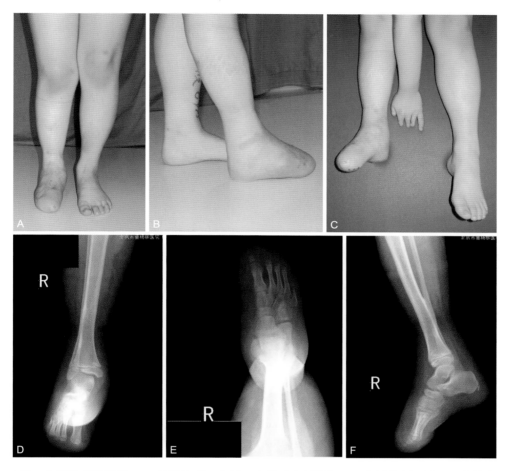

图2-3-12　女，6岁，右侧先天性缺趾。A.双足外观，右足5个足趾全部缺如；B.右足外侧面观；C.合并先天性左手指部分缺如；D.右足踝正位X线片；E.右足正位X线片；F.右足侧位X线片

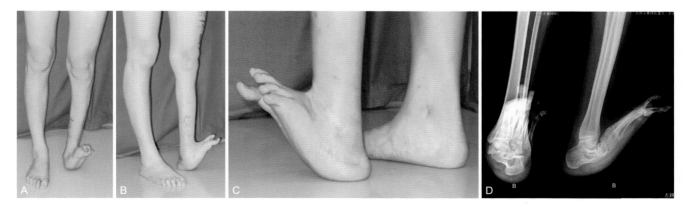

图2-3-13　女，24岁，左侧先天性仰趾足。A.站立位正面观；B.内侧面观；C.外侧面观；D.踝足正、侧位X线片

十一、先天性并趾

（一）病因

并趾（syndactyly）是最常见的先天性足畸形之一，男性发病率是女性的3倍。人胚胎第4周时下肢芽的末端开始出现足趾轮廓，第8周时足趾分化清楚。在第7~8周时，胚胎如发生分化局部停顿（由掌板分化障碍所致），就会出现并趾畸形。

（二）临床表现

并趾畸形表现类型多种多样，常为两趾并连在一起，也有3个或4个足趾并联在一起。表现为皮肤软组织的相连或骨性融合（图2-3-14）。X线检查：足正侧位片可检查并趾是否存在骨性连接，与周围组织的关系，以及跖骨、趾骨及跖趾关节的发育情况。

（三）分型

按足趾并连的程度可分为完全性并趾和不完全性并趾。按并连组织的结构可分为单纯性并趾和复杂性并趾，前者只有皮肤软组织并连，后者有趾骨间的融合。

（四）治疗原则

可采取分趾手术治疗，尽量恢复正常足正常外观和功能。

十二、先天性前足缺如

（一）病因

本病病因不明。

（二）临床表现

患儿出生时即发现足掌以远缺失。X线片显示足距跗关节远端缺如（图2-3-15）。

（三）治疗原则

患者成年前，可通过假肢改善行走功能。患者成年后，可以采用Ilizarov技术行足跗骨延长术，增加足的长度和负重面积。

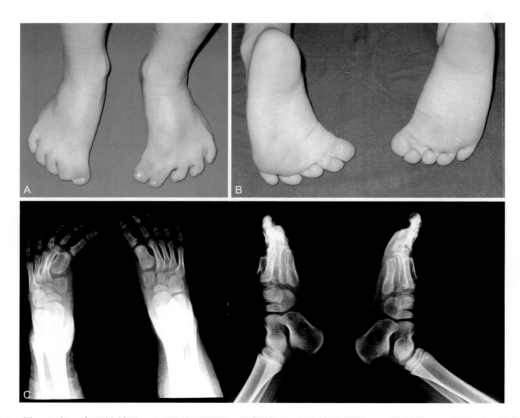

图2-3-14　男，6岁，先天性并趾。A.双足正面观，双侧第1、2趾并趾畸形；B.足底观；C.双足正、侧位X线片

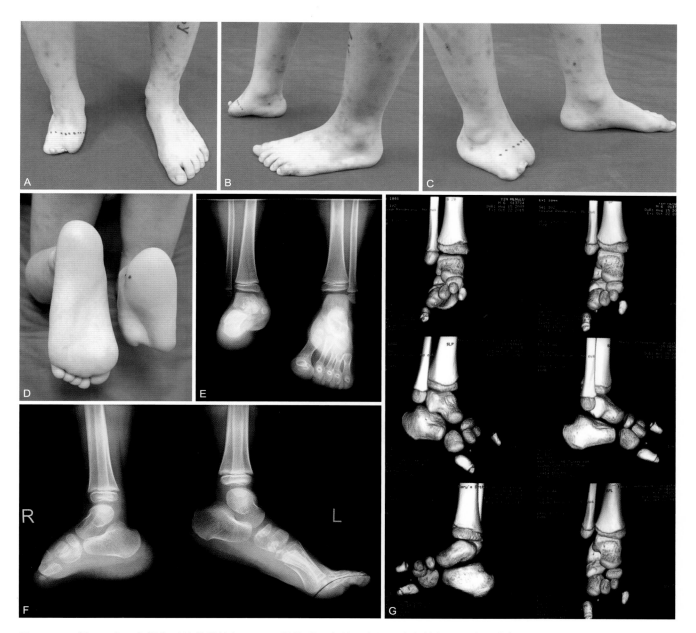

图2-3-15　男，6岁，右侧先天性前足缺如。A.双足外观，右足5个足趾全部缺如；B.右足内侧面观；C.右足外侧面观；D.双足足底观；E.双足正位X线片；F.双足侧位X线片；G.右足CT三维重建

十三、先天性前足纵列缺损

（一）病因

本病病因不明，常见于先天性腓侧半肢畸形。

（二）临床表现

足短小，前足缩窄，足第3、4、5跖骨连同对应的第3、4、5足趾缺如（图2-3-16），或者仅第4、5足趾连同对应的跖骨缺如，可同时合并并趾畸形，伴有小腿短缩，双下肢不等长。X线检查：足跗骨融合，部分跖骨连同对应的足趾缺如。

（三）治疗原则

延长小腿，等长双下肢，改善行走功能。

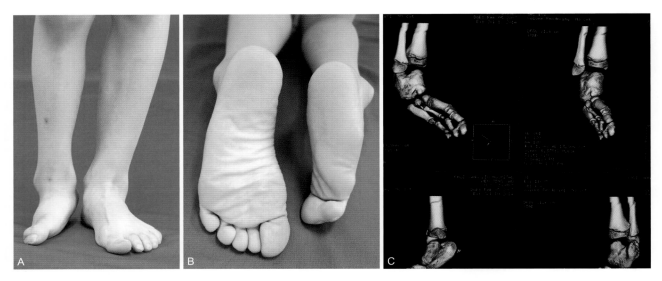

图2-3-16　男，7岁，右侧先天性足纵裂缺损。A.站立位外观照；B.足底观；C.右足CT三维重建

十四、先天性足外翻

（一）病因

本病病因不明。

（二）临床表现

先天性足外翻（congenital pes valgus）患者出生

时即伴有足外翻畸形，随生长发育，足外翻畸形逐渐加重，畸形呈僵硬性，不能用手法矫正（图2-3-17）。X线片显示跗骨窦消失，跟骨外侧柱短，骰骨小，跟骨外翻畸形。

（三）治疗原则

矫正足外翻畸形，恢复足纵弓。

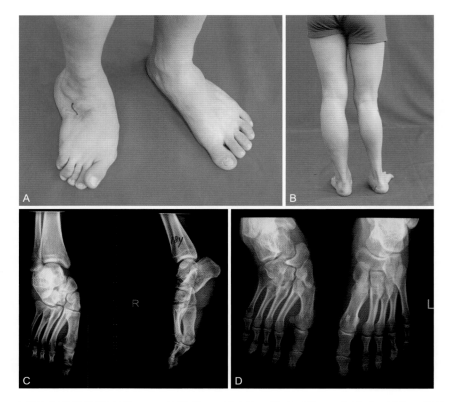

图2-3-17　男，17岁，右侧先天性足外翻畸形：A.双足外观；B.站立位双足后面观；C.右足正、侧位X线片；D.双足正位X线片

十五、先天性裂足

（一）病因

本病病因不明。

（二）临床表现

裂足（cleft foot）又称龙虾足，是单个裂隙向近端扩展的足畸形，有时裂隙达到中足。一般来说，有一个或一个以上的足趾以及其跖骨部分缺如，跗骨也常有异常（图2-3-18）。尽管裂足畸形的程度及类型不同，但多见于第1及第5趾列。

（三）分型

Blauth 和 Borisch 根据对173例裂足（文献报道128例）的 X 线片特征的研究结果，按跖骨数目多少将其分为6型。Ⅰ型和Ⅱ型为轻度趾裂足，5个跖骨均存在，Ⅰ型中跖骨全部正常，Ⅱ型中跖骨部分发育不全。Ⅲ～Ⅵ型主要表现为跖骨数目依次减少，Ⅲ型为4个跖骨，Ⅳ型为3个跖骨，Ⅴ型为2个跖骨，Ⅵ型为1个跖骨。

Abraham 等介绍了一种简化的临床分类方法，即根据治疗方法来分。Ⅰ型有一个中央趾列裂口或缺如（通常第2或第3趾列或两者均缺如），一直累及到中跗骨水平，而没有累及内侧列或外侧列。对于这一类型的裂足，建议如果需要手术，可进行部分蹞外翻并趾畸形的软组织矫形术。Ⅱ型有一个深的足裂，从前足延伸到跗骨。对于这一类型的裂足，建议如果需要手术，应在5岁前进行第一足列截骨术的并趾畸形软组织矫形术。Ⅲ型是一种第1到第3或第4趾列的完全缺如。对于这一类型的裂足，建议不需要手术。

（四）治疗原则

治疗裂足的任何一种手术都应当着眼于改善功能及外观，当裂足在两个跖骨之间向近端扩展时，则要切除裂隙内的表面相对应的皮肤，但背侧及跖侧皮瓣应该保留，以便闭合切口时使两个皮瓣缝合到一起。

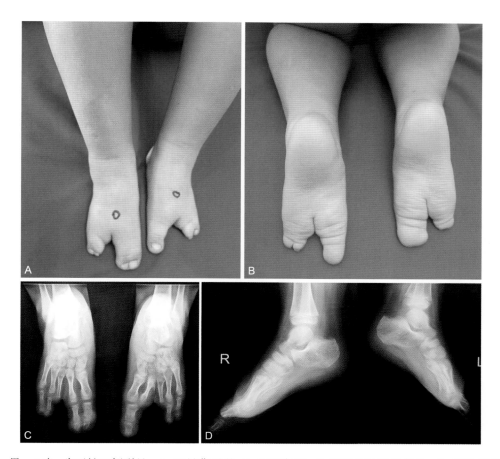

图2-3-18　男，6岁，先天性双侧裂足。A. 双足背面观；B. 双足底观；C. 双踝足正位 X 线片；D. 双踝足侧位 X 线片

十六、先天性马蹄内翻足成年期畸形

（一）病因

先天性马蹄内翻足婴幼儿期未及时治疗，或者治疗后复发。

（二）临床表现

先天性马蹄内翻足发展到成年期，多表现为重度足踝部僵硬性马蹄内翻畸形，小腿肌肉萎缩，足背负重，足底朝向后方，足尖朝向内侧（图2-3-19）。

（三）治疗原则

软组织松解，三关节截骨，结合 Ilizarov 技术缓慢矫正足踝畸形。

十七、儿童足副舟骨

（一）病因

足副舟骨是位于舟骨结节部第二化骨中心的先天异常引起舟骨结节处形成一个独立的副骨。

（二）临床表现

足副舟骨多为双侧，分为三种类型：

Ⅰ型为圆形，与舟骨无接触面，长在胫后肌腱上，其底面为透明软骨构成的软骨面，在沿胫后肌腱走行的管道中滑动，一般不产生临床症状。

Ⅱ型为圆形或三角形，是舟骨的一部分，但和舟骨结节被纤维软骨分开，较易出现症状。

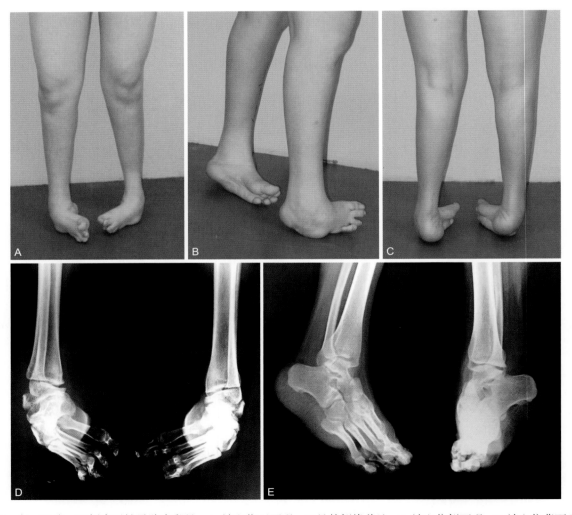

图2-3-19　女，26岁，双侧先天性马蹄内翻足。A.站立位正面观，双足外侧缘着地；B.站立位侧面观；C.站立位背面观；D.双足踝正位X线片；E.双足踝侧位X线片

Ⅲ型为副舟骨已与舟骨融合，产生增大的舟骨结节，可能和鞋面摩擦，引起疼痛（图2-3-20）。

（三）治疗原则

Ⅰ型一般不产生临床症状，可不予处理；Ⅱ型及Ⅲ型产生临床症状时可对症处理，症状难以控制时可切除之。

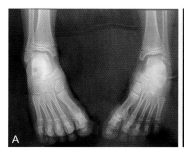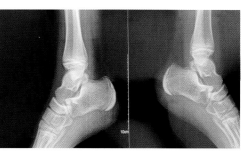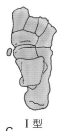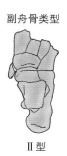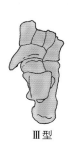

副舟骨类型

Ⅰ型　　Ⅱ型　　Ⅲ型

图2-3-20　儿童双侧Ⅲ型足副舟骨。A.双足正位片；B.双足侧位片；C.足副舟骨分型

（秦泗河　焦绍锋　石　磊）

第四节　极其罕见的先天性下肢畸形

一、寄生胎并肢畸形

寄生胎（parasitus）是一种罕见的先天性疾病，遗传学上又称"胎中胎"，发病率约为1/50万，是指完整胎体的某个部分寄生有另一个或几个不完整的胎体，在中国极少见。

（一）病因

一般寄生胎多发生在同卵双生胚胎中，它是由胚胎期的内细胞群分裂为两团细胞，形成两个发育中心。如果两个内细胞群的细胞团同样大小，且持续正常，便发育成双胞胎；如果两个细胞团一大一小，且小的发育不良，就有可能被包入另一团的内细胞群所发育的胎儿体内，成为包入性寄生胎，又称"胎中胎"。

（二）临床表现

寄生胎发育程度差别很大，有不同的类型。若两个孪生胎分离不完全，则形成连体双胎；若小胎儿寄生在大胎儿体内，则成为"胎中胎"，大多寄生于腹腔内，有的外形近似胎儿，有的器官发育不完整。寄生胎实为被正常胎儿包裹在体内发育不全的小胎，往往带有器官、组织、毛发等人体特征。再者，寄生胎较小，包在胎儿体内时，难以发现。有的直到患儿长到几岁甚至到成人以后，因病到医院诊治时才被意外发现（图2-4-1）。

寄生胎并肢畸形

（三）分类

根据卵细胞来源，寄生胎可分为同卵寄生和异卵寄生。同卵寄生时，二者基因相同。同卵寄生占绝大多数，异卵寄生在世界范围内仅有零星报道，如尼日利亚曾报道1例6个月女婴，其腰背部寄生有1个男性寄生胎，有睾丸。

根据寄生胎发育程度分型见"（二）临床表现"。

（四）治疗原则

根据不同的类型，临床上采取手术取出或分离寄生胎，保留患者生命；遗留肢体畸形可根据病情进行矫正，提高患者生活质量。

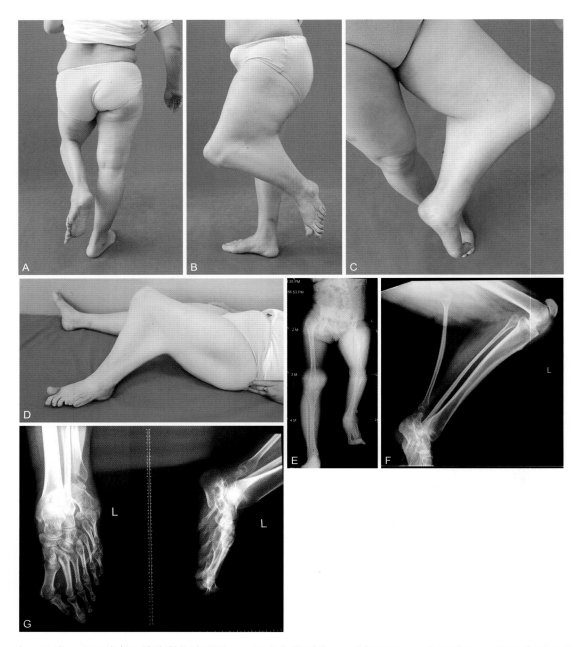

图2-4-1 女，43岁，左下肢寄生胎致翼状膝畸形。A.站立位背面观；B.外侧面观；C.内侧面观；D.平卧位侧面观；E.站立位双下肢全长X线片；F.左下肢侧位X线片；G.左足踝正、侧位X线片

二、先天性胫骨缺如伴股骨远端分叉

Gollop-Wolfgang复合体（Gollop-Wolfgang complex）是一种罕见的肢体先天性畸形，其特征为股骨远端分叉、胫骨发育不全伴手（足）缺指（趾）畸形。缺指（趾）常为手或足的中间一个或多个指（趾）节减少或缺如，称为手裂或足裂。1980年，Gollop等报

道两兄弟单侧股骨远端分叉畸形，双侧胫骨缺如，足单趾畸形。1986年，Lurie和Ilyina将本病命名为Gollop-Wolfgang综合征。本病还可合并心脏、消化、泌尿系统畸形或骶尾椎发育不全。

（一）病因

本病病因不明，可能与遗传和基因突变有关。

（二）临床表现

出生时即伴有膝关节、小腿及足踝部复合畸形；膝关节宽大（图2-4-2），屈膝畸形，屈伸活动轨迹异常；小腿短缩，弯曲畸形；足踝部呈马蹄内翻，多趾畸形。X线片可见股骨远端分叉，胫腓骨发育不良或缺如，足踝部骨关节结构异常。

（三）治疗原则

本病畸形复杂，需在整个发育期多次手术，重建肢体形态与功能。矫正膝、踝足畸形，恢复下肢持重力线，等长双下肢。

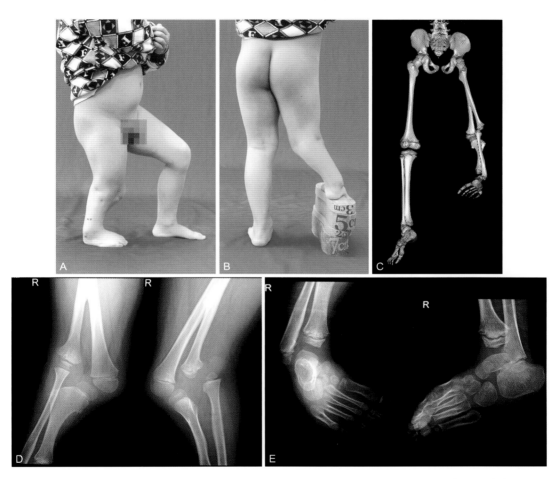

图2-4-2　男，7岁，Gollop-Wolfgang复合体右下肢畸形。A.站立位外观，右小腿短，膝关节增宽，马蹄内翻足；B.站立位背面观；C.双下肢CT三维重建，股骨下段分叉，胫骨短缩，腓骨长于胫骨；D.右膝关节正、侧位X线片；E.右足踝正、侧位X线片

三、先天性胫侧半肢畸形

（一）病因

本病病因不明。

（二）临床表现

患者出生时即有明显的患肢短缩、膝关节及小腿弯曲，大腿下段可触及向近端移位的腓骨头，腓骨相对完整，患者全身发育可不受影响。胫骨缺如可造成严重缺陷，常常伴有膝关节不稳定，肢体缩短，足的严重畸形，如内翻跖屈、内收等（图2-4-3）；足内侧列有不同程度的缺如，常伴后足僵硬。年长儿童在X线片上不能显示胫骨近端，但可触及近端胫骨原基。患者通常膝关节有屈曲畸形，当屈曲畸形更严重时，因股四头肌发育不全缺乏伸膝关节功能。

先天性胫侧半肢畸形

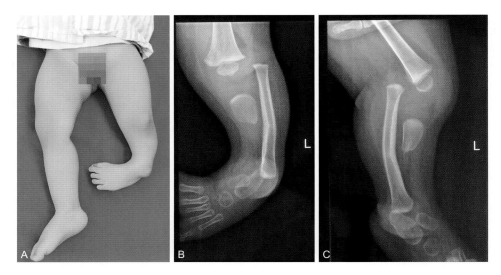

图2-4-3   男孩，15月龄，左侧先天性胫侧半肢畸形。A.下肢外观，左小腿短缩内翻；B、C.左小腿正侧位X线片，左胫骨短小

（三）分型

先天性胫骨缺如多采用Jones分类方法，依照临床和X线表现将其分为4型：Ⅰa型：胫骨完全缺如，股骨远端骨骺发育不良；Ⅰb型：胫骨远端完全缺如，但股骨远端骨骺形态及大小更接近正常。Ⅱ型：在出生时胫骨近端的大小有所不同，而腓骨大多正常，腓骨头向近端移位。Ⅲ型：较罕见，胫骨近端缺如，胫骨远端软骨基质内因弥散钙化而呈高密度区。股骨远端骨骺通常发育良好，但腓骨的上端向近端移位，膝关节往往不稳。Ⅳ型：罕见，胫骨短缩伴腓骨近端向上移位，胫腓骨远端分离（图2-4-4）。其中以Ⅰ型最为常见。

（四）治疗原则

治疗目标是获得一个与正常肢体等长并有负重功能的肢体，所以治疗原则是矫正膝关节及踝足部畸形，并稳定膝、踝关节，行Ilizarov肢体延长术等长双下肢。

四、先天性胫侧半肢畸形伴对侧游离𧿹趾

（一）病因

本病病因不明。

（二）临床表现

出生时即有明显的右小腿短缩，右足马蹄内翻畸形，右踝关节活动异常；左足𧿹趾向足背外侧蜷曲，𧿹趾趾蹼间隙朝向近端（图2-4-5）。

（三）治疗原则

治疗目标是获得一个与正常肢体等长并有负重功能的肢体，所以治疗原则是矫正膝关节及踝足部畸形，并稳定膝、踝关节，行Ilizarov肢体延长术等长双下肢。

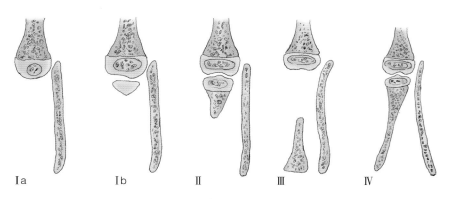

Ⅰa   Ⅰb   Ⅱ   Ⅲ   Ⅳ

图2-4-4   先天性胫骨缺如分型

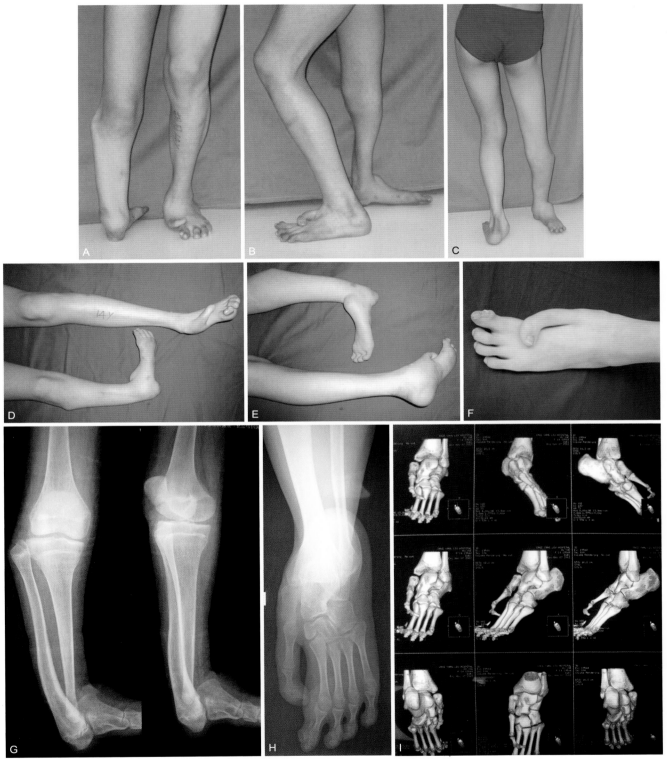

图2-4-5　女，14岁，右侧先天性胫侧半肢畸形合并左侧分裂足畸形。A.站立位正面观，右小腿短缩，马蹄后翻足，腓骨下段触地行走；B.站立位侧面观；C.站立位背面观；D.坐位双小腿外观；E.俯卧位双小腿外观；F.左足外观；G.右小腿X线片，腓骨下端增粗，胫骨远端变细，踝关节解剖关系异常；H.左足正位X线片，第1跖列向近端移位；I.左足CT三维重建

（秦泗河）

第五节　先天性肢体复合畸形

一、先天性多关节挛缩症

（一）病因

本病病因不明。

（二）临床表现

先天性多关节挛缩症（congenital polyarticular contracture）通常表现为出生时即伴有四肢六大关节不同程度的活动受限：肩关节内收内旋，肘关节伸直挛缩，腕关节屈曲并尺偏，髋关节屈曲，膝关节屈曲，马蹄内翻足畸形，六大关节的关节纹理消失，四肢肌肉不同程度萎缩（图2-5-1）。非典型病例关节挛缩可仅出现于其中某几个关节，但往往是双侧对称出现，如双屈膝挛缩伴双马蹄内翻足畸形等。

（三）分型

根据关节屈伸活动受限不同，分为屈曲型关节挛缩症和伸直型关节挛缩症。屈曲型关节挛缩症表现为关节屈曲畸形，伸直受限；伸直型关节挛缩症表现为关节伸直或者反屈畸形，屈曲受限。

（四）治疗原则

矫正关节畸形，改善功能。上肢以矫正垂腕畸形，改善腕手部功能为主；下肢以矫正屈髋、屈膝及马蹄足畸形，恢复下肢负重力线为目标。

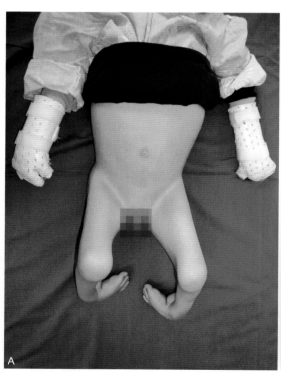
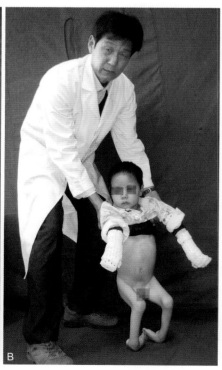

图2-5-1　男，7岁，先天性多关节挛缩症：A.双侧肘关节、腕关节、髋关节、膝关节屈曲畸形，马蹄内翻足畸形；B.患儿不能自主站立，强力搀扶下勉强站立的状态

二、先天性翼蹼关节

（一）病因

先天性翼蹼关节（congenital webbed joint）是一种罕见的畸形，病因不明。

（二）临床表现

先天性翼蹼膝关节主要表现为膝关节屈曲挛缩，伴膝关节后侧形成从臀部到跟骨的宽大的蹼状软组织，因蹼状组织的牵拉导致膝关节屈曲挛缩伴马蹄足畸形，屈膝功能一般不受影响，但伸膝严重受限，导致患者不能直立行走，严重影响患者的下肢形态和功能（图2-5-2）。

（三）治疗原则

避免实施广泛的软组织松解；采用 Ilizarov 技术缓慢牵拉矫正屈膝畸形和马蹄足畸形，恢复直立行走功能。

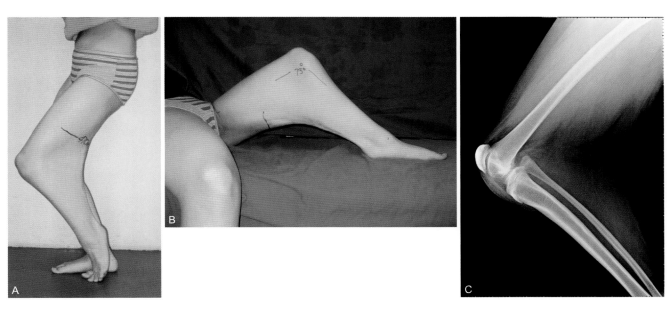

图2-5-2　左侧先天性翼蹼膝关节。A.站立位，左侧屈膝、马蹄足畸形，从臀部到足跟有翼蹼状组织；B.平卧位显示左膝关节后侧的翼蹼状组织；C.膝关节 X 线片显示屈膝畸形，胫骨近端髁干角增大

三、先天性束带综合征

（一）病因

目前认为先天性束带综合征（congenital band syndrome）属脂质缺陷，与唇裂的形成相似，它们都起源于皮下中胚层发育不足。Kino 认为是在受孕后 5~6 周子宫肌肉过度收缩，导致胚胎的间叶组织内出血致使羊膜粘连所致，是产前环境造成。也有人认为是由于发育过程中羊膜破裂所引起。

（二）临床表现

出生时可见完全性环绕肢体软组织的束带样缩窄，缩窄带大多位于小腿中部以远，通常伴有肥大畸形。缩窄环可能很浅，只包扎皮肤和皮下组织。深的环状压迫束带可达肌肉和骨组织，可影响静脉和淋巴回流，引起远端肢体持续性水肿和肥大。若血液循环有严重阻塞，可在母胎内出现自身截肢，即所谓先天性截肢（图 2-5-3、图 2-5-4）。

（三）分型

临床上常分为四度：1 度：束带只嵌入皮下；2 度：束带深入筋膜，不影响肢体远端的循环；3 度：束带深入筋膜影响远端肢体的循环，肢端肿胀、颜色有改变，还可伴有神经损伤；4 度：先天性截肢。

（四）治疗原则

切除环形束带，软组织松解成形，解除组织压迫。合并肢体畸形者，同期矫正畸形。

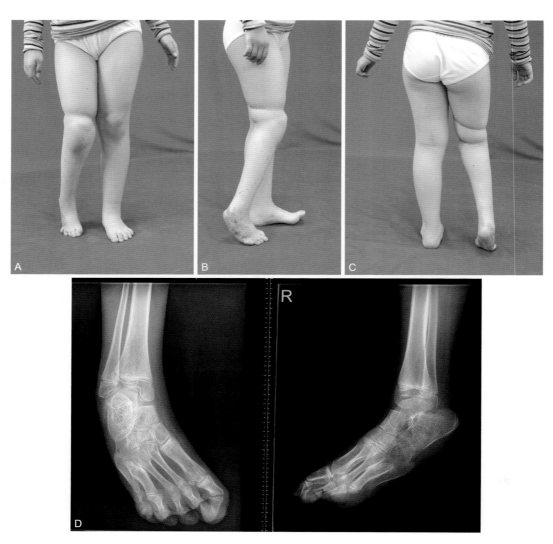

图2-5-3　女，10岁，右侧大腿下段先天性环状束带伴马蹄内翻足畸形。A.站立位正面观，大腿下段可见环状皮肤凹陷；B.右侧面观；C.后面观；D.足踝部 X 线片

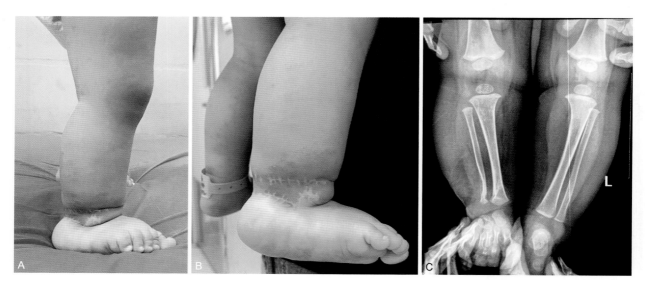

图2-5-4　男，1岁6个月，右小腿下端环状束带。A.站立位右下肢外观；B.右小腿下段环状束带已行皮肤 Z 字松解成形术；C.双小腿 X 线片，可见胫腓骨下段骨质受压变细

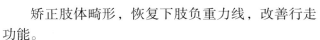

四、先天性无痛无汗症

（一）病因

先天性无痛无汗症（congenital insensitivity to pain with anhidrosis，CIPA）又称遗传性感觉和自主神经障碍Ⅳ型，为常染色体隐性遗传病，是一种罕见病。现在的观点认为先天性无痛无汗症是由于酪氨酸受体激酶1（*NTRK1*）基因突变所致。正常人的 *NTRK 1* 基因位于1号染色体上（1q21-q22），其编码的酪氨酸受体是神经生长因子（NGF）所必需的。由于 *NTRK 1* 基因突变，其编码的蛋白质出现异常，继而产生一系列的临床症状。

（二）临床表现

本病主要表现为：①无痛觉：为全身性，80%的患者痛觉完全丧失，温度觉减低或消失，易发生烫伤，触觉尚好。婴幼儿萌牙后有自残行为。②无汗：全身无汗，皮肤干燥，手背及指（趾）端有细小皲裂，冬季为重。个别患者夏季仅鼻部两侧或后背有汗。③发热：因为排汗功能障碍，患者出生后即有反复高热，表现为弛张热或不规则热，体温受环境温度的影响。约20%患儿在3岁前因高热死亡。④智力发育迟缓：精神运动发育落后，部分患儿视神经萎缩，双目不能视物。⑤多发性骨折：因缺乏对疼痛的防卫反应，易发生骨折，儿童患者青枝骨折或者骨骺损伤后，易继发肢体畸形（图2-5-5）。⑥关节囊松弛：全身关节囊松弛，各关节活动度超过正常范围，常发生关节脱位、浅表关节囊肿胀等。⑦感染：因经常咬伤手指、舌、唇等，易引起感染，

与患者免疫功能低下可能也有一定关系。

（三）治疗原则

矫正肢体畸形，恢复下肢负重力线，改善行走功能。

五、多发性骨性连接综合征

（一）病因

多发性骨性连接综合征（multiple synostosis syndrome，SYNS）为一组少见的骨发育不全综合征。这组疾病主要累及指（趾）关节，腕、跗关节，肘关节等，造成这些关节的融合或粘连；除此之外也会影响听小骨、颈椎或腰椎等，造成听力障碍或脊柱活动受限。遗传学研究表明，这组疾病存在着遗传异质性，但主要与 *NOGGIN* 基因、骨形态发生蛋白基因簇及生长分化因子5等有关。

（二）临床表现与分型

多发性骨性连接综合征Ⅰ型（SYNS1）是一类常染色体显性遗传病，早期影响指（趾）关节，以后影响到髋关节及脊柱关节，部分患者因听小骨融合而出现听力障碍。

多发性骨性连接综合征Ⅱ型（SYNS2）也是一类常染色体显性遗传病，主要累及指关节、腕关节和肘关节等，但脊柱关节及听小骨一般不受累，无听力障碍。

近端指（趾）关节粘连症（proximal symphalangism，SYM1）主要表现为近端指（趾）骨间关节粘连，也可出现跗骨和腕骨融合、传导性耳聋，少

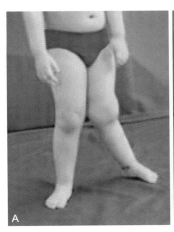
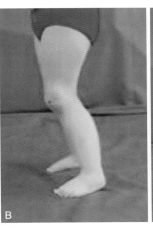
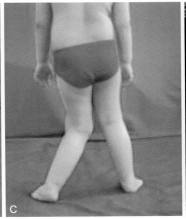
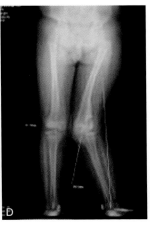

图2-5-5 先天性无痛无汗症致左膝外翻畸形。A.站立位正面观；B.站立位侧面观；C.站立位背面观；D.站立位双下肢全长正位X线片

数患者出现桡骨头脱位和肱桡关节融合。

跗骨 - 腕骨联合综合征（tarsal-carpal coalition syndrome，TCC）以跗骨和腕骨融合为主，伴有指（趾）关节融合、肱桡关节融合、第一掌骨缩短（图3-5-6）。

（三）治疗原则

矫正肢体畸形，恢复下肢负重力线，改善行走功能。

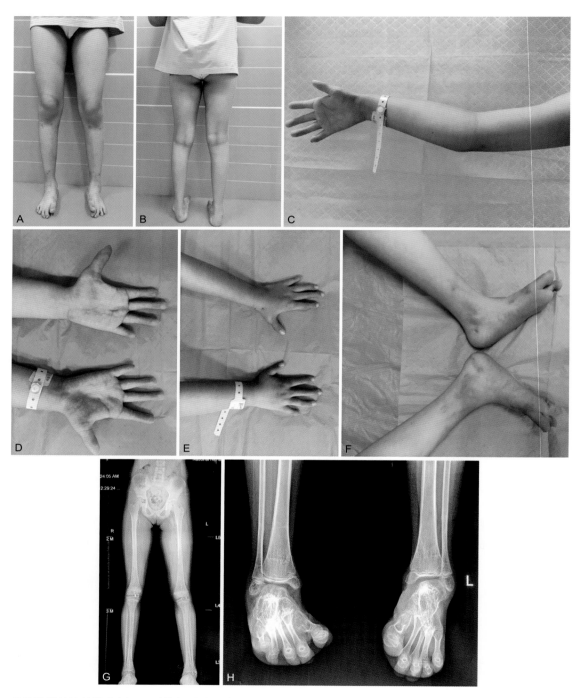

图2-5-6　多发性骨性连接综合征：双手指间关节融合；双侧跗骨、跖骨间关节融合伴左足内翻。A.站立位正面观；B.站立位后面观；C.肘关节屈曲；D、E.双手指间无横纹；F.双足侧面可见足弓几乎消失；G.站立位双下肢全长正位X线片；H.双足正位片

（秦泗河　赵　俊　郑学建）

参考文献

[1] 刘如月. 发育性髋内翻的诊断与误诊分析[J]. 中国误诊学杂志, 2004, 4(6): 822-823.

[2] 李国庆, 曹力. Y形截骨术治疗儿童发育性髋内翻的疗效观察[J]. 中国修复重建外科杂志, 2013, 27(6): 649-652.

[3] 薛远亮, 吕浩, 马弘羊, 等. 股骨近端内翻截骨相关参数在发育性髋关节脱位患儿治疗中的评估作用[J]. 检验医学与临床, 2017, 14(20): 3.

[4] (美)阿扎, (美)贝蒂, (美)卡内尔著. 坎贝尔骨科手术学(第13版). 唐佩福, 王岩, 卢世璧主译. 北京: 北京大学医学出版社, 2018.

[5] 吴在德, 吴肇汉. 外科学, 7版. 北京: 人民卫生出版社, 2008

[6] 胥少汀, 葛宝丰, 徐印坎. 实用骨科学, 3版. 北京: 人民军医出版社, 2005

[7] 陈振海, 黄禄基, 范毓华, 等. 先天性膝关节脱位的早期诊治[J]. 中华小儿外科杂志, 1991, 12(4): 235.

[8] 冯元超, 舒衡生. Blount病研究进展[J]. 中国伤残医学, 2018, 26(7): 90-94.

[9] 马善军, 周天健, 关自德, 等. 应用Ilizarov技术治疗先天性胫骨前弯畸形1例报告[J]. 中国骨伤, 2009, 22(5): 383-384.

[10] 秦泗河, 夏和桃. 先天性腓骨缺如并发下肢不等长的治疗[J]. 中华矫形外科杂志, 2000, 9: 908-909.

[11] Achterman C, Kalamchi A. Congenital deficiency of the fibula [J]J Bone Joint Surg Am, 1979, 61-B(2): 133-137.

[12] 焦绍锋, 秦泗河, 王振军, 等. Ilizarov技术结合组合性手术治疗先天性腓侧半肢畸形[J]. 中国矫形外科杂志, 2017, 25(4): 312-316.

[13] 秦泗河. 下肢畸形外科. 北京: 人民卫生出版社, 1998.

[14] 郑晖, 梅海波. 先天性胫骨假关节病理及发病机制的研究进展[J]. 中华小儿外科杂志, 2021, 42(2): 187-192.

[15] 王军, 梅海波. 双膦酸盐辅助治疗儿童先天性胫骨假关节的进展[J]. 中华小儿外科杂志, 2016, 37(1): 77-80.

[16] 秦泗河, 郭保逢, 石磊, 等. Ilizarov技术联合髓内钉固定治疗成人Ⅰ型神经纤维瘤病相关胫骨假关节[J]. 中华骨科杂志 2021, 41(11): 687-693.

[17] 卢冠锦, 李盛华, 周明旺, 等. 先天性马蹄内翻足致病基因及遗传因素的研究进展[J]. 临床小儿外科杂志, 2020, 19(9): 789-793.

[18] 王玉磊, 周明旺, 吉星, 等. 先天性马蹄内翻足发病机制研究进展[J]. 实用临床医药杂志, 2021, 25(8): 4.

[19] 陈安辉, 刘振江. 先天性马蹄内翻足Ponseti疗法的研究进展[J]. 临床小儿外科杂志, 2019, v. 18(01): 81-85.

[20] 贾中伟, 苏云星, 郭秀生. 先天性垂直距骨研究进展[J]. 国际骨科学杂志, 2008(05): 310-312.

[21] 杨明, 刘薇, 燕华, 等. 反式Ponseti方法联合微创切开复位技术治疗幼龄先天性垂直距骨[J]. 中华小儿外科杂志, 2017, 38(6): 7.

[22] 郭朋, 罗聪. 儿童扁平足病因、检测方法和治疗现状[J]. 医学信息, 2018, 31(5): 6.

[23] 贺金国, 陈涛平, 张奉琪. 先天性平足与青少年平足症的治疗进展[J]. 医学综述, 2014, 20(18): 3.

[24] 王正义. 常见跗骨畸形的外科治疗[J]. 中国骨与关节外科 2012, 05(4): 295-301.

[25] 葛建忠, 秦泗河. Ilizarov技术治疗先天性跗骨短缩畸形[J]. 中华创伤骨科杂志, 2013, 15(10): 4.

[26] 刘熹, 吴仕舟, 秦博泉, 等. 微创截骨结合Ilizarov技术治疗先天性第4跖骨短小症[J]. 中华骨与关节外科杂志, 2021, 14(6): 533-537.

[27] 余庆雄, 盛玲玲, 李青峰. 先天性巨指(趾)畸形的研究治疗进展[J]. 中国矫形外科杂志, 337(23): 2371-2374.

[28] 苑正太, 王标, 章乃军. 寄生胎并肢畸形婴儿1例[J]. 实用医药杂志, 1994(2): 111-111.

[29] VaranelliM J, Jamalbokhari SA, Katai FM, et al. Case 55: fetus infetu. Rad iology, 2003, 226: 517-520.

[30] Habou O, Magagi IA, Adamou H. Gollop-Wolfgang complex[J]. J Neonatal Surg, 2017, 6(1): 19.

[31] 张磊. 先天性多发关节挛缩症膝和足部畸形的治疗研究[J]. 中国保健营养, 2018, 028(022): 34-35.

[32] 秦泗河, 郑学建, 王振军, 等. 应用Ilizarov技术治疗先天性翼蹼膝关节一例报告[J]. 中华骨科杂志, 2005, 25(10): 2.

[33] 刘伯龄, 王科文, 张锡庆, 等. 先天性束带综合征[J]. 中华小儿外科杂志, 2005, 026(06): 334-335.

[34] 窦银聪, 葛英辉, 李国艳, 等. 11例先天性无痛无汗症的骨关节病影像学分析[J]. 临床放射学杂志, 2013(02): 246-250.

[35] 范竟一, 孙琳. 多发性骨性连接综合征认知的历史演变及研究现状[J]. 山东医药, 2012, 52(36): 27-29.

第三章　遗传与基因缺陷代谢障碍致肢体畸形

第一节　主要影响骨骼肌肉的疾病所致肢体畸形

一、低磷性佝偻病肢体畸形

（一）病因

低磷性佝偻病（hypophosphatemic rickets，HR）又称低血磷性抗维生素 D 性佝偻病，是一种以低血磷、骨痛、肢体乏力为主要特点的骨病。在成人该病仅累及骨骼，称为骨软化症；在儿童该病也累及生长板和待矿化的软骨，导致特征性的骨骼畸形，即低磷性佝偻病。该病主要与遗传有关。

（二）临床表现

骨骼畸形多表现为下肢长骨的畸形改变，包括重度 O 形腿、X 形腿、K 形腿及双下肢的吹风样畸形（图 3-1-1），伴有轻度肥胖及身材矮小。

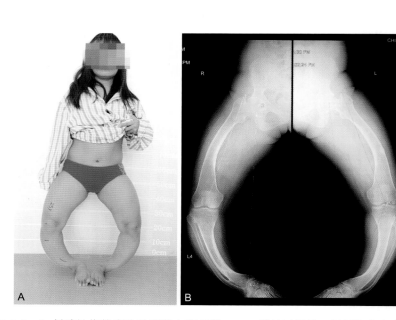

图3-1-1　A.低磷性佝偻病致重度膝内翻畸形。B.X 线显示股骨、胫骨皆存在弯曲畸形

根据秦泗河病例数据库（时间：1978.05.25—2018.12.31；总病例数：35075 例）统计，总共治疗佝偻病患者 75 例，其中男性患者 31 例，女性患者 44 例，平均年龄 20.14 岁。婴幼儿期严重佝偻病会残留不同程度的骨骼畸形，如 O 形腿、X 形腿、下肢弯曲畸形及鸡胸等。

（三）治疗原则

1.补充钙、磷及维生素 D。

2.截骨矫形，恢复下肢正常机械轴和关节线。

二、成骨不全致肢体畸形

（一）病因

成骨不全（osteogenesis imperfecta）又称脆骨症、原发性骨脆症及骨膜发育不良等，是一种由于间充质组织发育不全、胶原形成障碍而造成的先天性遗传性疼痛。病因不明，为先天性发育障碍，可分为先天型及迟发型两种。先天型指在子宫内起病，又可以再分为胎儿型及婴儿型，病情严重，出生时大多死亡，或产后短期内死亡，为常染色体隐性遗传；迟发型者病情较轻，又可分为儿童型及成人型，大多数患者可以长期存活，为常染色体显性遗传。15% 以上的患者有家族史。

（二）临床表现

蓝巩膜，巩膜变薄，透明度增加；进行性耳聋源自听骨硬化、声音传导障碍；牙齿发育不良、灰黄，切齿变薄，切缘有缺损；三角头颅，前额宽，颧骨突出，下颌相对小。可有脊柱侧凸，骨盆扁平，或有身材矮小。由于骨脆性增加，轻微损伤即可引起骨折，常表现为自发性骨折，或反复多发骨折。肢体常弯曲或成角（图 3-1-2），青春期以后，骨折次数逐渐减少。

（三）治疗原则

1. 未出现肢体畸形或者畸形较轻的患者，以预防骨折及骨折后预防畸形愈合为主。

2. 对于已经出现肢体畸形，并影响患者行走功能者，行截骨矫形，以改善患者的行走功能，预防再次骨折为主要治疗目标。

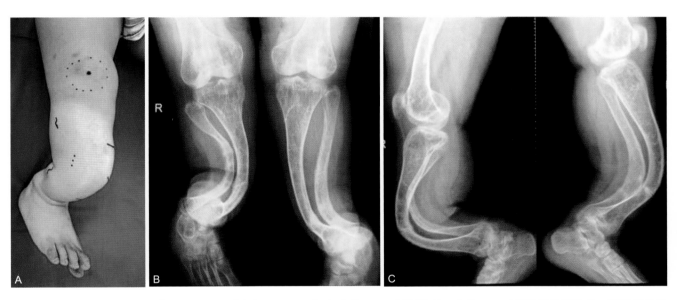

图3-1-2 成骨不全症后遗肢体畸形，右下肢全长正面观，复合畸形；B. 双侧胫腓骨正位片；C.双侧胫腓骨侧位片：胫腓骨前弓

三、进行性肌营养不良致肢体畸形

（一）病因

进行性肌营养不良（progressive muscula dystrophy, PMD）是一种原发横纹肌的遗传性疾病。临床上主要表现为由肢体近端开始的两侧对称性的进行性加重的肌肉无力和萎缩，个别病例尚有心肌受累。

（二）临床表现

起病初期，以骨盆带肌肉的无力和腓肠肌肥大为其突出症状。其中 Duchenne 型肌营养不良症（DMD）是临床常见的 X 连锁隐性致死性肌肉疾病，以男性多见，发病率约占活产男婴的 1/3500。一般3~5 岁发病，主要表现为全身骨骼肌进行性无力、萎缩和小腿腓肠肌假性肥大，并逐渐继发下肢畸形，以马蹄足最常见（图 3-1-3）。随着病情逐渐加重，约 12 岁丧失行走功能，20 岁左右因呼吸肌萎缩、无力，呼吸衰竭和心力衰竭而死亡。

（三）治疗原则

目前尚无针对病因的确切治疗方案。矫形外科治疗范畴主要针对肢体畸形矫正和功能的改善。当髋、膝、足踝关节出现挛缩影响站立行走时，可行软组织松解矫正关节畸形，恢复下肢负重力线，延缓卧床时间，方便康复护理，改善生活质量。

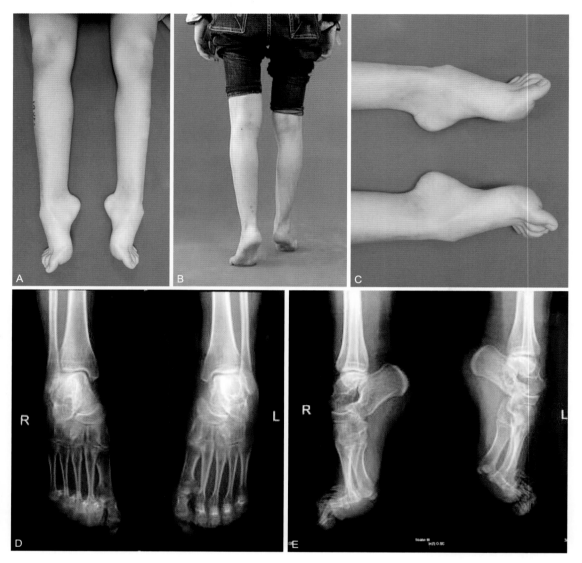

图3-1-3　进行性肌营养不良症后遗肢体畸形。A.仰卧位，双下肢全长正面观；B.双下肢全长后面观，双侧马蹄足畸形；C.双足局部观；D、E.双足踝正侧位片，双侧马蹄足畸形

四、遗传性痉挛性截瘫致肢体畸形

（一）概述

遗传性痉挛性截瘫（hereditary plastic paraplegia，HSP）是一类主要由皮质脊髓束受损所引起的遗传性、神经退行性变的疾病，具有明显的遗传异质性，遗传形式多样。

（二）临床表现

临床表现为缓慢进展的双下肢痉挛性肌无力，肌张力增高，腱反射活跃、亢进，膝、踝阵挛，病理征阳性，伴剪刀步态、马蹄内翻足畸形等（图3-1-4）。根据临床表现可分为单纯型和复杂型两种，单纯型只表现为痉挛性截瘫，而复杂型还可合并肌肉萎缩、精神发育迟滞、痴呆、共济失调、多发性神经病、视神经萎缩、视网膜色素变性、耳聋、锥体外系症状、皮肤病变等。

（三）治疗原则

矫形外科治疗范畴主要针对肢体畸形矫正和功能的改善，通过软组织和周围神经的松解，关节固定缓解痉挛状态，达到肢体动态和静态的平衡，改善站立行走功能。

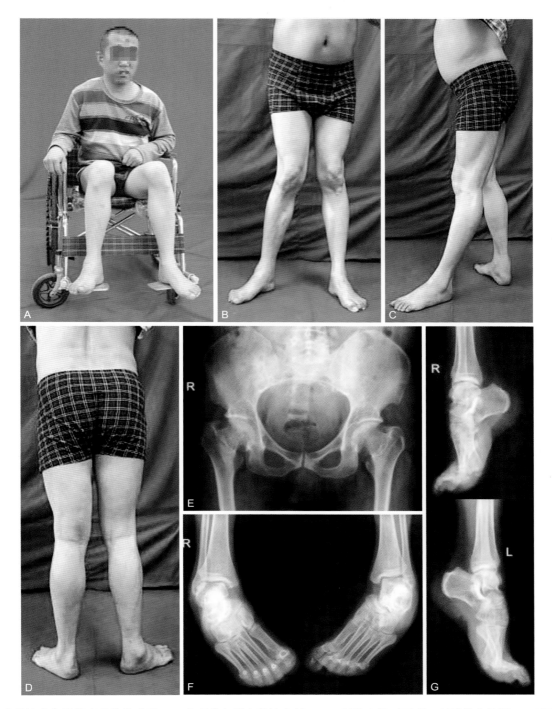

图3-1-4 遗传性痉挛性截瘫致肢体畸形。A.患者常年乘坐轮椅出行；B.双下肢全长正面观，双膝关节外翻；C.双下肢全长侧面观，"弯腰凸臀"；D.双下肢全长后面观；E.骨盆正位片；F-G.双侧踝关节正、侧位片：双侧马蹄内翻足

五、软骨发育不全致肢体畸形

（一）病因

软骨发育不全（achondroplasis，ACH）是一种常染色体显性遗传病，是由于软骨内骨化缺陷影响长骨生长发育，临床表现为特殊型的侏儒——短肢型侏儒。

（二）临床表现

本病主要表现为骨骼系统畸形：表现出特征性的短肢性侏儒，出生时即可发现四肢短小，四肢与躯干长度不成比例，手指粗而短，呈分开状，似"三叉戟"，肘关节不能伸直，双下肢因关节松弛而可能出现膝内翻（图 3-1-5）。躯干发育近似正常，肋骨短，胸骨短而宽，胸廓扁平，可表现为轻度胸椎后突，腰椎前突，腰骶角加大，使臀部特征性地突出。

患者头颅增大，前后径短、面宽，穹窿及前额突出，马鞍形鼻梁，部分患者伴发脑积水。

（三）治疗原则

1. 预防脑积水等神经系统并发症。

2. 矫正肢体畸形，改善患者肢体外观。

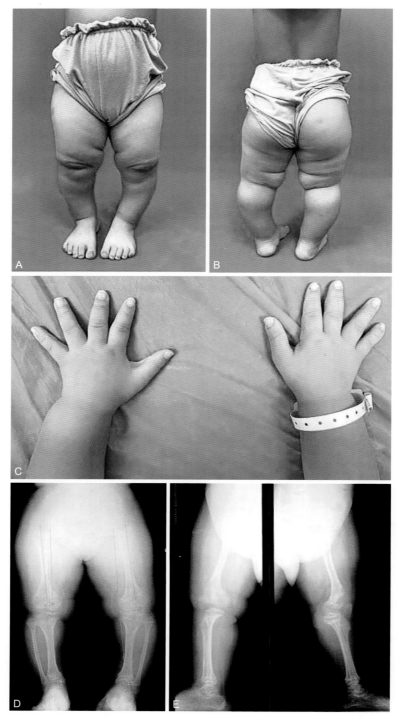

图3-1-5　软骨发育不全肢体畸形。A. 双下肢全长，正面观，双小腿内翻；B. 双下肢全长，后面观，膝关节皮肤"淤积"；C. 双手呈"三叉戟"样；D. 双下肢全长正位片；E. 双下肢全长侧位片

六、假性软骨发育不全致肢体畸形

（一）病因

假性软骨发育不全（pseudoaehondroplasia）是脊柱骨骺发育不全的一种特殊类型的常染色体显性与隐性遗传性侏儒，1959 年由 Maroteaux 和 Lamy 首次报告，其特点是骨骺和干骺端中重度受累。

假性软骨发育不全的发病与位于第 19 号染色体上的软骨寡聚基质蛋白（COMP）基因突变有关。该蛋白在软骨细胞中高表达，在肌腱、韧带、平滑肌、滑膜、成骨细胞中均有一定量的合成。COMP 可通过与其他细胞外基质蛋白的相互作用或通过整合素及其受体介导软骨细胞与细胞外基质的相互作用来维持软骨结构的稳定，COMP 基因突变可致两种相关的骨骼疾病，即假性软骨发育不全和多发性骨骺发育不良。

（二）临床表现

患者通常自学步起发现步态异常，随着生长逐渐发现身材矮小、短肢、短指（趾）、骨骼畸形（如脊柱侧弯、手镯征、脚镯征、膝关节畸形等）、臀部后翘等表现，部分患者可有关节疼痛，颅面部及智力发育均正常（图 3-1-6）。

（三）治疗原则

1. 单纯身材矮小，无须治疗。

2. 如果身材矮小伴有下肢畸形，则行截骨术矫正下肢畸形，改善行走功能。

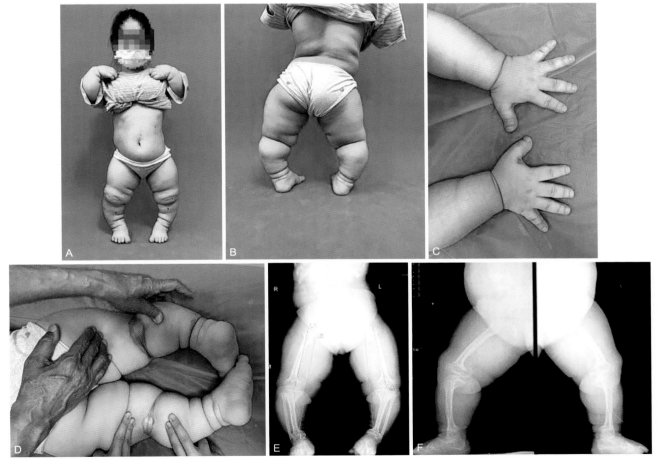

图 3-1-6 假性软骨发育不全，膝关节反屈、内翻。A. 双下肢全长正面观，双下肢内翻；B. 双下肢全长后面观；C. 双手呈"三叉戟"样改变；D. 双下肢多处皮肤淤积；E. 双下肢正位 X 线片，双侧膝关节内翻；F. 双下肢全长侧位 X 线片，双侧膝关节屈曲

七、多发性骨骺发育不全致肢体畸形

（一）病因

多发性骨骺发育不全（multiple epiphyseal dysplasia，MED）是一种临床少见的骨骺发育不良性疾病。本病病因不明，为一种罕见的遗传性发育异常。

（二）临床表现

本病主要表现为髋关节、膝关节的疼痛，活动受限，行走困难，呈摇摆步态。肩关节活动也受限。骨端常粗大、少数患者有关节屈曲畸形或关节松弛。

手变短，手指变粗，身材短小。由于本病对四肢长骨的影响较脊柱明显，故表现为某种程度的短肢型侏儒，此外尚有膝内外翻、两下肢不等长及脊柱后凸畸形等（图3-1-7）。

（三）治疗原则

1. 对于影响行走功能的下肢长骨畸形，在骺板闭合前，可采用骺板临时阻滞，使患儿在发育过程中，逐渐恢复正常轴线。

2. 骺板已经闭合的患者，采用截骨术矫正长骨畸形，恢复下肢的机械轴和关节线。

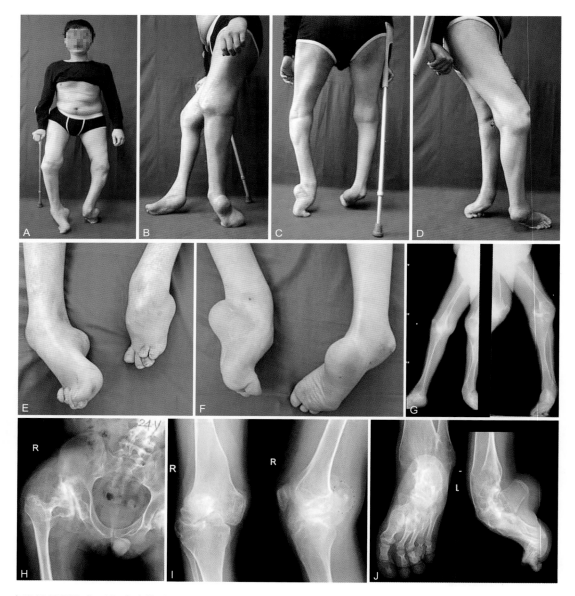

图3-1-7　多发性骨骺发育不良致肢体畸形。A. 双下肢全长正面观，双下肢多发畸形；B、D. 双下肢全长侧面观；C. 双下肢全长后面观；E、F. 双足局部观：双足重度畸形；G. 双下肢全长侧位 X 线片：双下肢多发畸形；H. 右髋关节失正常结构；I. 右膝关节重度畸形；J. 左重度马蹄高弓内翻足

八、大骨节病致肢体畸形

（一）病因

大骨节病（Kashin-Beck disease，KBD）是一种地方性、慢性和变形性骨关节病，主要发生于儿童管状骨干骺端闭合以前的四肢骺软骨、骺板软骨及关节软骨，致其变性和深层细胞坏死。多数研究认为，硒的缺乏和谷物污染是大骨节病的主要环境风险因素，多个环境和遗传因素同时相互作用与大骨节病发生相关。

（二）临床表现

大骨节病在临床上表现为多发性、对称性关节受累，患者多在 5 岁甚至更早出现手指、足趾及邻近关节变形，甚者腿部畸形及有类骨关节炎症状。

该病所引起的病理改变是全身性的，包括关节、四肢、脊柱等。与正常人相比，大骨节病患者关节软骨破坏严重，由大量坏死软骨细胞簇构成坏死区，导致骨骺生长板局灶性坏死，管状骨纵行生长受到抑制，造成大骨节病患者骨骼发育不良、身材矮小及骨端膨大（图 3-1-8）。本病在我国主要分布于东北、西北、河南等地的潮湿寒冷山谷地区，平原地区则较少见。

（三）治疗原则

1. 由于目前尚无特效的治疗方法，无明显肢体畸形者，对症治疗。

2. 骨关节畸形者行矫形外科治疗，改善行走功能。

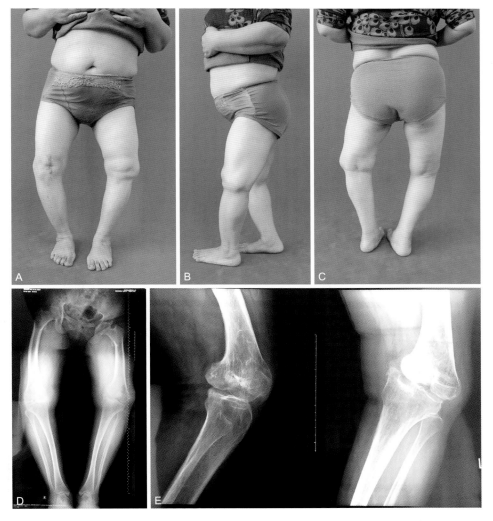

图3-1-8　大骨节病致双下肢畸形。A.站立位正面观，双膝关节内翻畸形；B.站立位侧面观；C 站立位背面观；D 站立位双下肢全长 X 线片；E 左膝关节正、侧位 X 线片

九、蜡泪样骨病致肢体畸形

（一）病因

蜡泪样骨病

蜡泪样骨病（melorheostosis）为一种罕见的骨质硬化性疾病，常侵犯单侧肢体，目前为止，病因尚未定论。因增生的骨质自上而下沿骨干侧向下流注，似蜡烛表面的蜡泪，故称蜡泪样骨病。

（二）临床表现

在发病的早期一般无明显症状，随着疾病的发展可以有：①疼痛，此为本病的常见主诉，局部疼痛和肢体活动受限，表现程度不同，休息时症状减轻或消失，活动时加剧；②关节僵硬；③节段性或完全性四肢不对称；④肌肉消瘦；⑤若有神经受压现象，可有感觉障碍，压迫血管引起软组织水肿，皮肤发紧、发亮或红斑表现。

典型 X 线表现为：在长管状骨皮质，呈连续或断续的硬化骨条或斑块，从近侧向远侧伸延，多局限于一侧骨皮质，亦可包绕整个骨皮质；骨表面高低不平，宛如熔化而滴流之蜡油，密度极高如象牙骨样（图 3-1-9）。

（三）治疗原则

蜡泪样骨病本身不需要治疗，主要针对继发的骨关节畸形进行矫正治疗，通过软组织松解加截骨术矫正骨关节畸形，改善行走功能。

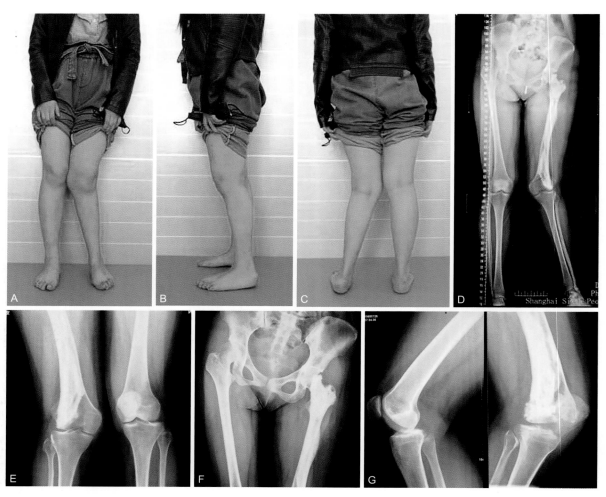

图3-1-9　蜡泪样骨病致肢体畸形。A. 双下肢全长正面观，左膝关节外翻；B. 双下肢全长侧面观；C. 双下肢全长后面观，左膝关节外翻，左足外翻；D. 双下肢全长正位片：左股骨广泛硬化；E. 双膝关节侧位片：病变已侵犯膝关节；F. 骨盆向病变侧倾斜；G. 左股骨下段外后侧硬化

十、痛风致足踝畸形

（一）病因

痛风（gout）是一种单钠尿酸盐（MSU）沉积所致的晶体相关性关节病，与嘌呤代谢紊乱及（或）尿酸排泄减少所致的高尿酸血症直接相关。当血尿酸水平超过关节单钠尿酸盐饱和度而析出沉积于外周关节及周围组织时发病。

（二）临床表现

痛风患者常出现痛风石，在患者耳廓、关节、肌腱、软组织等周围皮下可见。痛风石是淡黄色或白色大小不一的隆起或赘生物，质地偏硬，类似石子。在身体的各个部位尤其是四肢形成的痛风石，不仅导致关节畸形、功能障碍、神经压迫、皮肤破溃、窦道经久不愈，甚至肢体坏死，有发生截肢的风险（图3-1-10）。

（三）治疗原则

①控制饮食，预防高尿酸血症；②药物治疗，降低血中尿酸含量；③手术清理痛风石，继发畸形者行矫形手术治疗。

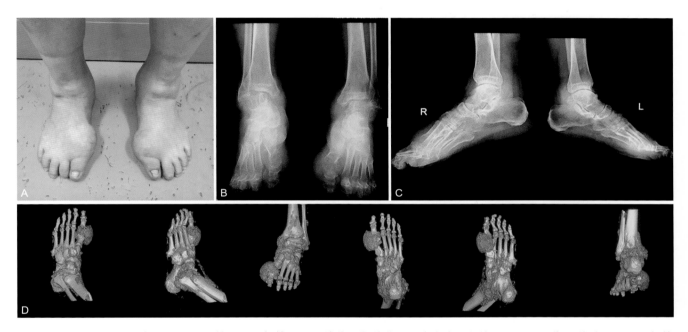

图3-1-10 男，49岁，痛风。A.双足外观，双侧第一跖趾关节、踝关节可见多发痛风包块；B.双足正位X线片，可见双侧第一跖趾关节骨质破坏；C.双足侧位X线片；D.双踝足CT三维重建，踝关节、第一跖趾关节可见大量痛风石

十一、条纹骨病致肢体畸形

（一）病因

条纹骨病（osteopathiastriata）是一种罕见的发育畸形性骨病，以两侧对称性出现纵行条纹状骨质密度增高影为特点，遗传及家族因素可能对此病有影响，Voorhoeve认为可能与软骨发育障碍及骨斑症有关。

（二）临床表现

患者无固定的临床表现，一般亦无骨骼方面的症状，偶有肢体畸形发生。临床及化验检查皆无异常。X线表现除颅骨及锁骨外，全身骨骼均有不同程度的受累。四肢管状骨为好发部位，为双侧性病变，纵行条纹状致密影以干骺端最为明显，至骨干中部逐渐变淡而消失。一般可见数条平行的纹理，其宽度不尽一致（图3-1-11）。生长快的部位条纹较长，条纹之间的骨质可有疏松现象。

（三）治疗原则

1. 出现症状者，对症治疗。
2. 对于肢体畸形者截骨矫形，恢复负重力线，改善行走功能。

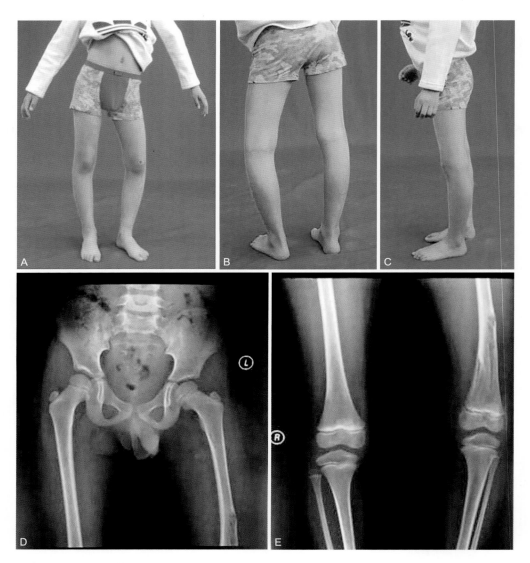

图3-1-11　左股骨条纹骨病后遗肢体畸形。A.双下肢全长正面观，左膝关节内翻；B.双下肢全长后面观；C.双下肢全长侧面观；D 双侧髋关节正位片：骨盆倾斜；E.左股骨局部硬化，呈"条纹样"变

十二、石骨症致肢体畸形

（一）病因

石骨症（Albers-Schonberg disease）是一种少见的骨发育障碍性疾病，又称大理石骨、原发性脆性骨硬化、硬化性增生性骨病和粉笔样骨。最早由Albers-Schonberg（1904年）报道，故又称Albers-Schonberg病。石骨症病因不明，可能与遗传因素有关，可能是正常的破骨细胞明显缺乏或功能缺陷。

（二）临床表现

易发生骨折，多位于骨干部，愈合无延迟；因

骨髓腔变窄可引起进行性贫血，髓外造血器官可代偿性增大；氟中毒时可有不同程度躯干、关节酸痛，活动受限，氟斑牙为常见体征。

X线表现：骨密度广泛均匀增高硬化，骨小梁变粗、模糊，皮质增厚，髓腔狭窄甚至消失，以四肢、肋骨和骨盆较明显（图3-1-12）。

（三）治疗原则

1. 对症治疗，预防骨折。

2. 对于肢体畸形者截骨矫形，恢复负重力线，改善行走功能。

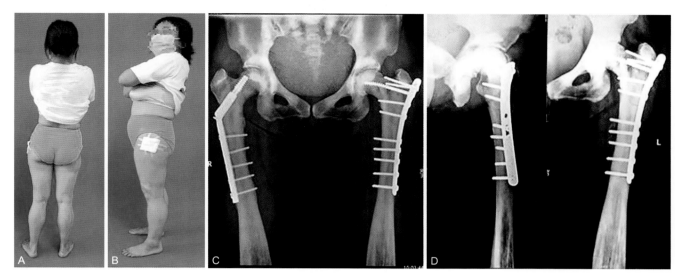

图3-1-12　石骨症致双下肢畸形术后。A.站立位，下肢后面观；B.站立位，下肢侧面观；C.骨盆X线片示双下肢内固定术后改变；D.左侧髋关节X线片示：骨密度广泛均匀增高硬化，皮质增厚，髓腔狭窄

十三、马方综合征致肢体畸形

（一）病因

马方综合征（Marfan syndrome）呈常染色体显性遗传，Dietz等（1991）通过家族的连锁分析，将本病基因定位于15q15-q21.3。在患者多处组织如心内膜、心瓣膜、大血管、骨骼等处，均有硫酸软骨素A或C等黏多糖堆积，从而影响了弹力纤维和其他结缔组织纤维的结构和功能，使相应的器官发育不良及出现功能异常。

（二）临床表现

1. 骨骼肌肉系统　主要表现为四肢细长，蜘蛛指（趾），双臂平伸指距大于身长，双手下垂过膝，上半身比下半身长；长头畸形、窄面、高腭弓、耳大且低位；韧带、肌腱及关节囊松弛导致骨关节畸形；有时见漏斗胸、鸡胸、脊柱后凸、脊柱侧凸、脊椎裂等（图3-1-13）。

2. 眼　主要表现为晶状体脱位或半脱位、高度近视、白内障、视网膜剥离、虹膜震颤等。

3. 约80%的患者伴有先天性心血管畸形。

（三）治疗原则

1. 心血管系统和眼部病变由相应专科进行治疗。

2. 肢体畸形影响功能者，行软组织平衡和截骨矫形治疗，以改善下肢运动功能。

马方综合征

十四、先天性半侧肥大

（一）病因

本病的真正原因至今不明，许多原因可引起半侧性肥大，如内分泌异常、血管异常、淋巴异常、自主神经功能障碍、胚胎发育异常、遗传因素等。

（二）临床表现

患者常表现为整个身体的一侧增大畸形，躯干两侧不对称，患肢肢体周径比健侧粗大，骨骼和骨化中心发育也快（图3-1-14），上下肢、外生殖器两侧不对称，同侧的内脏器官也会增大，但是身体每一侧组织器官结构正常。有10%~15%的患者智力发育差，有50%的患者同时伴有并指、多指、多乳头、先天性心脏病等。

（三）治疗原则

短肢侧肢体行Ilizarov技术，等长双下肢，改善行走功能。

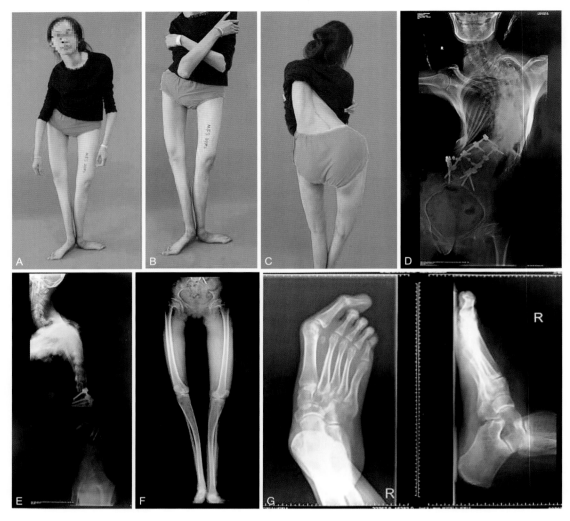

图3-1-13　马方综合征重度畸形。A.全身正面观，脊柱侧弯，四肢细长；B.双下肢正面观，双下肢细长、变形；C.全身背面观，脊柱重度畸形；D.脊柱全长正位片：脊柱畸形，腰部内固定术后；E.脊柱全长侧位片；F.双下肢全长正位片：双下肢多处畸形；G.右足正侧位片：右足外翻，跺外翻

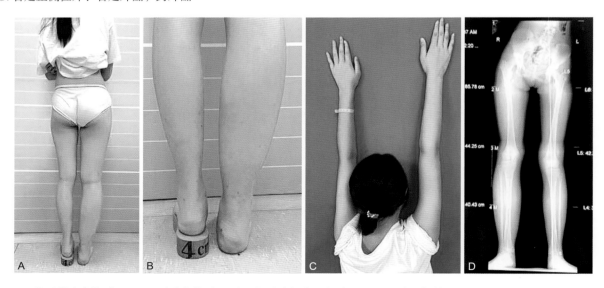

图3-1-14　先天性右侧肥大。A.双下肢全长后面观：左下肢细小，短缩；B.双下肢局部外观，左下肢短缩4 cm；C.双上肢背面观，左上肢细小、短缩；D.双下肢全长正位X线片，骨盆倾斜

（秦泗河　焦绍锋　张　晖）

第二节 与内分泌代谢障碍相关的肢体畸形

一、脂肪萎缩症致肢体畸形

（一）病因

脂肪萎缩症（lipoatrophy）又称脂肪萎缩综合征，是一种非常罕见的疾病，典型表现为皮下脂肪组织的缺乏，包括广泛受累和局部受累，伴或不伴非萎缩部位的脂肪组织异常堆积，常合并胰岛素抵抗、血糖代谢异常、血脂代谢异常、高血压、脂肪肝等多种代谢紊乱。具体病因未明，部分患者因锌金属蛋白酶 STE24（ZMPSTE24）基因的复合杂合突变导致骨关节畸形。

（二）临床表现

局部、半身或者全身皮下脂肪缺乏，肌肉轮廓及皮下静脉清晰可见，皮肤弹性减弱，单侧皮下脂肪萎缩患者可伴有肢体短缩，畸形改变，表现为双下肢不等长，关节挛缩，膝内翻等（图3-2-1）。

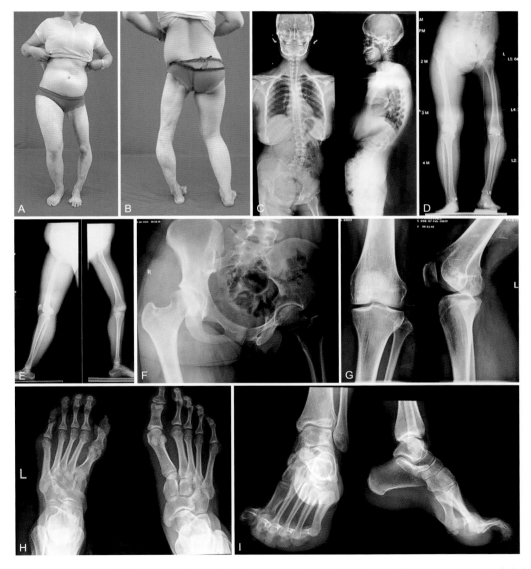

图3-2-1 左下肢皮下脂肪萎缩症。A.双下肢全长正面观，左下肢内翻，变细；B.双下肢全长后面观，左下肢内翻，左足内翻，变细；C.脊柱全长正、侧位片，脊柱侧弯；D.双下肢全长正位片，左下肢短缩，内翻；E.双下肢全长侧位片，左股骨前弓畸形；F.骨盆平片，左髋关节发育异常；G.左膝关节正、侧位片；H、I.双足正、侧位片，左内翻高弓足

（三）治疗原则

1.改善饮食，对症治疗。

2.出现肢体畸形时，矫正畸形，改善肢体功能。

二、肾病综合征致下肢畸形

（一）病因

肾病综合征（nephrotic syndrome，NS）以肾小球基膜通透性增加为特点，表现为大量蛋白尿、低蛋白血症、水肿、高脂血症的一组临床症候群。NS导致的肢体畸形可能与慢性代谢异常有关。

（二）临床表现

肾病综合征最基本的特征是大量蛋白尿、低蛋白血症、（高度）水肿和高脂血症，即所谓的"三高一低"，以及以其他代谢紊乱为特征的一组临床症候群，长期的肾病综合征代谢紊乱可继发下肢骨关节畸形，影响行走功能（图3-2-2）。

（三）治疗原则

1.治疗原发病，对症治疗，纠正代谢异常。

2.继发的肢体畸形，行软组织松解加截骨矫形，恢复肢体负重力线，改善行走功能。

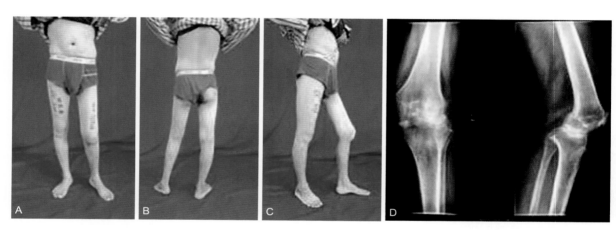

图3-2-2　肾病综合征继发左下肢畸形。A.下肢全长正面观；B.下肢全长后面观；C.下肢全长侧面观；D.膝关节正、侧位片

三、甲状旁腺功能亢进症致肢体畸形

（一）病因

甲状旁腺功能亢进症（hyperparathyroidism，HPT）是指甲状旁腺分泌过多甲状旁腺激素（PTH）所致的钙磷代谢异常性疾病，原因有三：甲状旁腺的自身病变，其他病症继发，或长期继发性亢进的基础上甲状旁腺发生瘤性变。甲状旁腺功能亢进时，骨吸收加剧，发生骨质疏松，甚至产生病理性骨折，当发生在脊柱时可能造成瘫痪。

（二）临床表现

骨骼系统症状初期有骨痛，可位于背部、脊椎、髋部、胸肋骨处或四肢，伴有压痛。下肢不能支持重量，行走困难，常被误诊为关节炎或肌肉病变，病久后逐渐出现骨骼畸形，部分患者尚有骨质局部隆起等骨囊肿表现（图3-2-3）。有时发生病理性骨折，甚而卧床不起。

（三）治疗原则

1.积极治疗原发病。

2.截骨矫形，矫正畸形，改善肢体功能。

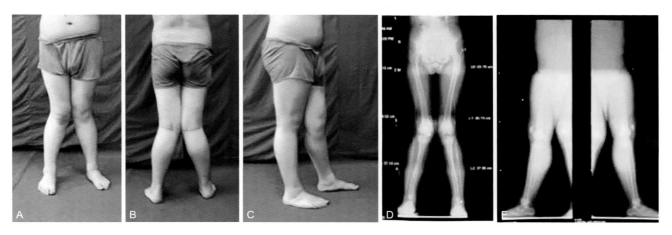

图3-2-3 甲状旁腺功能亢进致双膝外翻畸形。A.双下肢全长正面观，双侧膝关节外翻；B.双下肢全长后面观；C.双下肢全长侧面观；D.双下肢全长正位片，双侧膝关节外翻；E.双下肢全长侧位片

四、巨人症

（一）病因

本病的发病以垂体性因素为主，为青少年腺垂体分泌生长激素（GH）过多导致。

（二）临床表现

青少年因骨骺未闭形成巨人症，青春期后骨骺已融合则形成肢端肥大症，少数青春期起病至成年后继续发展形成巨人症（图3-2-4）。本病早期体格、

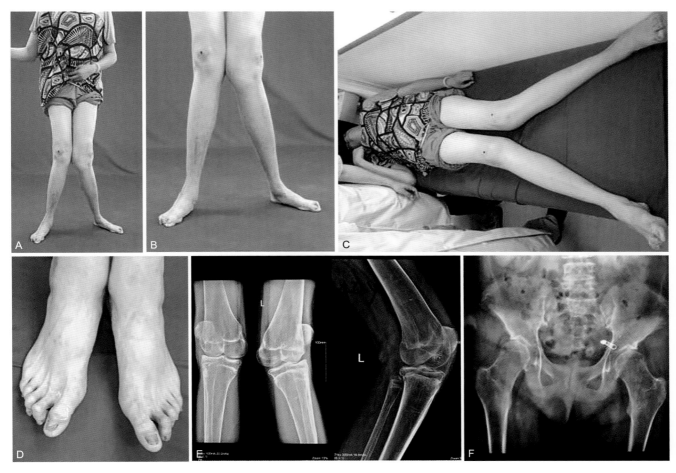

图3-2-4 巨人症。A.双下肢全长正面观，双侧膝关节外翻；B.双侧膝关节外翻，双侧平足外翻；C.仰卧位，双膝关节外翻；D.双足局部观；E.双膝关节正位、左膝关节侧位X线片，患者已成年，但骨骺未闭合；F.骨盆X线片

内脏普遍性肥大，垂体前叶功能亢进；晚期（衰退期），体力衰退，出现继发性垂体前叶功能减退。垂体性巨人症表现为儿童期过度生长，身材高大，四肢生长尤速。食欲亢进，臂力过人。

膜混浊等。

（二）临床表现

临床表现包括：①体格发育障碍：患儿头大，面容丑陋，前额和双颞突出，毛发多而发际低，眼裂小，眼距宽，鼻梁低平，鼻孔大，下颌较小，唇厚；患儿大多在1周岁以后呈现生长落后、矮小身材，关节进行性畸变（图3-2-5），脊柱后凸或侧凸，常见膝外翻、爪状手等改变。②智能障碍。③眼部病变。

骨骼X线检查：颅骨增大，蝶鞍浅长；脊柱后凸、侧凸；椎体呈楔形，胸、腰椎椎体前下缘呈鱼唇样前突；肋骨的脊柱端细小而胸骨端变宽，呈飘带状；尺、桡骨粗短，掌骨基底变尖，指骨远端窄圆。

（三）治疗原则

1. 明确病因，对因治疗。

2. 出现下肢畸形者，行截骨矫形，恢复负重力线，改善行走功能。

五、黏多糖贮积症致肢体畸形

（一）病因

黏多糖贮积症

黏多糖贮积症（mucopoly saccharidosis，MPS）是一组复杂的、进行性多系统受累的溶酶体病，是由于降解糖胺聚糖（亦称酸性黏多糖，glycosaminoglycan，GAGs）的酶缺乏所致。不能完全降解的黏多糖在溶酶体中贮积，可造成面容异常、神经系统受累、骨骼畸形、肝脾大、心脏病变、角

（三）治疗原则

1. 本症缺乏根治性方法，出现症状时对症治疗。

2. 矫形外科治疗范畴主要为肢体畸形矫正。矫

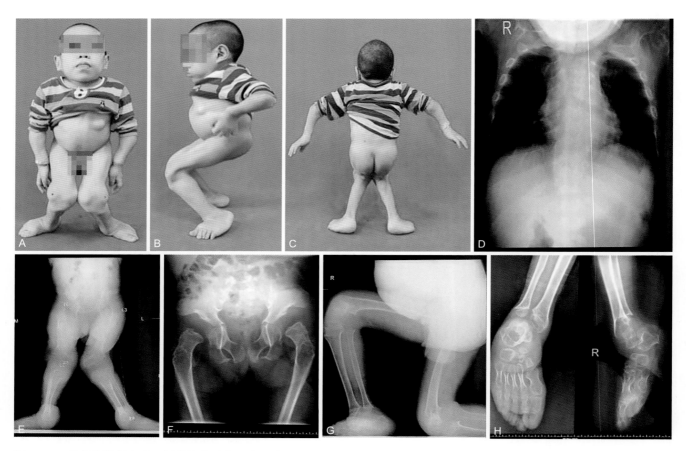

图3-2-5　黏多糖贮积症致双侧膝关节屈曲、内翻畸形。A. 双下肢全长正面观，重度屈髋、屈膝；B. 双下肢全长侧面观；C. 双下肢全长后面观；D. 脊柱全长正位片；E. 双下肢全长正位片，双下肢重度畸形；F. 双侧髋关节正位片；G. 右侧膝关节侧位片，膝关节重度畸形；H. 右足踝关节正、侧位片

正畸形的目标是恢复下肢负重力线，稳定关节，使患者站立、行走的功能改善，关节活动范围增加，减少疼痛等不适，方便日常生活自理。

（秦泗河　柯　岩）

参考文献

[1] Baofeng Guo, Sihe Qin, Xuejian Zheng, et al. Ilizarov technique for severe knee flexion contracture in juvenile rheumatoid arthritis[J]. Journal of Orthopaedic Translation, 2020, 25(6): 33-38.

[2] 秦泗河, 王明新, 吴鸿飞, 等. 成年人膝内翻的分型与手术策略[J]. 中国矫形外科杂志, 1999, 10: 758-760.

[3] 郭保逢, 秦泗河, 任龙喜. Ilizarov技术治疗下肢血管瘤致屈膝畸形[J]. 中国矫形外科杂志, 2016, 24(17): 1570-1574.

[4] 唐伟华. 手法整复联合高分子绷带与Pavlik挽具治疗新生儿先天性膝关节脱位的临床疗效[J]. 实用中西医结合临床, 2017, 17(7): 91-92.

[5] 潘志良, 曾令铝, 叶美珊, 等. 系列石膏结合矫形器与康复训练治疗大龄儿童先天性膝关节脱位1例[J]. 实用临床医学, 2020, 21(9): 26-29.

[6] 秦泗河, 夏和桃. 改良Ilizarov技术矫治儿童膝关节重度屈曲畸形[J]. 中华骨科杂志, 2002, 22(2): 125-126.

[7] 孙保胜, 孙琳, 祁新禹, 等. Ilizarov技术治疗儿童膝关节屈曲畸形[J]. 山东医药, 2012, 52(36): 17-18.

[8] 向珩, 蒋欣, 彭明惺, 刘利君. 膝关节内外松解术结合Ilizarov外固定术治疗儿童膝关节重度病理性屈曲挛缩畸形[J]. 中国修复重建外科杂志, 2019, 33(12): 1521-1526.

第四章　发育障碍性下肢畸形

第一节　髋膝部畸形

一、少年儿童期髋臼发育不良

（一）病因

先天性、脑瘫后遗症、脑外伤后遗症、脊椎裂后遗症、脊髓灰质炎后遗症等原因，均可引起少年儿童期的髋臼发育不良。

（二）临床表现

多数儿童期的髋臼发育不良无明显的不适症状。先天性髋臼发育不良儿童期一般既无症状，也无异常体征，往往在偶然间拍摄骨盆平片时发现；其他原因如脑瘫、脊椎裂后遗症等原因引起的髋臼发育不良（图4-1-1），可伴有异常步态。骨盆 X 线片表现为髋臼覆盖不良，髋臼指数增大；Shenton（耻颈线）和 Calve 线（髂颈线）不连续；CE 角减小；Sharp 角增大。

（三）治疗原则

行髋臼周围截骨术，增加股骨头覆盖；合并股骨前倾角增大者，同时行股骨粗隆下去旋转截骨术。

二、髋内收肌痉挛致发育性髋关节半脱位

（一）病因

脑瘫后遗症、脑外伤后遗症、脊髓拴系等原因，导致股内收肌痉挛，髋关节受到持续内收位牵拉，可引起髋关节半脱位，髋臼发育不良。

（二）临床表现

下肢痉挛性瘫痪，可为双侧或者单侧。双侧者多表现为剪刀步态，单侧者表现为患侧股内收跛行步态；查体髋关节外展受限，股内收肌挛缩。骨盆 X 线片表现为髋臼覆盖不良，髋臼指数增大；Shenton 线（耻颈线）和 Calve 线（髂颈线）不连续；CE 角减小；Sharp 角增大（图 4-1-2）。

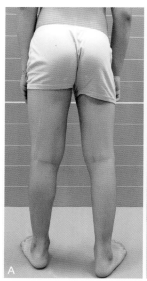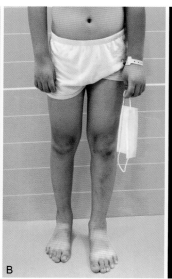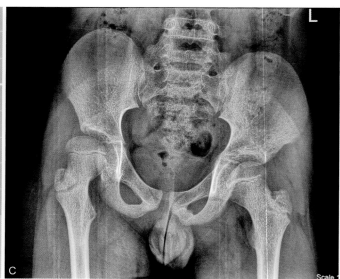

图4-1-1　男，10岁，脑外伤后遗症，右下肢痉挛性瘫痪，右髋臼发育不良。A.站立位正面观；B.站立位背面观；C.骨盆正位 X 线片，右侧髋臼发育不良，髋关节半脱位

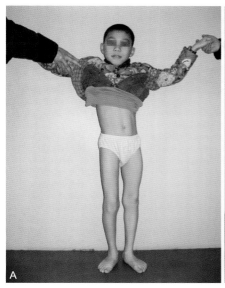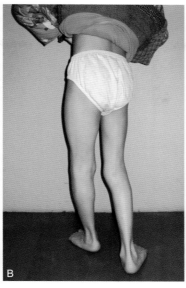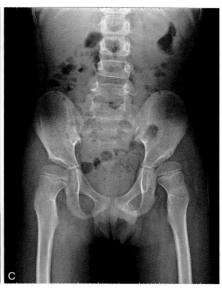

图4-1-2 男，8岁，脑性瘫痪后遗症，双下肢痉挛性瘫痪，双侧髋臼发育不良。A.不能单独站立，搀扶下可站立；B.搀扶下站立位背面观；C.骨盆正位X线片，双侧侧髋臼发育不良，髋关节半脱位

（三）治疗原则

行股内收肌松解，髋臼周围截骨术，增加股骨头覆盖；合并股骨前倾角增大者，同时行股骨粗隆下去旋转截骨术。

三、膝外翻

双侧膝外翻称X形腿，单侧膝外翻称K形腿，是由股骨下段或（和）胫骨上段外翻引起，指两足并立时，两侧膝关节碰在一起，而两足内踝无法靠拢。

膝外翻畸形是最常见的下肢畸形之一，一般为双侧发病，双侧发病者占膝外翻总发病率的60%以上。根据秦泗河病例数据库（时间：1978.05.25～2018.12.31；总病例数：35075例）统计，总共治疗膝外翻畸形患者245例，其中男性患者45例，女性患者200例，平均年龄21岁。

（一）病因

病因包括：①发育性，无明确病因，一般畸形较轻，肥胖人群多见；②幼年外伤、感染等导致股骨远端或胫骨近端骺损伤；③代谢性骨病，如佝偻病、成骨不全等；④发生于骨或者软组织的良性肿瘤，如骨软骨瘤、血管瘤等；⑤膝关节周围软组织损伤后的瘢痕挛缩，如烧伤、软组织挫裂伤等形成的瘢痕挛缩等。

（二）临床表现

临床表现为膝关节外翻畸形，即在膝关节水平以下，小腿偏离下肢轴线，翻向外侧，下肢全长X线片显示下肢机械轴偏离膝关节中心，在膝关节水平位于膝关节中心的外侧；双侧膝外翻患者双膝并拢站立时，两足内踝无法靠拢，下肢形态类似于英文字母"X"，故又称为X形腿（图4-1-3）；单侧膝外翻患者双膝并拢站立时，下肢形态类似于英文字母"K"，故又称为K形腿（图4-1-4）。

膝外翻

（三）分型

秦泗河等通过对站立位双下肢全长X线片测量分析，根据引起膝外翻畸形的部位不同，将膝外翻分为四型（秦氏分型，图4-1-5）：Ⅰ型：膝外翻畸形由股骨远端外翻引起，胫骨近端正常；Ⅱ型：膝外翻畸形由胫骨近端外翻引起，股骨远端正常；Ⅲ型：股骨远端和胫骨近端均存在外翻畸形，共同引起膝外翻畸形；Ⅳ型：股骨远端和胫骨近端均正常，膝外翻由于膝关节内侧副韧带松弛或者断裂引起。

（四）治疗原则

骨性畸形患者，截骨矫形，恢复下肢机械轴和关节线；内侧副韧带松弛或断裂患者，重建内侧副韧带。

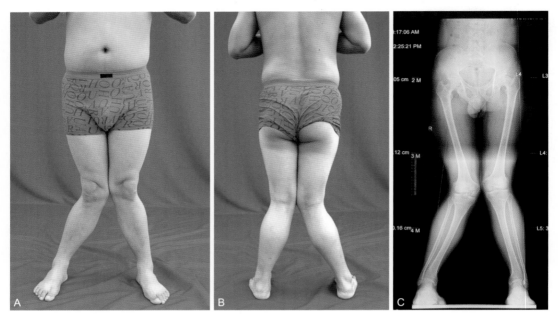

图4-1-3　男，29岁，双膝外翻，X形腿。A.站立位正面观；B.站立位背面观；C.站立位双下肢全长正位X线片

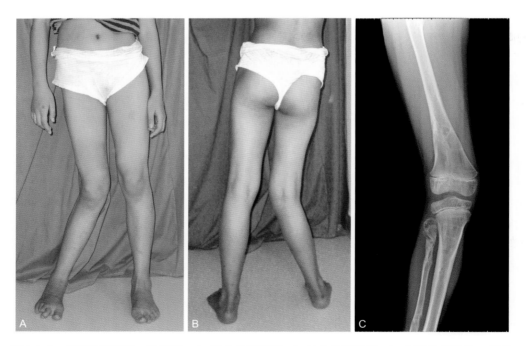

图4-1-4　右膝外翻畸形，K形腿。A.站立位正面观；B.站立位背面观；C.右膝关节正位X线片

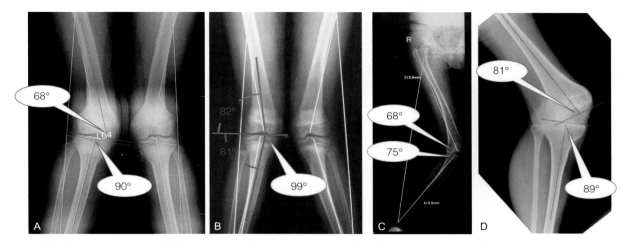

图4-1-5 膝外翻分型。A. Ⅰ型：膝外翻畸形由股骨远端外翻引起，胫骨近端正常；B. Ⅱ型：膝外翻畸形由胫骨近端外翻引起，股骨远端正常；C. Ⅲ型：股骨远端和胫骨近端均存在外翻畸形，共同引起膝外翻畸形；D. Ⅳ型：股骨远端和胫骨近端均正常，膝外翻由于膝关节内侧副韧带松弛或者断裂引起

四、膝内翻

双侧膝内翻畸形也称O形腿，单侧膝内翻称D形腿。若患者一侧腿是膝内翻，另一侧腿为膝外翻，呈现一边倒的畸形，称"吹风样"畸形。膝内翻是下肢常见的畸形，畸形的交点多发生在胫骨上段，畸形严重者多伴有小腿内旋畸形。

（一）病因

病因包括：①发育性，病因不明，在发育过程中逐渐出现膝内翻畸形。②幼年外伤、感染等导致股骨远端或胫骨近端骺损伤。③代谢性骨病，如佝偻病、成骨不全等。④发生于骨或者软组织的良性肿瘤，如骨软骨瘤、血管瘤等。⑤Blount病、多发性骺发育不良等。⑥膝关节周围软组织损伤后的瘢痕挛缩，如烧伤、软组织挫裂伤等形成的瘢痕挛缩等。

（二）临床表现

临床表现为膝关节内翻畸形，即在膝关节水平以下，小腿偏离下肢轴线，翻向内侧，下肢全长X线片显示下肢机械轴偏离膝关节中心，在膝关节水平位于膝关节中心的内侧；双侧膝内翻患者双踝并拢站立时，双膝无法靠拢，下肢形态类似于英文字母"O"，故又称为O形腿（图4-1-6）；单侧膝内翻患者双足并拢站立时，下肢形态类似于英文字母"D"，又称为D形腿（图4-1-7）。

膝内翻

（三）分型

秦泗河等根据引起膝内翻畸形的部位不同，将膝内翻分为四型（秦氏分型，图4-1-8）：Ⅰ型：膝内翻畸形由股骨远端内翻引起，胫骨近端正常；Ⅱ型：膝内翻畸形由胫骨近端内翻引起，股骨远端正常；Ⅲ型：股骨远端和胫骨近端均存在内翻畸形，共同引起膝内翻畸形；Ⅳ型：股骨远端和胫骨近端均正常，膝内翻由于膝关节外侧副韧带松弛或者断裂引起。

（四）治疗原则

骨性畸形患者，截骨矫形，恢复下肢机械轴和关节线；外侧副韧带松弛或断裂患者，重建外侧副韧带。

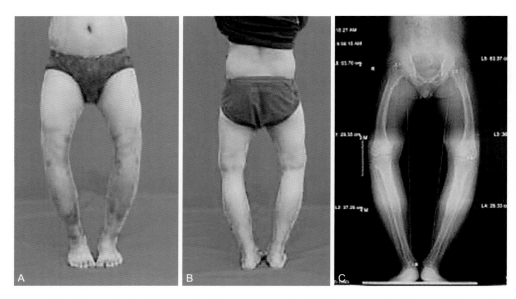

图4-1-6　双膝内翻（O形腿）畸形。A.站立位正面观；B.站立位背面观；C.站立位双下肢全长正位X线片

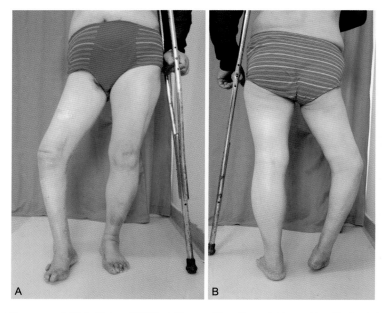

图4-1-7　右膝内翻（D形腿）畸形。A.站立位正面观；B.站立位背面观

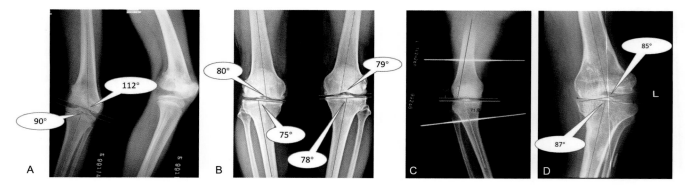

图4-1-8　膝内翻分型。A. Ⅰ型：膝内翻畸形由股骨远端内翻引起，胫骨近端正常；B. Ⅱ型：膝内翻畸形由胫骨近端内翻引起，股骨远端正常；C. Ⅲ型：股骨远端和胫骨近端均存在内翻畸形，共同引起膝内翻畸形；D. Ⅳ型：股骨远端和胫骨近端均正常，膝内翻由于膝关节外侧副韧带松弛或者断裂引起

五、吹风样下肢畸形

双侧膝关节，一侧为膝内翻畸形，另一侧为膝外翻畸形，像风从一侧把膝关节吹弯了一样，形象地形容为"吹风样畸形"。

（一）病因

本病多见于低磷性佝偻病患者。

（二）临床表现

一侧膝关节外翻畸形，同时另一侧膝关节内翻畸形，膝内翻角度和对侧膝外翻角度接近，导致膝关节偏向身体中轴线的一侧；双下肢X线片表现为一侧的股骨中下段和胫骨中上段的外翻外旋畸形，同时合并另一侧股骨中下段和胫骨中上段的内翻内旋畸形（图4-1-9）。

吹风样下肢畸形

（三）治疗原则

截骨矫正双侧股骨和胫骨畸形，恢复双下肢机械轴和关节线。

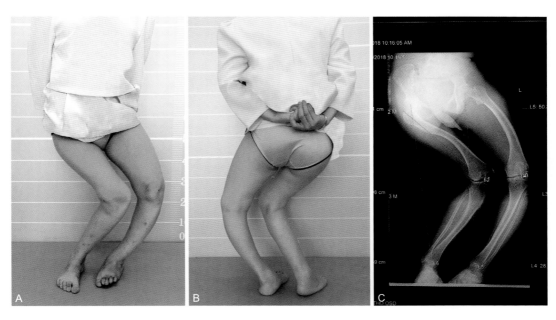

图4-1-9 女，32岁，吹风样畸形。A.站立位正面观；B.站立位背面观；C.站立位双下肢全长正位X线片

六、小腿扭转畸形

小腿扭转畸形是小腿在额状面的旋转畸形，当髌骨朝向正前方站立时，脚尖不是朝向正前方，而是朝向内侧（内旋）或者朝向外侧（外旋）。

（一）病因

1.发育性 病因不明，部分轻度膝内翻患者伴有不同程度的小腿内旋或者外旋畸形。

2.代谢性骨病 如佝偻病、成骨不全等。

3.脊髓灰质炎后遗症 内侧腘绳肌瘫痪，外侧腘绳肌肌力在3级以上者，由于髂胫束和外侧腘绳肌的牵拉，继发小腿外旋畸形，常合并屈膝畸形。

4.脑性瘫痪 痉挛性下肢瘫痪患者，由于内侧腘绳肌的牵拉，引起小腿内旋畸形。

（二）临床表现

小腿扭转畸形主要表现为：行走时呈外八字步态（out toeing）（小腿外旋），或内八字步态（in toeing）（小腿内旋）；当髌骨朝向正前方站立时，脚尖不是朝向正前方，而是朝向内侧（内旋，internal tibial torsion）（图4-1-10）或者朝向外侧（外旋，external tibial torsion）（图4-1-11）；部分脊髓灰质炎后遗症患者，严重小腿外旋畸形可达90°旋转，即膝关节朝向正前方，足尖朝向正外侧，往往伴有重度屈膝畸形。

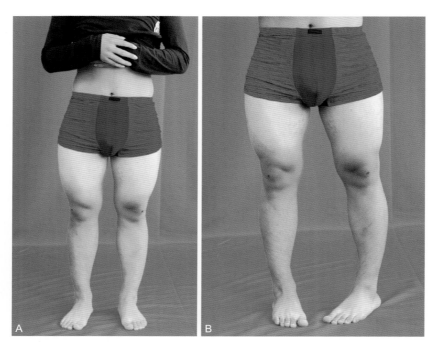

图4-1-10　男，19岁，双侧小腿内旋畸形。A.站立位，双足尖朝前时，双侧髌骨朝向前外侧，左侧较重；B.当髌骨朝向正前方时，双侧足尖朝向前内侧，形成内八字，左侧重于右侧

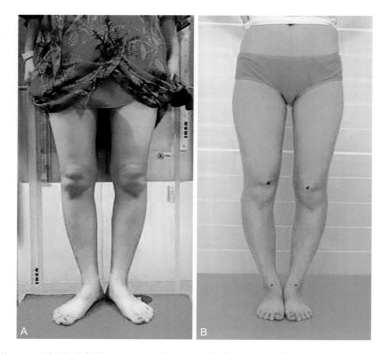

图4-1-11　双小腿外旋畸形。A.双侧髌骨朝前时，双侧足尖朝向前外侧，形成外八字；B.双侧足尖朝前时，双侧髌骨朝向前内侧

（三）治疗原则

轻度小腿扭转畸形，不伴有其他畸形者，可不治疗；伴有小腿其他畸形，影响行走功能，或者中、重度小腿扭转畸形，行截骨术矫正畸形。

七、儿童股骨骨折后过度增长

（一）病因

幼年外伤股骨骨折所致。

（二）临床表现

骨折愈合后，在患儿生长发育过程中，逐渐出现双下肢不等长，骨折侧肢体逐渐长于健侧肢体，当肢体不等长超过 2 cm，即逐渐出现轻度的跛行步态（图 4-1-12）。X 线片表现为骨折侧股骨长于健侧股骨。

（三）治疗原则

肢体不等长小于 2 cm，且无明显症状，可不治疗。当肢体不等长超过 2 cm，出现跛行步态时，应采取手术治疗；可行患侧股骨远端骨骺阻滞，或者健侧肢体延长术。

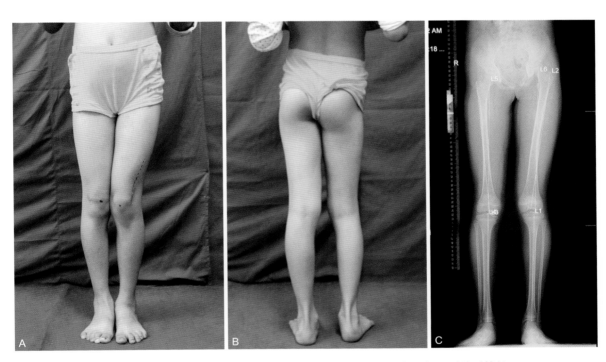

图4-1-12　女，8岁9个月，6岁时左股骨下段骨折致过度生长双下肢不等长

八、儿童生理性轻度膝外翻

（一）病因

2~7 岁儿童轻度膝外翻是一种正常生理现象，不应视作畸形，更不宜视作疾病。

（二）临床表现

儿童膝关节外形发育一般经历 3 个阶段：0~2 岁，表现为轻度的膝内翻；2~7 岁，表现为轻度膝外翻（图 4-1-13）；7 岁以后，膝关节逐渐恢复正常形态。X 线片表现为股骨远端外侧角减小，骨骺形态正常。

（三）治疗原则

生理性膝外翻不需要治疗，随生长发育逐渐恢复正常。

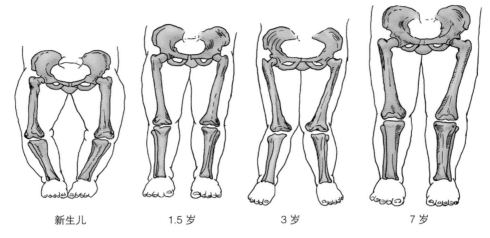

新生儿   1.5岁   3岁   7岁

图4-1-13   儿童膝关节外形发育规律

九、发育性双下肢不等长

（一）病因

本病病因不明。

（二）临床表现

患儿出生时即有轻度的双下肢不等长，随生长发育双下肢长度差逐渐增大，出现短肢跛行步态。

主要表现为患侧肢体股骨和胫骨均较健侧短缩，不合并肢体畸形（图4-1-14）；X线片表现为双下肢不等长，短肢侧股骨和胫骨均较对侧短缩，不合并骨关节畸形。

（三）治疗原则

行短肢侧肢体延长术。

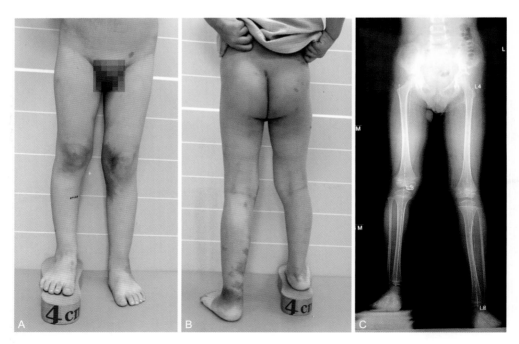

图4-1-14   男，5岁3个月，右侧下肢发育性短缩。A.站立位外观；B.站立位背面观；C.站立位双下肢全长X线片

（秦泗河   王执宇   秦绪磊）

第二节 踝足部畸形

一、少年儿童平足症

（一）病因

儿童足弓一般在 4~6 岁形成，先天性因素、遗传因素、韧带松弛、肥胖等原因，可影响足弓形成，导致足纵弓增大甚至消失。引起弹跳无力、疼痛等症状者，称为平足症。

（二）临床表现

患者主要表现为足纵弓减小，甚至完全消失，负重时全足底触地，足跟外翻；由于足跟塌陷，患儿可出现弹跳力弱，运动后足部酸痛等症状；负重位足部 X 线片表现为足纵弓角度减小，甚至消失，距舟关节半脱位，跗骨窦消失，跟骨外翻（图4-2-1）。

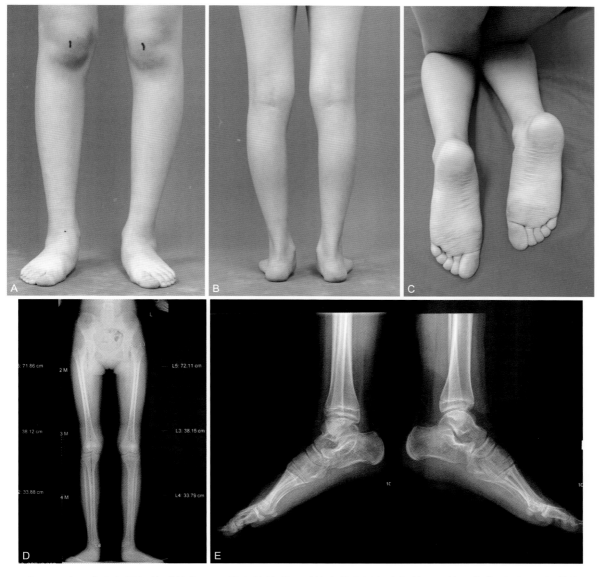

图4-2-1 女，13岁，青少年柔韧性平足症。A.站立位外观，平足合并小腿轻度扭转；B.站立位背面观，双足外翻；C.跪位足底外观；D.站立位双下肢全长 X 线片；E.双踝足侧位 X 线片

（三）治疗原则

恢复足纵弓。先尝试用足弓垫保守治疗；如保守治疗无效，再考虑手术治疗。

二、痉挛型踇外翻

（一）病因

脑性瘫痪、脑外伤后遗症、脊髓拴系等中枢性瘫痪，均可引起痉挛型踇外翻畸形。

（二）临床表现

下肢肌张力增高，伴踇外翻畸形，常合并踇趾

旋前畸形及平足或（和）足外翻畸形。X线片表现为踇趾跖趾关节向外侧半脱位，踇外翻角增大（图4-2-2）。

（三）治疗原则

单纯踇外翻畸形，无明显症状者，可不治疗；引起足部疼痛症状，或者合并足外翻、马蹄外翻等畸形者，可行手术矫正。

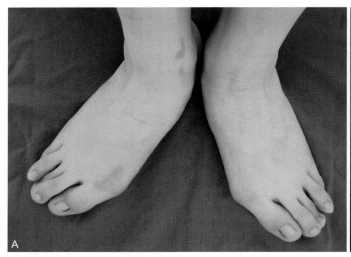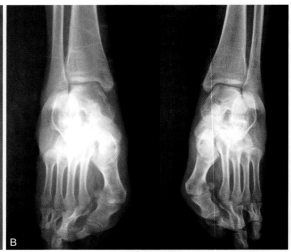

图4-2-2　脑瘫后遗症痉挛性踇外翻：A.双侧踇外翻，合并平足外翻畸形；B.双足正位X线片显示双侧踇外翻角明显增大

三、巨趾

（一）病因

本病病因不明，有学者认为和神经纤维瘤病有关，也有学者认为是脂肪瘤的变异。最新的观点认为，在胚胎发育过程中，局部生长激素过剩，缺乏生长抑制因子是引起该病的原因。

（二）临床表现

巨趾通常出生后即发生，可见一个或几个足趾明显增大，而其他的足趾都是正常的，不一定所有足趾都累及。巨趾随患儿生长发育逐渐长大，其速度不一。巨趾主要是纤维脂肪组织的堆积，常发生

在侧方或跖面，不对称肥大导致侧弯（图4-2-3）。尽管指端肥大是明显特征，足前段的累及常被忽视，使得该病是否包括掌骨或跖骨仍存在争议。但最新的观点仍然倾向于将跖骨肥大包括在巨趾症内。纤维组织从趾端向足前段延伸，会导致侧方扩展。足背部软组织肥大较少见，更多的肥大发生在跖面。X线片表现为受累趾骨长度、宽度的增加（图4-2-4）。

（三）分型

巨趾分为两型：一种是静止型，即出生时就出现，并与其他足趾呈比例关系增长；另一种是进展型，其生长速度远远超过正常足趾。

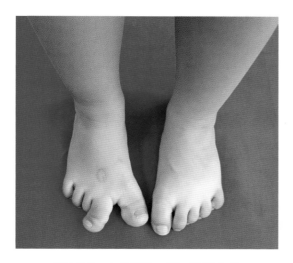

图4-2-3　右足蹞趾、第二趾肥大症

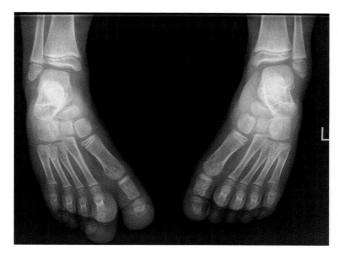

图4-2-4　右足 X 线片显示右蹞趾、第二趾趾骨长度、宽度的增加

（四）治疗原则

先天性巨趾根据体积大小分型治疗，轻型选用软组织手术，中型选用骨组织手术，重型选用截趾术。

（秦泗河　殷海阳）

参考文献

[1] 方娟, 宫赫, 朱东, 等. 正常和膝外翻情况下胫骨近端内部结构模拟[J]. 医用生物力学, 2012, 27(4) :5.

[2] 秦泗河, 王明新, 王振军. 重度膝外翻的外科治疗[J]. 中国矫形外科杂志, 2000, 7(4): 320-322.

[3] 张剑坤, 覃佳强. 重度膝外翻的外科治疗进展[J]. 现代医药卫生, 2014, 30(15): 2287-2289.

[4] 樊靖, 张湘生, 刘傥, 等. 外固定器治疗青少年伴有肢体短缩的膝外翻畸形[J]. 中南大学学报(医学版), 2013, 38(2): 191-195.

[5] 秦泗河, 王明新. 成年人膝内翻的分型与手术方式选择[J]. 中国矫形外科杂志, 1999, 6(10): 758-760.

[6] 李国盛, 王承祥, 柴喜平. 胫骨高位截骨术治疗膝骨性关节炎并膝内翻畸形的研究进展[J]. 中国中医骨伤科杂志, 2012, 20(10): 3.

[7] 王承祥, 李盛华, 赵振文. 胫骨高位截骨术治疗膝关节骨性关节炎并膝内翻[J]. 中医正骨, 2004, 1: 48.

[8] 冯青. 膝内翻角度变化对膝关节内侧间室接触应力影响的生物力学研究[D]. 河北医科大学, 2015.

[9] 陈海龙, 郑九琴, 王战朝, 等. 综合手术治疗膝关节骨性关节炎合并膝内翻[J]. 中国修复重建外科杂志, 2008, 22(1): 32-35.

[10] 秦泗河. 下肢畸形外科[M]. 北京: 人民卫生出版社, 1998: 357-365.

[11] 秦泗河, 孙磊, 李丰才, 等. 成年人小腿外旋畸形的外科治疗[J]. 中国矫形外科杂志, 2001, 8(2): 123-125.

[12] 秦泗河, 宁志杰. 小儿麻痹后遗症最佳手术方案制定原则[J]. 小儿麻痹研究, 1991, 3: 37-40.

[13] 朱通伯, 戴尅戎. 骨科手术学, 2版[M]. 北京: 人民卫生出版社, 1998: 2137-2148.

[14] 杨传铎, 杨昀焯. 脊髓灰质炎后遗下肢畸形治疗[M]. 长春: 吉林科学技术出版社, 1992: 79-80.

第五章　风湿免疫与退变性疾病致肢体畸形

第一节　风湿性及类风湿关节炎致肢体畸形

一、风湿性关节炎致肢体畸形

风湿性关节炎（rheumatic arthritis，RA）是一种常见的急性或慢性结缔组织炎症，是风湿热在关节表现。RA 主要累及大关节，如果治疗得当可以治愈，不留后遗症。

（一）病因

RA 与 A 组乙型溶血性链球菌感染有关，寒冷、潮湿等因素可诱发本病。

（二）临床表现

临床以关节和肌肉游走性酸楚、红肿、疼痛为特征，主要累及膝、踝关节，儿童有舞蹈症表现，风湿热可累及心脏。特点是有链球菌感染的前驱症状，如扁桃体化脓感染等。活动期病理改变是关节滑膜及周围组织水肿，滑膜下结缔组织中黏液性变、纤维素样变及炎性细胞浸润，有时有不典型的风湿小体。80% 的风湿性关节炎患者抗"O"增高＞500U，急性期红细胞沉降率（血沉）增快、C 反应蛋白升高。活动期过后，关节内的渗出物可被吸收，一般不引起粘连，因此并不产生关节变形等后遗症。急性期过后不遗留关节变形，这与类风湿关节炎不同。急性期治疗不当，如应用大量激素引起关节破坏可导致屈髋、屈膝畸形（图 5-1-1）。

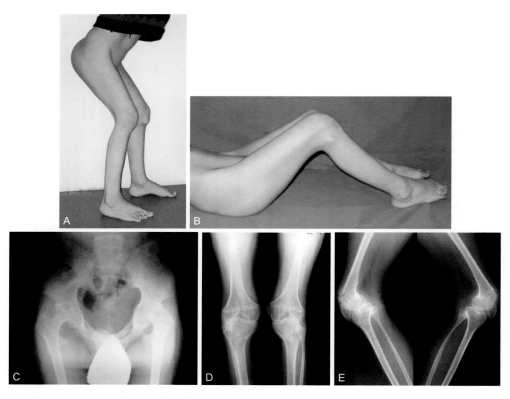

图5-1-1　A.双下肢站立侧面观；B.卧位最大伸髋伸膝侧面观；C.骨盆正位 X 线片（双侧髋关节间隙消失）；D、E.双侧膝关节正、侧位 X 线片

（三）治疗原则

治疗以药物治疗为主，包括抗炎治疗和抗感染治疗。抗感染药物针对链球菌，以青霉素为首选，要坚持 1 年以上，避免对心脏的损伤。急性发作期要使用抗炎镇痛药，以阿司匹林为首选。

二、类风湿关节炎致肢体畸形

类风湿关节炎（rheumatoid arthritis，RA）是一种慢性自身免疫性疾病，其特点为滑膜组织侵犯软骨、软骨下骨、韧带、关节囊等关节及其周围组织结构，膝关节是最常累及的关节之一。RA 是目前导致人类丧失劳动力与致残的主要原因之一，国内发病率为 0.32%~0.36%；若不及时治疗，约 75% 的患者在 3 年内出现残疾，对其生活质量造成严重影响。

（一）病因

本病与遗传、感染、性激素等因素有关。

（二）发病机制

RA 是一种抗原驱动、T 细胞介导及遗传相关的自身免疫性疾病。感染和自身免疫反应是 RA 发病的中心环节，而内分泌、遗传和环境因素等也是相关的诱发因素。有学者认为新生血管生成在疾病发展过程中有重要的作用，是一个促血管生成和抑血管生成递质调控的复杂过程。

（三）诊断

现在仍然沿用 1987 年美国风湿病学学会（ARA）RA 的分类标准。①晨僵关节及其周围僵硬感至少持续 1h（病程 ≥ 6 周）；② 3 个或 3 个以上区域关节部位的关节炎，医生观察到 14 个区域（左侧或右侧的近端指间关节、掌指关节、腕、肘、膝、踝及跖趾关节）中累及 3 个，且同时软组织肿胀或积液（不是单纯骨隆起）（病程 ≥ 6 周）；③腕、掌指或近端指间关节炎中，至少有 1 个关节肿胀（病程 ≥ 6 周）；④对称性关节炎：两侧关节同时受累（双侧近端指间关节、掌指关节及跖趾关节受累时，不一定绝对对称）（病程 ≥ 6 周）；⑤类风湿结节：医生观察到在骨突部位，伸肌表面或关节周围有皮下结节；⑥类风湿因子阳性：任何检测方法证明血清类风湿因子含量异常，而该方法在正常人群中的

阳性率小于 5%；⑦放射学改变：在手和腕的后前位相上有典型的 RA 放射学改变，必须包括骨质侵蚀或受累关节及其邻近部位有明确的骨质脱钙。以上 7 条满足 4 条或 4 条以上并排除其他关节炎即可诊断 RA，其敏感性为 94%，特异性为 89%，对早期、不典型及非活动性的 RA 患者易漏诊。近几年国内报道回纹型风湿病可能是 RA 病情较轻的一种特殊类型，从病理改变来看很类似 RA 的早期改变。FELTY 氏综合征则已定义为伴有脾大和白细胞减少、淋巴结肿大的成人 RA，有的又称做晚发型 RA，临床较少报道（图 5-1-2）。

类风湿关节炎

（四）治疗原则

目前，RA 的治疗包括药物治疗、外科治疗和心理康复治疗等。药物治疗多种多样。当前国内外应用的药物及植物药均不能完全控制关节破坏而只能缓解疼痛、减轻或延缓炎症的发展。

RA 的治疗原则：

①早期治疗：应早期应用慢作用抗风湿药（SAARDs）和缓解病情抗风湿药（DMARDs）。

②联合用药：对重症患者应联合应用 2 种以上 DMARDs 增强疗效。有研究显示，3 种药物联合治疗其疗效明显优于甲氨蝶呤（MTX）和柳氮磺胺嘧啶联合，同时也优于 MTX 和羟氯喹联合。

③治疗方案个体化：针对患者病情、药物疗效及不良反应的不同选择具体的治疗方案。

④功能锻炼：关节肿痛期间强调休息及制动，关节肿痛缓解期应强调关节功能活动。

⑤激素的使用：激素对于 RA 患者而言虽然并不是主要的治疗药物，但在有类风湿血管炎、病情急重期的过渡治疗、经正规 DMARDs 药物治疗无效的情况下可选择使用。建议同时给予 1500 Mg/D 钙剂及 4 00~800 IU 维生素 D。另外，局部用药如关节腔内注射等可有效的缓解关节的炎症。

⑥治疗 RA 的新方法：对于经正规内科治疗无效及关节严重功能障碍生活不能自理的患者外科治疗也是一种行之有效的方法。其治疗范围包括肢体形态与功能重建术、关节置换术、滑膜切除术及肌腱修补术。另外，自体和异体干细胞移植也是治疗方向之一。干细胞定向分化的研究使免疫系统重建和器官克隆成为可能，这是基因治疗 RA 以及其他风湿病的良好开端，也是得到根治的必由之路。

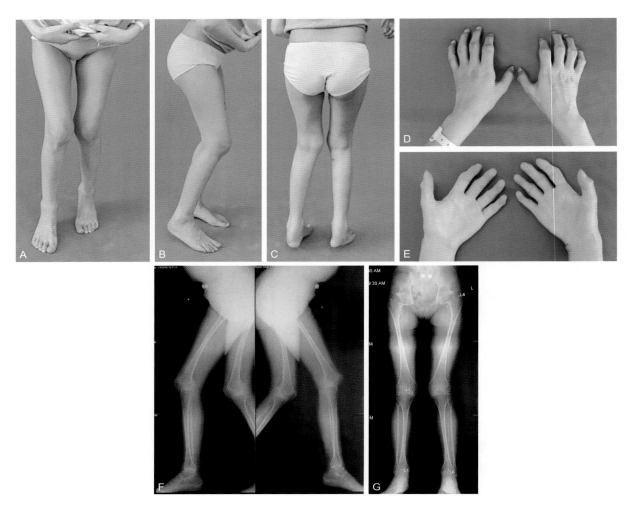

图5-1-2 类风湿关节炎。A.双下肢站立正面观；B.双下肢站立侧面观；C.双下肢站立后面观；D.双手背面观；E.双手掌面观；F、G.站立双下肢全长正、侧位 X 线片

三、幼年特发性关节炎致肢体畸形

幼年特发性关节炎（juvenile idiopathic arthritis，JIA）是儿童时期常见的风湿性疾病，以慢性关节滑膜炎为主要特征，伴全身多脏器功能损害，是小儿时期残疾或失明的重要原因（又称儿童慢性关节炎；青少年类风湿关节炎；小儿 Still 病；幼年慢性多关节炎等）。

（一）病因

病因尚不明确，可能由以下因素导致：感染因素；遗传因素；免疫学因素。

（二）临床表现

1. 特征 一个或几个关节发炎，表现为关节肿胀或积液以及具备下列两种以上体征：关节活动受限、活动时疼痛或触痛及关节局部温度升高（图5-1-3）。

2. 病程 在 6 周以上。

3. 分型

（1）全身型关节炎：发热呈弛张高热，皮疹特点为随体温升降而出现或消退。关节症状主要是关节痛或关节炎，常在发热时加剧，热退后减轻或缓解。关节症状既可首发，又可在急性发病数月或数年后才出现。部分有神经系统症状。

（2）多关节型，类风湿因子阴性：本型任何年龄都可起病，但起病有两个高峰，即 1~3 岁和 8~10 岁。女孩多见。受累关节≥5 个，多为对称性，大小关节均可受累。颞颌关节受累时可致张口困难，小颌畸形。约 10%~15% 的患者最终出现严重关节炎。

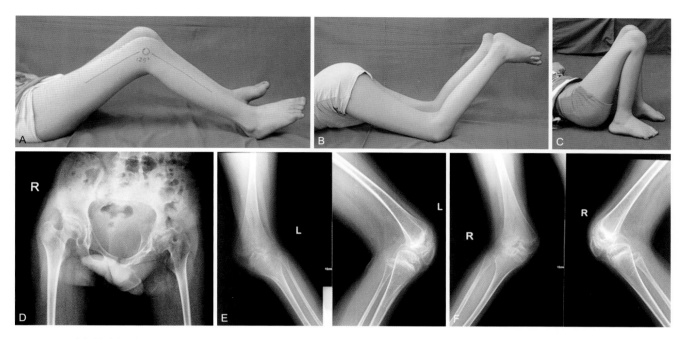

图5-1-3　幼年特发性关节炎。A.仰卧位下肢侧面观；B.俯卧位下肢侧面观；C.双膝关节屈曲侧面观；D.骨盆正位片；E、F.双膝关节正、侧位X线片

（3）多关节型，类风湿因子阳性：本型发病亦以女孩多见。多于儿童后期起病，本型临床表现基本上与成人类风湿关节炎相同。关节症状较类风湿因子阴性组为重，后期可侵犯髋关节，最终约半数以上患者发生关节强直变形而影响关节功能。除关节炎表现外，可出现类风湿结节。

（4）少关节型：本型女孩多见，起病多在5岁以前。多为大关节受累，膝、踝、肘或腕等大关节为好发部位，常为非对称性。虽然关节炎反复发作，但很少致残。有20%～30%的患儿发生慢性虹膜睫状体炎而造成视力障碍、甚至失明。

（5）与附着点炎症相关的关节炎：本型以男孩多见，多于8岁以上起病。四肢关节炎常为首发症状，但以下肢大关节如髋、膝、踝关节受累为多见，表现为肿、痛和活动受限。

（6）银屑病性关节炎：本型儿童时期罕见。发病以女性占多数。女与男之比为2.5∶1。表现为一个或几个关节受累，常为不对称性。大约有半数以上患儿有远端指间关节受累及指甲凹陷。关节炎可发生于银屑病发病之前或数月、数年后。40%的患者有银屑病家族史。发生骶髂关节炎或强直性脊柱炎者，HLA-B27阳性。

（7）未定类的幼年特发性关节炎。

（三）治疗原则

控制病变的活动度，减轻或消除关节疼痛和肿胀；预防感染和关节炎症的加重；预防关节功能不全和残疾；恢复关节功能及生活与劳动能力。方法包括：①一般治疗；②药物治疗；③康复理疗；④手术治疗。对于关节严重病残、保守治疗无效的病例，需要手术干预，早期可施行滑膜切除，采用肌肉松解术来减轻关节挛缩，对于畸形严重、僵硬的关节，应用Ilizarov技术行关节牵伸，恢复肢体力线和形态，恢复关节对位，可极大改善肢体功能。对严重关节破坏和残疾患儿可待发育成熟后采用关节置换术。

（秦泗河）

第二节 免疫性疾病致肢体畸形

一、髋关节滑膜炎致关节僵直

髋关节滑膜炎（hip synovitis）又称髋关节一过性（暂时性）滑膜炎，是一种多发性疾病。

（一）病因

该病发病前大部分患儿无明显诱因，可能与呼吸道感染、外伤、剧烈活动、病毒感染等有关。

（二）临床表现

多为突发的不同程度的髋关节疼痛、活动受限、

患肢乏力、拒绝负重、跛行、大腿或膝关节疼痛、双下肢不等长等（图5-2-1）。

（三）治疗原则

对于因延误治疗或治疗不当，继发髋关节僵直于畸形位患者，应尽早进行手术治疗，改善髋关节活动度，使髋关节能够恢复到功能位。晚期可通过截骨矫形恢复下肢力线、长度，符合适应证可行人工关节置换术。

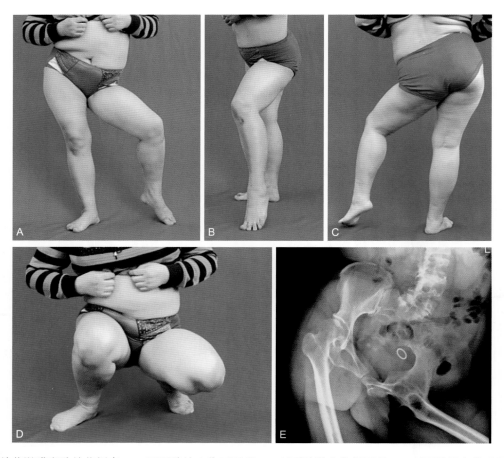

图5-2-1 左髋关节滑膜炎致关节僵直。A.双下肢站立位正面观；B.双下肢站立位侧面观；C.双下肢站立位后面观；D.下蹲位正面观；E.骨盆正位X线片

二、硬皮病致肢体畸形

硬皮病是以局限性或弥漫性皮肤及内脏器官结缔组织的纤维化或硬化，最后发生萎缩为特点的疾病。分为局限性硬皮病和系统性硬皮病两类。

（一）病因

本病病因不明，包括下述学说：①免疫学说，②胶原合成异常学说，③血管学说。皮肤病理变化主要在真皮胶原纤维和小动脉。

（二）临床表现

局限性硬皮病病变主要局限于皮肤，早期的损害往往只限于肢体远端，或手指以及面部的皮肤，内脏一般不受累，预后较好。系统性硬皮病则有广泛分布的皮肤硬化，雷诺现象和多系统受累，预后不定，大多较好，但系统性硬皮病尤其是弥漫性者预后不良。

硬皮病

导致肢体畸形的属致残性全硬化性硬斑病，是局限性硬皮病中另一种类型的硬斑病，多见于 1～14 女孩。四肢的真皮、皮下组织、筋膜、肌肉及骨骼发生炎症和硬化（图 5-2-2），特别是伸侧，表现为手、足、肘和膝关节的挛缩，很少侵犯内脏，无雷诺现象，患者可有硬化性苔藓样皮损，身体其他部位可有典型硬斑病表现。

（三）治疗原则

硬皮病应早期诊断、早期治疗，病变早期治疗的目的是阻止新的皮肤和脏器受累。病变晚期治疗的目的在于改善已有的症状。方法包括：①抗炎及免疫调节治疗；②针对血管病变的治疗；③抗纤维化治疗。

针对因硬皮病后关节挛缩导致的骨关节畸形，可以采用微创骨与软组织手术结合 Ilizarov 技术，矫正畸形，恢复肢体形态、肢体力线，改善肢体的功能。

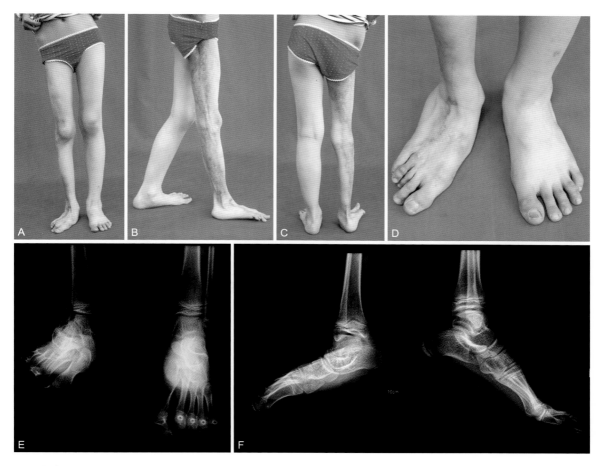

图5-2-2 硬皮病。A.双下肢站立正面观；B.双下肢站立侧面观；C.双下肢站立后面观；D.双足正面观；E、F.双足踝正、侧位 X 线片

三、皮肌炎致肢体畸形

皮肌炎（dermatomyositis，DM）是一种以淋巴细胞浸润为主的非化脓性炎症病变，可伴或不伴多种皮肤损害，主要是横纹肌受累及。临床特征为：对称性肢带肌、颈肌及咽肌无力，常累及多种脏器，亦可伴发肿瘤和其他结缔组织病。

（一）病因

病因尚不清楚，可能与遗传和病毒感染有关。

（二）临床表现

本病大部分发展缓慢，主要累及皮肤和肌肉，典型症状表现为皮肤损害和肌肉无力。皮肤损害有眼睑紫红色斑、Gottron 丘疹和皮肤异色症等表现。肌无力为对称性，引起举臂抬腿无力、咀嚼困难等。肌肉症状和皮肤损害出现的时间不一定同步，约 2/3 的患者皮损与肌肉症状同时发生或先出现皮损，而后出现肌肉症状。部分儿童患者在皮肤、皮下组织、关节周围及病变肌肉处可发生钙质沉着症。

肌肉损害包括：对称性的肌无力、疼痛和压痛。最常侵犯的肌肉群是四肢近端肌群、肩胛带肌群、颈部和咽喉部肌群，出现相应的症状如举手、下蹲、抬头、吞咽困难和声音嘶哑。急性期受累肌肉可出现肿胀，严重者可卧床不起，自主运动完全丧失。病情严重时还可累及心肌，出现心悸、心律不齐甚至心力衰竭。肌肉损害还可引起肌肉挛缩，从而继发关节畸形，如马蹄足等（图 5-2-3）。

（三）治疗原则

1. 治疗皮肌炎，采用药物治疗，包括糖皮质激素、免疫抑制剂、免疫球蛋白等。
2. 对于继发的肢体畸形，采用矫形手术治疗。

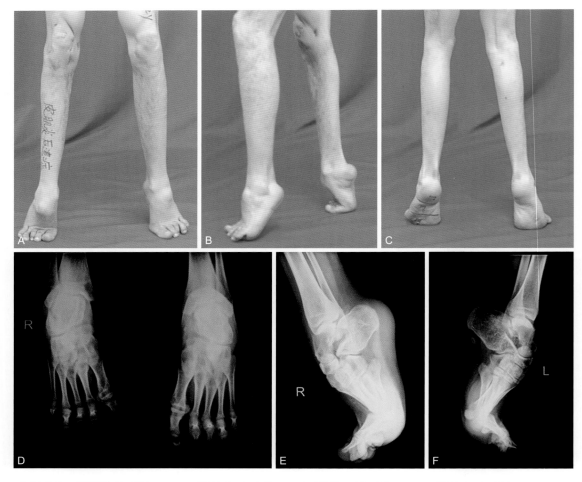

图5-2-3　皮肌炎致双侧马蹄足畸形。A. 双下肢站立正面观；B. 双下肢站立侧面观；C. 双下肢站立后面观；D、E、F. 双足踝正、侧位 X 线片

四、多发性硬化致肢体畸形

多发性硬化（multiplesclerosis，MS）是以病灶多发、病程中常有缓解与复发为特征的中枢神经系统脱髓鞘疾病，好发于青壮年，儿童少见。其发病率有人种差异。

（一）病因

本病病因不确定，可能与以下因素有关：①病毒感染所诱发的自身免疫性疾病是公认观点，②遗传因素，③环境因素。本病的病理特征为中枢神经系统白质内有多发性脱髓鞘性斑块。

（二）临床表现

1. 多发性硬化起病以亚急性起病者为多。病程常有自然缓解及复发。

2. 临床表现多样化。儿童患者常以肢体中枢性瘫痪、脑病、共济失调、视觉和语言障碍等表现为首发症状。

3. 主要为脑干受累表现：①核间肌麻痹：患儿向一侧侧视时，对侧眼内收不能，而双眼内聚时正常；②眼球震颤：可为水平性、垂直性或旋转性；③面瘫；④延髓受累：可出现吞咽困难，言语不清；⑤复视；⑥感觉障碍：麻木感，束带感，烧灼感，寒冷感及痛性感觉，晚期可出现脊髓横贯性感觉障碍；⑦运动功能障碍：皮质脊髓束损害引起的痉挛性瘫痪，小脑或脊髓小脑束病变造成小脑性共济失调，以及感觉障碍导致的感觉性共济失调（图5-2-4）。

（三）治疗原则

治疗旨在防止急性期进展恶化和缓解期的复发，晚期采取对症及支持疗法，减轻神经功能障碍带来的痛苦。应根据其疾病不同阶段和免疫应答采用不同的治疗措施。遵循个体化、阶段化、具体化的原则。

对于 MS 中枢性瘫痪导致的骨骼畸形、关节挛缩、脱位、不稳定等造成的功能障碍，可以通过矫形手术，恢复肢体形态和下肢负重力线，恢复关节对位和平衡，使关节稳定，达到改善肢体功能、缓解患者痛苦的目的。

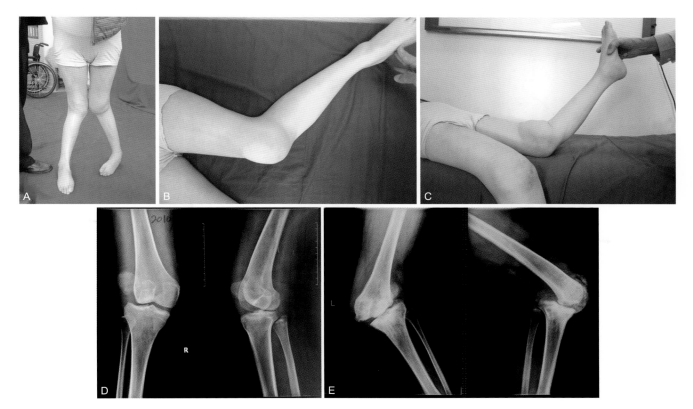

图5-2-4　女，44岁，多发性硬化致双侧膝关节松弛、反屈外翻畸形。A.双下肢站立位正面观；B.左膝被动最大反屈位观；C.左膝被动最大外翻位观；D.右膝关节正、侧位 X 线片；E.左膝关节正、侧位 X 线片

五、黑棘皮病致足踝畸形

黑棘皮病（acanthosis nigricans，AN）是一种可能预示胰岛素抵抗、糖尿病、内脏恶性肿瘤、代谢综合征及其他一些综合征的皮肤标志。

（一）病因

AN 可见于成纤维细胞生长因子受体突变引起的短肢骨骼发育不良和颅缝早闭综合征，包括软骨发育不良、异位异型增生、Apert 综合征、Crouzon 综合征、Pfeiffer 综合征和 Jackson-Weiss 综合征等。

（二）临床表现

AN 是以皮肤色素沉着、角化过度、天鹅绒样增生，形成疣状赘生物为特征的皮肤角化性疾病，好发于皮肤皱褶部位。当合并于 Crouzon 综合征、Jackson-Weiss 综合征时，可同时表现为由于颅缝早闭造成的颅骨畸形，眼距宽、前额凸起，手足异常，踇趾短而宽，远离其他脚趾，趾骨、跗骨、指骨融合或发育异常。发育异常的足在行走过程中会逐渐出现应力性的畸形（图 5-2-5）。

（三）治疗原则

对于不影响功能的上肢畸形无需治疗。针对影响行走的足踝部畸形，可通过矫形手术矫正畸形，恢复足踝部负重力线，稳定关节，改善行走功能。

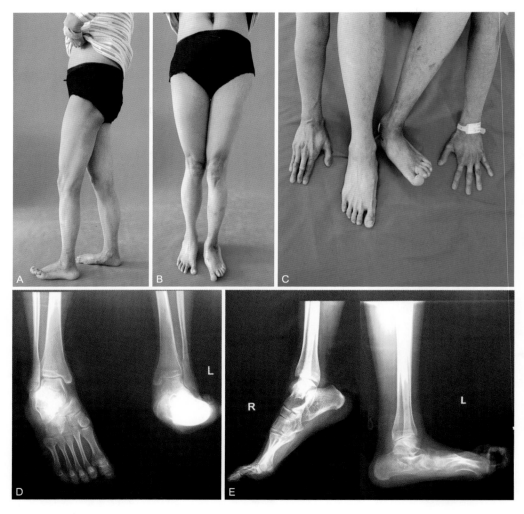

图5-2-5 女，14岁，双手及左足畸形。A. 双下肢侧面观；B. 双下肢正面观；C. 双足正面观；D. 双足正位 X 线片；E. 双足侧位 X 线片

（秦泗河 石 磊 王 全）

第三节　退行性变致肢体畸形

一、扁平髋

扁平髋又称儿童股骨头缺血坏死（Legg-Cavle-Perthes disease，LCPD），是发生在儿童股骨头局部的自愈性、自限性非系统性疾病。

（一）病因

本病病因目前尚未完全明确。局部因素包括外伤、产位异常、解剖异常、滑膜炎、关节炎骨内压及关节内压增高等。全身因素包括：①凝血及纤溶系统异常，②内分泌及免疫因素，③细胞因子，④遗传、环境、吸烟等。因关节不匹配，长期负重行走形成关节磨损、脱位，影响站立行走功能。

（二）临床表现

LCPD发病高峰年龄在8~14岁，其中有10%的病例为双侧发病，男性多于女性，性别比约为3：1，其病理过程表现为自限性，在恢复期因股骨头塑形异常和干骺端受累而影响股骨近端正常发育，出现头膨大、短颈或扁平髋等畸形，临床主要表现为跛行，晚期由于长时间负重行走关节退变，患侧髋关节疼痛和活动受限，严重影响髋关节功能。X线特征为股骨头囊性变、碎裂、塌陷，最后导致扁平状（图5-3-1）。

（三）治疗原则

治疗方法都是着眼于阻止、延缓股骨头畸形和退行性骨关节炎等不良预后的发生。恢复、维持髋关节功能，缓解由于髋关节刺激引起的疼痛、外展活动受限。保守治疗：①支具，②中药，③高压氧。手术治疗可通过髋臼骨盆骨、股骨头缩小成形、粗隆截骨、血管移植、植骨、介入等手段：①增加髋臼对股骨头的包容，②减少对股骨头的机械压迫，③降低骨内压和关节内压，④改善股骨头血液循环。还可通过软组织松解、臀中肌重建恢复关节周围软组织平衡，通过外固定架牵伸牵开关节间隙，缓解疼痛，恢复部分关节功能。

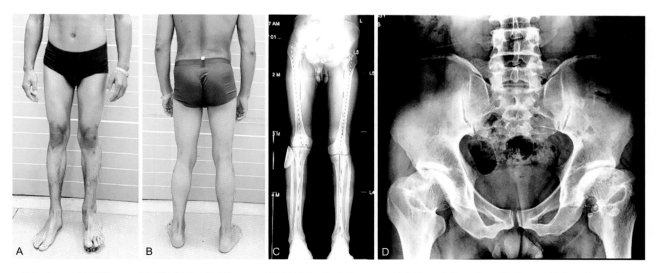

图5-3-1　扁平髋。A.双下肢站立正面观；B.双下肢站立后面观；C.双下肢站立全长正位X线片；D.骨盆正位X线片

二、股骨头骨骺滑脱

股骨头骨骺滑脱（slipped capital femoral epiphysis，SCFE）是指处于青春期的患儿股骨颈相对于股骨头骨骺发生移位的髋关节疾病。

（一）病因

SCFE 发生在处于青春期的患儿，由于股骨近端骺板薄弱、无法承受剪切力，股骨颈相对于股骨头骨骺出现移位和旋转，多由肥胖、外伤诱发；10 岁以内发病与内分泌、代谢疾病、肾功能不全等因素有关；肥胖患儿由于瘦素抵抗，股骨头骺板肥大，细胞层 II 型胶原纤维和 X 胶原纤维合成障碍，发病率较高，且术后易患其他内分泌疾病。SCFE 也可以由败血症、佝偻病、软骨发育不全、多发性骨骺发育异常所引发。因患侧髋关节不匹配，长期负重行走形成关节磨损、脱位，影响站立行走功能。

（二）临床表现

典型的股骨头骨骺滑脱发生于青少年期，骨骺滑脱是逐渐发生的，可以是单侧发病，也可以是双侧受累，临床上常表现为患髋痛、大腿痛、跛行、髋关节活动受限，部分以膝痛为首发表现（闭孔神经受累）。早期 X 线片可见股骨颈弯曲，Kline 线破坏，股骨头骨骺向后方移位，晚期可见髋关节脱位、骨关节炎表现（图 5-3-2）；MRI 见髋关节滑膜炎性改变，股骨髓腔水肿，骺板增宽，骨骺滑脱，髋臼前部软骨破坏。

成人的股骨头骨骺滑脱发展至后遗症期，表现为髋部疼痛，臀宽增大，短肢跛行，髋臼增宽，髋关节疼痛，X 线表现髋关节半脱位，骨关节炎，股骨头骨骺滑脱一般向后下，25% 向内下移位，股骨颈则一般向前上，25% 向外上移位，晚期可见髋关节融合。根据骨骺移位程度，分滑移前期以及轻度、中度和重度滑移。

（三）治疗原则

对于稳定的股骨头骨骺滑脱患者，应提前采取干预性措施，避免其发展成为不稳定股骨头骨骺滑脱。治疗的目的是恢复髋关节头臼关系，缓解疼痛，改善关节功能，方法因临床不同分期、分型而异，有非手术治疗、原位固定、股骨头下截骨、股骨颈基底及股骨转子间截骨、骨盆截骨等，对于成人期严重骨关节炎疼痛的患者可行人工关节置换。

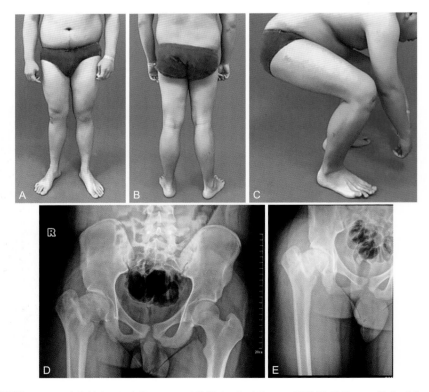

图5-3-2 股骨头骨骺滑脱。A. 双下肢站立正面观；B. 双下肢站立后面观；C. 下蹲侧面观；D. 骨盆正位 X 线片；E. 右髋侧位 X 线片

三、髋关节骨性关节炎

（一）病因

髋关节骨性关节炎（hip osteoarthritis，HOA）是髋关节反复受压和（或）撞击，发生一定的退行性改变，并且出现软骨软化等造成的一种长期性的骨关节炎症。其特点是髋臼盂唇和股骨头关节软骨变性，并在软骨下及关节周围有新骨形成，最终导致疼痛、畸形和关节功能障碍。一般认为与增龄、创伤、炎症、肥胖、代谢和遗传等因素有关。

（二）临床表现

髋关节骨性关节炎主要表现为在活动或承重时引起步态异常和髋部疼痛。髋部疼痛可经闭孔神经放射至腹股沟、大腿和膝关节。臀部周围及股骨大转子处也可有酸胀感，并向大腿后外侧放射。此外还有肿胀、关节积液、软骨磨损、骨刺、关节变形、髋内旋和伸直活动受限、不能行走甚至卧床不起等。

根据疾病的严重程度，可分为初期、早期、进展期、晚期。①初期：髋关节在活动后伴有不适，随髋关节活动增强后伴有关节疼痛，髋关节X线及CT检查，无明显软骨损害表现；②早期：髋关节在活动后明显疼痛，休息后缓解，髋关节X线改变较少，CT检查可见软骨轻度损害，MRI可直接显示软骨，能更早显示早期骨关节炎的软骨损害；③进展期：髋关节在活动后明显疼痛，伴有髋关节功能部分丧失及畸形，X线可见髋关节间隙变窄，关节周围骨囊性变，有时可见关节内游离体；④晚期：髋关节功能严重丧失，畸形明显，X线片可见髋关节间隙明显变窄，关节周围骨增生严重，可见股骨头塌陷（图5-3-3）。

（三）分型

根据病因，髋关节骨关节炎可分为原发性和继发性两种类型。原发性髋关节炎与先天性髋脱位、股骨头骨骺脱位有关，多发生于老年人，与衰老、过度活动、肥胖、遗传因素等相关，起病缓慢，病程迁延。继发性髋关节炎与髋关节撞击、既往创伤、小儿髋部疾病、下肢力线改变等有关。易发人群的平均年龄较小，一般在40岁左右，多继发于先天性髋臼发育不良，股骨头坏死、骨折、脱位或炎症之后，发展进程则较原发性髋关节炎迅速。

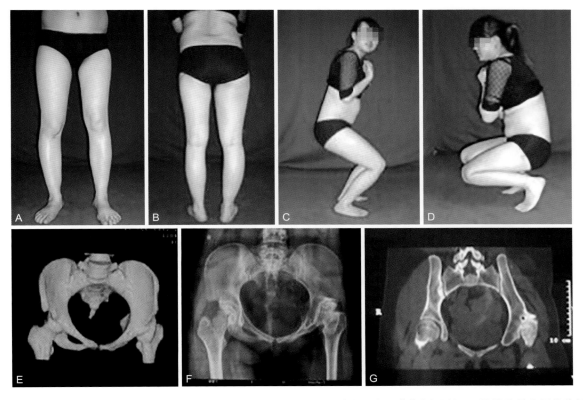

图5-3-3　髋关节骨性关节炎。A.双下肢正面观；B.双下肢背面观；C.髋关节最大屈曲位侧面观；D.膝关节最大屈曲位侧面观；E.骨盆CT重建；F.骨盆正位X线片；G.冠状面CT重建显示关节面破坏

（四）治疗原则

骨关节炎的治疗目的是缓解疼痛，延缓疾病进展，矫正畸形，改善或恢复关节功能，提高患者的生活质量。治疗原则是根据患者病情进行梯度化、个性化治疗：①保髋手术，如骨赘切除和髋臼囊肿刮除并填塞植骨术、股骨近端截骨和髋臼周围截骨术。②髋关节重建手术，如关节融合、单纯股骨头置换术、全髋关节置换术等。

四、膝内翻伴骨性关节炎

（一）病因

膝关节骨性关节炎（knee osteoarthritis，KOA）是一种以膝关节软骨退行性病变和继发性骨质增生为特征的慢性关节疾病。重要的病理表现是软骨的破坏，常见有关节边缘的骨质增生，软骨及软骨下骨常有囊性变或者硬化，滑膜大量的充血、水肿，关节囊会有挛缩，进而韧带松弛或者挛缩，肌肉也会逐渐出现无力，下肢力线出现改变。膝关节骨性关节炎病因和发病机制尚不明确，目前认为与患者的生活环境、生活习惯、年龄、肥胖、性别等多种因素相关，一般由膝关节退行性病变、外伤、过度劳累等因素引起。

（二）临床表现

多数膝关节骨性关节炎患者初期症状较轻，若不接受治疗病情会逐渐加重。主要症状有膝部酸痛、膝关节肿胀、膝关节弹响等，X线片可见关节间隙狭窄，下肢力线改变。膝关节僵硬也是膝关节骨性关节炎的症状之一，劳累、受凉或轻微外伤会加剧症状，严重者会发生活动受限（图5-3-4）。

（三）治疗原则

骨关节炎的治疗目的是缓解疼痛，延缓疾病进展，矫正畸形，改善或恢复关节功能，提高患者的生活质量。治疗原则是根据患者病情进行梯度化、个性化治疗。膝关节的治疗分为基础治疗、药物治疗、修复性治疗和重建治疗。

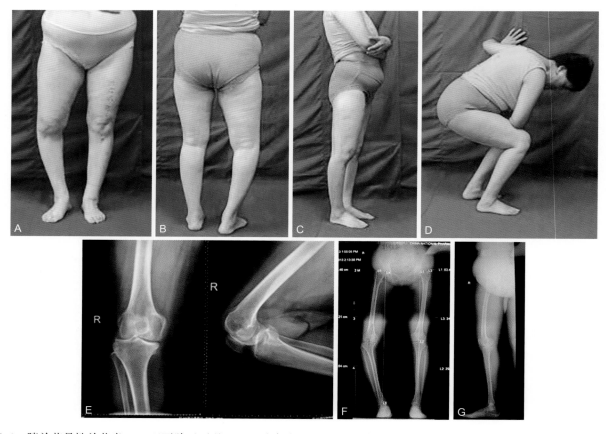

图5-3-4　膝关节骨性关节炎。A. 双下肢正面观；B. 双下肢后面观；C. 下肢侧面观；D. 最大屈膝侧面观；E. 膝关节正、侧位X线片；F. 双下肢站立全长正位X线片；G. 右下肢站立全长侧位X线片

五、应力性膝关节韧带松弛

膝内、外侧副韧带在膝关节运动过程中起着重要的稳定和制动作用，一旦损伤易导致关节松弛。

（一）病因

下肢力线异常、外伤、关节周围肌肉力量薄弱等因素导致膝关节受到内外翻、旋转复合暴力时侧副韧带易受损伤，韧带松弛多是因损伤后临床误诊或采用不适当的治疗方法所致。侧副韧带损伤后患者膝关节的生物力学改变，长期负重行走出现膝关节股骨内髁和胫骨内侧平台的软骨破坏，导致膝关节继发退行性改变，最终形成骨性关节炎。

（二）临床表现

主要表现为膝关节不稳定，内侧副韧带损伤后松弛严重者膝关节出现外旋外翻不稳，外侧副韧带损伤后松弛严重者膝关节出现内旋内翻不稳，长期缺乏保护的负重行走，膝关节在应力下出现半脱位或脱位，关节肿胀、疼痛，严重影响行走功能。X线片显示关节间隙增宽、不匹配，关节软骨磨损，骨质增生等（图5-3-5）。

（三）治疗原则

纠正下肢负重力线，维持关节稳定，使松弛的侧副韧带自然挛缩、修复，恢复膝关节的稳定性，改善站立行走功能。

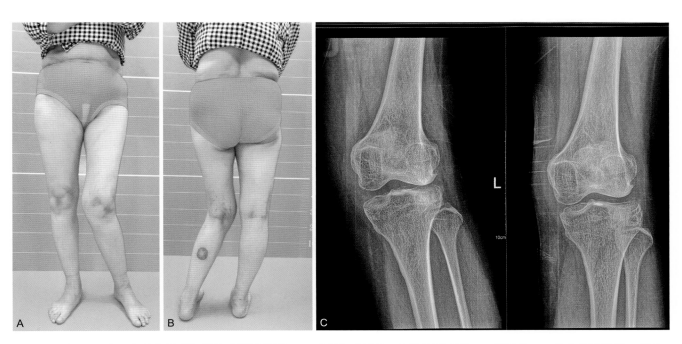

图5-3-5　女，48岁，左膝内侧副韧带松弛致膝外翻。A.双下肢正面观，左膝外翻畸形；B.后面观；C.应力位膝关节X线片，显示内侧副韧带松弛

六、应力性膝反屈畸形

膝关节过伸超过10°即为膝反屈，应力性膝反屈指由于膝关节不稳定、关节周围肌力不平衡，长期负重行走形成并逐渐加重的膝反屈。

（一）病因

先天性膝反屈在出生时即发现，是关节挛缩症的一种类型；应力性膝反屈多继发于小儿麻痹等神经肌肉疾病，下肢肌肉广泛瘫痪、膝关节松弛，甚至处于连枷状态，负重时身体重心前移，完全靠膝关节内韧带交锁和后方关节囊的张力维持姿势；或是膝关节后方腘绳肌瘫痪，股四头肌失去拮抗出现膝反屈；也可继发于马蹄足的行走过程中足跟落地负重，膝关节代偿性反屈；还见于身材肥胖者，缺乏保护的长期负重行走，膝反屈在应力下出现并逐渐加重。

（二）临床表现

膝关节松弛状态，反屈大于 10°，严重者可超过 70°，侧方活动增大，关节不稳定，可出现胫骨平台向前外侧滑动，膝关节外翻，半脱位。自儿童期发展至青少年以后的膝反屈，不但出现软组织松弛，还会有骨关节畸形改变，若长期用膝反屈下肢负重，X 线片可见胫骨平台前方塌陷，关节面向前下倾斜，股骨髁前部扁平，股骨远端生理性前弓消失，股骨远端髁干角增大（≥100°）（图 5-3-6）。

（三）治疗原则

要根据患者的年龄、体重、反屈类型和程度采取个性化治疗方案。通过股骨远端和胫骨近端撑开截骨恢复骨性力线，儿童期可采取骨骺刺激，采取屈膝位稳定固定，促使膝关节后方软组织挛缩，通过外固定架、石膏、支具的长期序惯治疗，恢复膝关节的稳定。严重膝反屈的患者需长期佩戴支具。

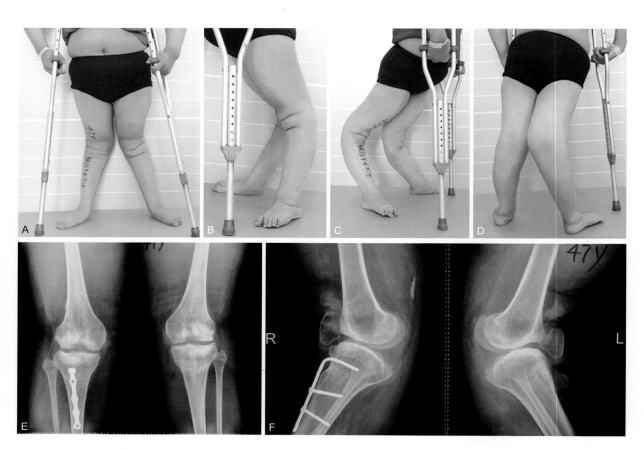

图5-3-6　女，47 岁，小儿麻痹致双膝关节应力性反屈逐渐加重。A. 双下肢正面观；B、C. 双下肢面侧观；D. 双下肢后面观；E、F. 双膝关节正、侧位 X 线片

七、中老年平足症

先天性或姿态性因素都可导致足弓低平或消失，患足外翻，站立、行走时足弓塌陷，出现疲乏或疼痛症状的一种畸形。

（一）病因

中老年平足症病因是后天性继发因素。①长期负重站立，体重增加，长途跋涉致过度疲劳，维持足弓的肌肉、韧带、关节囊及腱膜等软组织逐渐衰弱，足弓逐渐低平；②长期患病卧床，缺乏锻炼，肌肉萎缩，张力减弱，负重时足弓下陷；③穿鞋不当，鞋跟过高，长期体重前移，跟骨向前下倾斜，足纵弓遭到破坏；④足部骨病，如类风湿关节炎、骨关节结核等；⑤脊髓灰质炎、脊柱裂、脑性瘫痪等足内外在肌力失衡后遗留平足症。

（二）临床表现

平足症早期症状为踝关节前内侧疼痛，长时站立或步行加重，休息减轻，足的活动受限。查体可见足内侧的纵弓塌陷，足跟外翻，前足相对足背外展，站立位载重线向内移，可越出踝关节和足内缘的范围。X线踝关节正位片显示距跟倾斜，侧位片可显示距骨跖屈，负重足正、侧位X线片可见第1跖骨内收，跗趾外翻；跖跟重叠，横弓破坏，纵弓塌陷；距骨内倾及跟骨外翻，晚期可见跗骨间关节的半脱位，骨性关节炎表现。

根据临床表现可分为：①柔韧性平足：软组织虽然松弛，但仍保持一定弹性，负重时足扁平，除去承受的重力，足可立即恢复正常，长期治疗效果满意。②僵硬性平足：多数由于足跗骨联合所致，手法不易扳正。足跗关节间跖面突出，足弓消失，跟骨外翻，双侧跟腱呈八字形，距骨头内移，呈半脱位，距骨内侧突出，有时合并腓骨长、短肌及第3腓骨肌痉挛。部分患者可继发腰背痛及髋、膝关节疼痛（图5-3-7）。

（三）治疗原则

应采用个性化治疗。对于柔韧性平足症可采用非手术治疗，如理疗、按摩、功能锻炼、穿矫形鞋或矫形鞋垫。对于僵硬性平足症，康复治疗及矫形鞋无效，可采用麻醉下手法复位石膏固定、软组织松解、跟骨内移截骨、距下关节融合、三关节融合手术阶梯治疗。对于严重僵硬足外翻畸形，可在软组织松解、有限截骨后结合Ilizarov技术外架牵伸矫形。

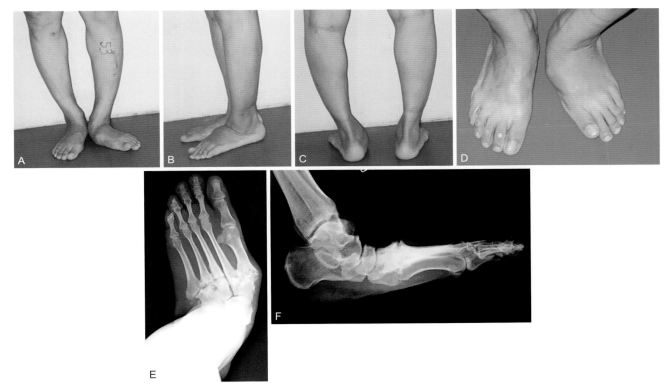

图5-3-7　中老年平足症。A.双足正面对比照片；B.双足侧位对比照片；C.双足后面观；D.双足负重位，显示左踝足重度外翻畸形；E.左足负重正位X线片；F.左足负重侧位X线片

八、蹞外翻

蹞外翻

蹞外翻（hallux valgus）是一种常见的蹞趾向足的外侧倾斜、第1趾骨内收的前足畸形。

（一）病因

本病多与遗传及穿鞋不适有关，80%以上有家族史，女性多见。足部楔骨和跖骨间有坚强的韧带连接，但内侧楔骨与第1跖骨的连接弱，若站立过久或行走过多，尤其经常穿高跟或尖头鞋，内侧楔骨和跖骨承受的压力超过25%，促使第1跖骨向内移位，引起足的纵弓和横弓塌陷。蹞趾因受蹞收肌和蹞长伸肌牵拉而向外移，第1和第2趾骨间的夹角加大。第1趾骨头在足内侧形成一骨赘，外翻逐渐加重，第2趾被第1趾挤向背侧，趾间关节屈曲，形成锤状趾。

（二）临床表现

蹞外翻常呈对称性，女性多见。蹞趾的跖趾关节可出现脱位，内侧关节囊附着处因长期牵拉形成骨赘。在跖骨头内侧突出部分因长期穿鞋摩擦，皮肤增厚，皮下产生滑囊，红肿发炎，形成滑囊炎。严重者蹞趾的跖趾关节可产生骨关节炎，引起疼痛。

第2、3跖骨头跖面皮肤可因负重增多形成胼胝。第2趾近侧趾间关节背侧皮肤因与鞋面摩擦可形成胼胝或鸡眼。常合并有平足症，较重的蹞外翻合并旋转畸形，局部疼痛，行走困难。足负重正位X线片可见第1、2跖骨间角增大，蹞外翻角增大，第1跖趾关节脱位，严重的可见外侧第2、3、4跖趾关节的脱位，还可见第5趾的内翻畸形。籽骨切线位片可见第1跖骨头下籽骨向外侧脱位及骨关节炎表现。侧位片多可见足弓塌陷的平足症表现。跟骨轴位片显示跟骨外翻。

临床分级：①轻度：外翻角<30°，跖间角<13°，关节常匹配，畸形可由趾间蹞外翻引起；②中度：外翻角30°~40°，跖间角13°~20°，跖趾关节常半脱位，蹞趾旋前压迫第2趾；③重度：外翻角>40°，跖间角≥20°，蹞趾旋前、重叠在第2趾之上或之下，跖趾关节脱位，第2跖骨头下有转移性疼痛，有关节炎改变（图5-3-8）。

（三）治疗原则

应根据临床分期个体化治疗：①早期（半脱位前期）：蹞囊炎轻微，疼痛不重，不合并锤状趾，非手术治疗为主，可手法扳正，辅助支具、鞋垫等；②中期（半脱位期）：蹞趾外翻畸形明显，蹞囊

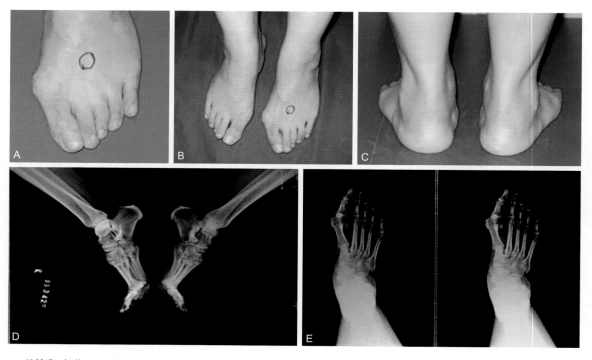

图5-3-8　蹞外翻畸形。A.足正面观；B.双足正位对比观；C.双足后面观；D.双足踝关节侧位X线片；E.足负重正位X线片

炎疼痛较重，非手术治疗无效者，适于第 1 跖骨远端、第 1 趾骨基底截骨矫形结合或单独应用软组织手术；③晚期（骨关节炎期）：除姆囊炎疼痛外，跖趾关节肿胀疼痛，此期手术治疗选择跖趾骨截骨矫形或跖楔关节融合与软组织联合手术，第 1 跖趾关节成形或融合应用较少，同时行有畸形、症状的外侧足趾手术。

九、扇形足

先天性或姿势性因素都可导致足横弓低平或消失，患足站立、行走时，如前弓塌陷明显则伸展如扇形，长时间站立行走会出现疲乏或疼痛症状。

（一）病因

足弓塌陷原因可能为先天发育异常，主要还是后天性继发因素：①长期负重站立，体重增加，长途跋涉致过度疲劳，维持足弓的肌肉、韧带、关节囊及腱膜等软组织逐渐衰弱，足弓逐渐低平；②长期有病卧床，缺乏锻炼，肌肉萎缩，张力减弱，负重时足弓下陷；③穿鞋不当，鞋跟过高，长期体重前移，跟骨向前下倾斜，足纵弓遭到破坏；④足部骨病，如类风湿关节炎、骨关节结核等；⑤脊髓灰质炎、脊柱裂、脑性瘫痪等足内外在肌力失衡后遗留平足症。

（二）临床表现

主要表现为足的各处关节松弛，以前足横弓塌陷最为典型，跖骨头平面跖骨间隙增宽，呈扇形改变，足趾也出现相应增宽。足负重位 X 线片显示足横弓消失，跖骨分开，后足外翻（图 5-3-9）。常可合并姆外翻畸形。

（三）治疗原则

1. 无症状者，可不治疗，或者使用弹力绷带包扎前足。

2. 引起行走无力，负重时足部疼痛者，可实施跖骨捆绑术治疗。

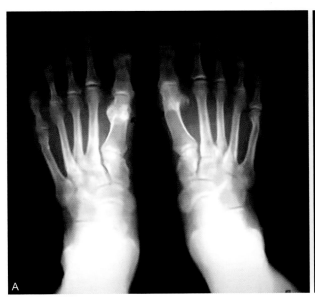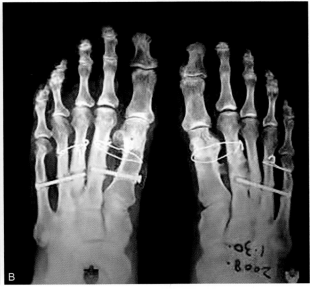

图5-3-9　男，55 岁，扇形足。A.术前双足正位 X 线片，双侧前足跖骨之间增宽；B.跖骨捆绑术后 X 线检查显示前足变窄

十、踝关节骨性关节炎

踝关节骨性关节炎（osteoarthtitis，OA）是一种因关节退变导致关节周围出现骨质增生或者磨损的炎性疾病，典型症状为关节肿胀、疼痛。

（一）病因

年龄或体重因素导致的退变、下肢畸形、风湿或类风湿疾病、痛风、血色病、血友病、神经性疾病及感染等都可以导致踝关节骨性关节炎。其他因素还包括：①慢性劳损，②踝关节反复扭，③关节创伤，④体重过大，⑤继发于踝关节骨折脱位复位不佳或复位不及时。

（二）临床表现

临床表现为踝关节疼痛、僵硬、关节活动度减少、肿胀、无力、畸形。疼痛是踝关节骨性关节炎最突出的临床症状，可出现运动后痛、运动痛和休息痛。关节活动受限时可有跛行，其特点是平足趋进、步幅小、急促。X线片可见增生的骨赘。MRI检查可见剥脱性骨软骨炎（图5-3-10）。

（三）治疗原则

骨关节炎的治疗目的是减轻疼痛，纠正畸形，减缓畸形及病变发展，改善关节功能，提高患者的生活质量。治疗原则是根据患者病情进行梯度化、个性化治疗。

1. 非手术治疗：①休息，限制活动；②理疗、湿热敷、按摩等；③药物治疗，非甾体类抗炎药物进行对症治疗；④局部封闭治疗；⑤软骨保护剂；⑥支具。

2. 手术治疗：①踝关节镜下探查并清理术；② Ilizarov 踝关节牵开术；③人工踝关节置换术；④踝关节融合术。

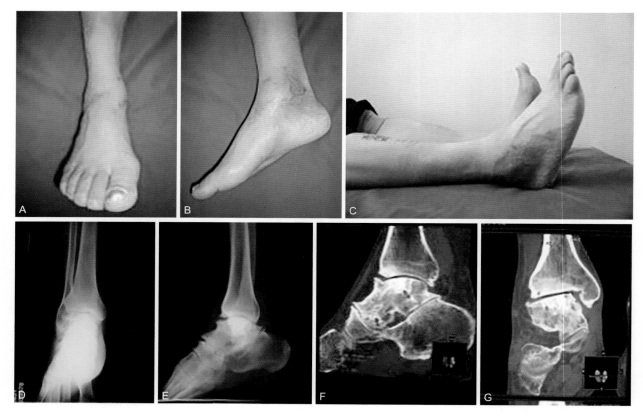

图5-3-10　踝关节骨性关节炎。A.足踝正面观；B.足踝侧面观；C.踝关节最大背伸侧面观；D.踝关节正位X线片；E.踝关节侧位X线片；F.矢状面CT重建显示胫距关节面破坏；G.冠状面CT重建显示胫距关节面破坏

（秦泗河）

参考文献

[1] Cummings RJ, Davidson RS, Armstrong PF, et al. Congenital clubfoot[J]. J Bone Joint Surg Am, 2002, 84: 290-308.

[2] Menz HB, Lord SR. Gait instability in older people with hallux valgus[J]. Foot Ankle Int, 2005, 26(6): 483.

[3] Pinney SJ, SS. Curent concept review: acquired adult flatfoot deformity[J]. Foot Ankle Int, 2006, 27(1): 66.

[4] Liu TH, Ng S, Chan KB. Endoscopic distal soft tissue procedure in hallux valgus sugery[J]. Arthroscopy, 2005, 21(11): 1403.

[5] 秦泗河. Ilizarov技术概述[J]. 中华骨科杂志. 2006, 9: 642-645.

[6] Roos E, Engstrom M, Soderberg B. Foot orthoses for the treatment of plantar fascitis[J]. Foot Ankle Int, 2006, 27(8): 606.

第六章 肿瘤性疾病致下肢畸形

第一节 颅脑与脊髓肿瘤致下肢畸形

一、颅内生殖细胞肿瘤致下肢畸形

颅内生殖细胞肿瘤（intracranial germ cell tumors, ICGCTs）起源于胚胎生殖细胞，是一种少见的发生于中线位置的颅内胚胎性肿瘤，主要发生于儿童和青少年，男性患儿多于女性。其组织学形态与起源与性腺和其他性腺外的颅内生殖细胞肿瘤相似。

（一）病因

颅内生殖细胞肿瘤的病因和发病机制尚不清楚。根据 Teilum（1965）的理论，起源于胚生殖细胞的生殖细胞可演变为全潜能细胞及胚胎癌干细胞，从而形成胚胎癌、绒癌、卵黄囊瘤和畸胎瘤等。其中成熟性畸胎瘤属于良性肿瘤，其余生殖细胞肿瘤皆是恶性，肿瘤细胞脱落在脑脊液中，在脑室内和蛛网膜下腔发生种植和播散，极少数可沿血液转移到中枢神经系统之外，如肺、淋巴结、骨骼等；也可通过脑室-腹腔（V-P）分流由脑脊液发生腹腔内种植，也可通过进入脑脊液的瘤细胞种植到脊髓。MR可发现病灶占位位置。

（二）临床表现

其症状和体征依据肿瘤部位、性质、大小等因素决定。肿瘤生长压迫或侵犯运动中枢，引起运动中枢神经损伤，则产生相应的运动功能障碍，并逐渐继发肢体畸形，下肢以马蹄内翻足多见（图6-1-1）。

（三）治疗原则

首先要治疗原发肿瘤。在治疗原发肿瘤、解除中枢神经压迫后，恢复2年以上仍无好转的继发的肢体畸形，实施手术矫正，改善肢体运动功能。

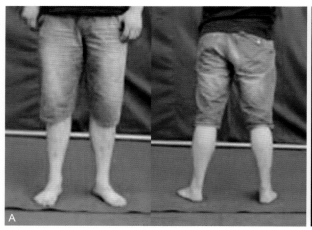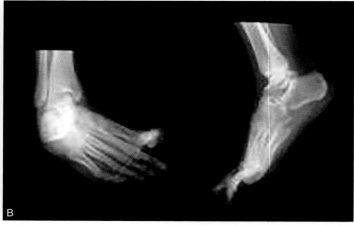

图6-1-1　颅内生殖细胞肿瘤致右足内翻畸形

二、颅咽管瘤致下肢畸形

颅咽管瘤（craniopharyngioma）是由外胚叶形成的颅咽管残余的上皮细胞发展起来的一种常见的胚胎残余组织肿瘤，为颅内最常见的先天性肿瘤，好发于儿童，成年人较少见，好发于鞍上。

（一）病因

颅咽管瘤病因目前存在争议。认可程度较高的假说有胚胎残余学说：腺垂体形成过程中，颅咽管向上旋转，残余的上皮细胞巢可存在于从口咽部到三脑室之间的任意位置，该学说解释了颅咽管瘤的细胞起源和肿瘤发生的部位。其次为细胞化生学说：很多学者发现垂体结节部中存在鳞状上皮细胞，甚至观察到鳞状上皮细胞小巢常与垂体腺细胞混合并存，并直接见到二者间有过渡，所以提出了化生学说。

（二）临床表现

颅咽管瘤主要表现：①颅内压增高症状：儿童患者较多见，肿瘤向鞍上生长，突入第3脑室，堵塞室间孔而引起梗死性脑积水。如肿瘤侵犯额叶、海绵窦、大脑脚，则发生相应的局部结构受损的症状。②下丘脑-垂体轴损害的症状：如肥胖、尿崩及垂体功能减退，表现为面色苍白、毛发稀疏、皮肤细腻等。18岁以下患者常伴有发育迟滞，第二性征不出现等。成人则伴有性功能衰减，男性出现勃起功能障碍，女性则伴有原发性或继发性闭经以及溢乳等。③视力视野障碍：通常是视神经、视交叉或视束被肿瘤压迫所致。出现不对称、不规则性视野缺损。视力下降程度双侧可不对称。视乳头萎缩，合并颅内压升高者出现视乳头水肿。其中颅咽管瘤导致的下肢畸形主要以痉挛性瘫痪、肌张力增高为主，病程较长者出现固定性畸形，如马蹄内翻足畸形、膝关节屈曲挛缩（图6-1-2）。

（三）治疗原则

切除原发肿瘤，解除神经压迫。切除肿瘤后，遗留的神经损伤继发的下肢畸形，通过矫形手术，平衡肌力，矫正骨关节畸形，改善下肢行走功能。

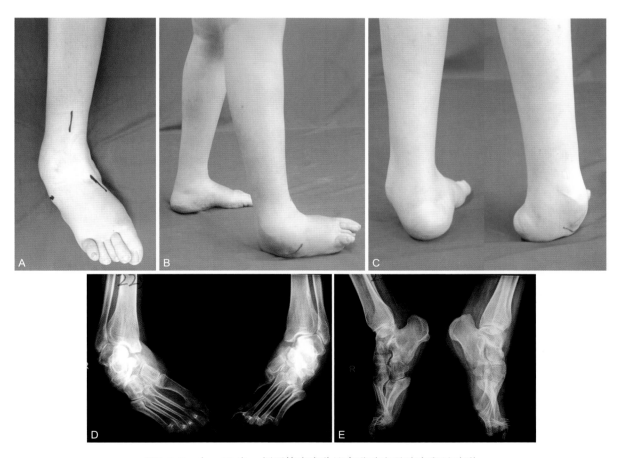

图6-1-2　女，22岁，颅咽管瘤内分泌紊乱致右马蹄内翻足畸形

三、脊髓胶质瘤致下肢畸形

脊髓胶质瘤（spinal cord glioma，SPG）起源于脊髓外胚叶，如神经胶质细胞和室管膜细胞等，属髓内肿瘤，以星形胶质细胞瘤和室管膜瘤常见，约各占40%，偶见少突胶质细胞瘤、成胶质瘤等。本病是中枢神经系统发病率较低的肿瘤之一，占整个椎管内肿瘤的10%，国外比例略高，为15%。

（一）病因

脊髓胶质瘤发生的原因目前尚不完全清楚，各年龄段均可以发生，可能与遗传因素、后天性的物理因素如放射照射等有一定关系。脊髓胶质瘤引起的脊髓受损，导致损伤平面以下不全瘫，受累神经支配的下肢肌肉群肌力减弱或丧失，肌力不平衡，从而逐渐继发下肢的骨关节畸形改变。

（二）临床表现

脊髓胶质瘤呈节段性分布，好发于颈段，胸段、腰段次之，其中室管膜瘤和星形细胞瘤为最常见病理类型。室管膜瘤成人多见，男性患者略多于女性患者，约占56.9%。脊髓室管膜瘤临床表现和星形细胞瘤相似，生长缓慢，病程一般较长，但伴有囊性变或出血时，病情可突然加重。患者早期症状多不典型，首发症状表现为肿瘤部位相应肢体的疼痛。有的患者入院时症状为肢体活动障碍，一侧肢体麻木、无力或束带感，有的累及对侧肢体。有的患者伴有感觉障碍，感觉障碍多为自上而下发展，感觉平面多不明显。可有膀胱、直肠障碍。部分患者出现下肢畸形改变，以马蹄内翻足常见（图6-1-3）。

（三）治疗原则

对于大多数脊髓胶质瘤而言，积极的外科手术切除被认为是最有效的治疗策略。对于脊髓胶质瘤导致的下肢畸形主要是矫正畸形，恢复跖行足，矫正膝关节屈曲畸形。

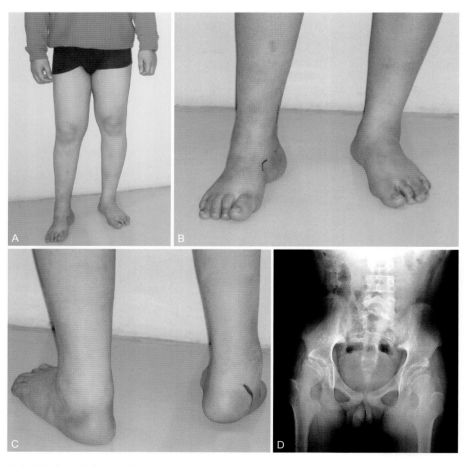

图6-1-3　脊髓胶质瘤后遗右马蹄内翻足畸形。A.站立位正面观；B.双足局部正面观；C.双足背面观；D.骨盆正位X线片

四、脊髓纤维瘤致下肢畸形

脊髓纤维瘤（spinal neurofibroma，SN）又称脊髓神经纤维瘤，起源于背侧脊神经根，在菱形神经纤维瘤病例中可呈向心性生长，产生软膜下浸润。在臂丛或腰丛神经纤维瘤中，可以沿着多个神经根向中央硬膜内侵犯生长。

（一）病因

本病病因不明，或与遗传因素有关。

（二）临床表现

脊髓神经纤维瘤的症状有脊髓受压表现，在早期可以出现脊髓神经根的刺激症状，常表现为疼痛。疼痛为针刺或刀割样，咳嗽、打喷嚏时可以使疼痛加重。随着肿瘤的继续进展，可以出现脊髓受压的表现，表现为肿瘤平面以下的肢体运动出现障碍，对侧的肢体感觉出现障碍。在疾病后期脊髓完全受压，可以出现受压平面以下的运动、感觉、括约肌等功能完全丧失，患者出现截瘫、大小便失禁等。脊髓不完全受压，或者纤维瘤切除术后神经遗留永久性损伤，导致下肢部分肌肉瘫痪，肌力不平衡，逐渐继发骨关节畸形改变，以马蹄内翻足最常见（图6-1-4）。

（三）治疗原则

矫形外科治疗原则为松解软组织，平衡踝关节周围肌力，矫正足踝部畸形，改善下肢负重行走功能。

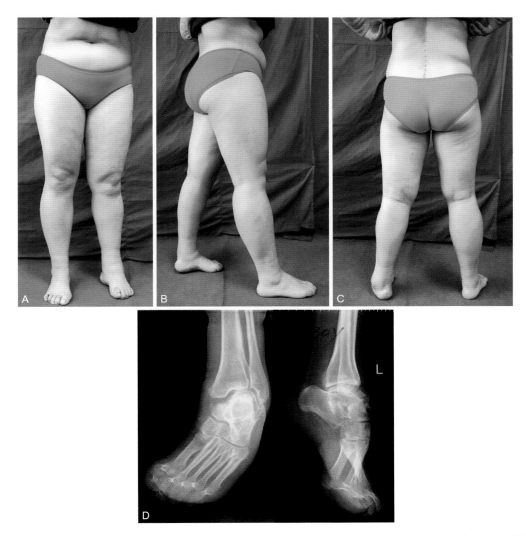

图6-1-4　女，30岁，脊髓纤维瘤致左足内翻。A.站立位正面观；B.右侧面观；C.背面观，腰部正中可见手术切口瘢痕，左足内翻；D.左足正、侧位X线片

五、脊髓血管瘤致下肢畸形

脊髓血管瘤又称血管母细胞瘤（hemangioblastoma，HB），占脊髓肿瘤的 2%~3%，好发于小脑半球或蚓部，少见于延髓、颈髓和胸髓，严重时可导致截瘫或 1/4 瘫。WHO 分级 I 级，属良性肿瘤。75% 的病灶发生于髓内，也可同时位于髓内与髓外硬膜内，附着于脊髓背侧的软脊膜。

（一）病因

本病病因不明，部分学者认为与胚胎早期组织遭受机械性损伤有关。

（二）临床表现

脊髓血管瘤主要的症状，是对脊髓神经的压迫症状，会出现肢体的麻木、无力、瘫痪等，或者神经出现坏死的症状。血管瘤破裂出血，可引起急性蛛网膜下腔出血或者髓内血肿，从而出现相应的急性神经损伤症状。急性神经损伤或慢性反复性神经损伤，可继发肢体出现畸形和功能障碍，下肢以马蹄内翻足多见（图 6-1-5）。

（三）治疗原则

1. 治疗原发病，神经外科手术切除脊髓血管瘤。
2. 继发的肢体畸形，行软组织松解，肌力平衡术进行矫正；病程较长，发生骨性畸形改变者，同时行关节融合术或截骨术，矫正肢体畸形，改善下肢行走功能。

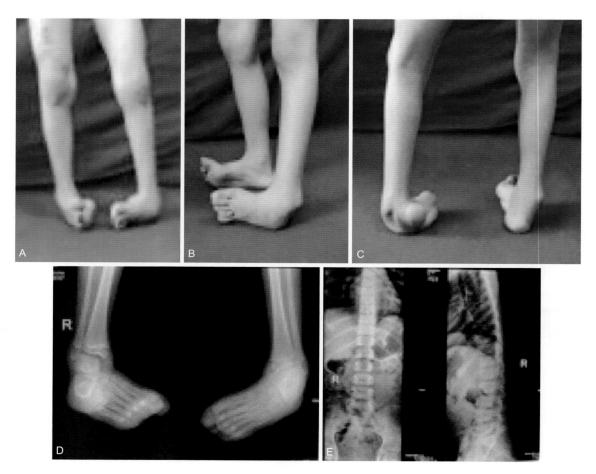

图6-1-5　男，7岁，脊髓血管瘤致双马蹄内翻足畸形

六、椎管内脊膜瘤致下肢畸形

椎管内脊膜瘤（spinal meningioma，SM）的发病率与脊神经鞘瘤相似，绝大多数位于髓外硬膜下，但有少数可生长在硬膜外。其发生率位居椎管内肿瘤的第二位，占所有椎管内肿瘤的 25%～40%，起源于蛛网膜细胞，也可起源于蛛网膜和硬膜的间质成分。80% 以上发生在胸段，颈段次之，腰段最少。绝大多数椎管内脊膜瘤为良性肿瘤，极少部分为恶性。

（一）病因

脊膜瘤组织学来源尚不完全清楚，但大多数学者认为其起源于蛛网膜细胞，也可起源于蛛网膜和硬膜的间质成分，这些提示可能起源于中胚层组织。

（二）临床表现

与肿瘤的位置、生长速度和脊髓受压程度相关，常见表现有感觉减退、共济失调及步态不稳，其他较少症状有疼痛及括约肌功能障碍。若肿瘤生长压迫脊髓或神经根，或者肿瘤切除术损伤脊神经，可引起下肢不同程度的肌肉瘫痪，肌力不平衡，并逐渐继发肢体畸形（图 6-1-6）。

（三）治疗原则

1. 原发肿瘤，由神经外科实施手术切除。
2. 由肿瘤压迫或切除术引起的神经损伤继发的下肢畸形，在病情稳定后，实施手术矫正畸形，恢复下肢形态，改善行走功能。

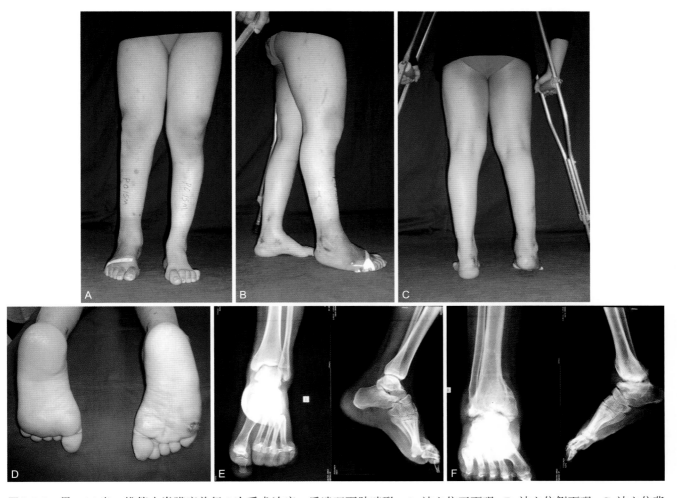

图6-1-6　男，14 岁，椎管内脊膜瘤曾行 8 次手术治疗，后遗双下肢畸形。A. 站立位正面观；B. 站立位侧面观；C. 站立位背面观；D. 足底观，第五跖骨头处溃疡；E. 左足踝正、侧位 X 线片；F. 右足踝正、侧位 X 线片

七、脊髓畸胎瘤致下肢畸形

畸胎瘤是卵巢生殖细胞肿瘤中常见的一种，由外、中、内三个胚层来源的组织构成，可分为成熟畸胎瘤（良性畸胎瘤）和未成熟性畸胎瘤（恶性畸胎瘤）。良性畸胎瘤里含有很多种成分，包括皮肤、毛发、牙齿、骨骼、油脂、神经组织等；恶性畸胎瘤分化欠佳，没有或少有成形的组织，结构不清。当畸胎瘤发生于脊髓时，表现为脊髓受压的相关症状而就医。

（一）病因

确切病因不明，可能与胚胎期生殖细胞异常分化等因素有关。

（二）临床表现

发生在脊髓的畸胎瘤，压迫脊髓引起神经症状，出现对应区域皮肤感觉减退、麻木、肢体肌力减弱等症状；如果没有及时治疗，症状逐渐加重，可出现下肢痉挛性瘫痪并继发肢体畸形；脊髓畸胎瘤行手术治疗时，极易发生脊髓神经损伤，引起下肢不同肌肉瘫痪，并逐渐出现下肢畸形，以马蹄内翻足畸形多见，如果同时发生感觉神经的损害，则出现足部负重区的神经营养障碍性溃疡（图6-1-7）。

（三）治疗原则

1. 治疗原发病，手术切除畸胎瘤。
2. 因不可逆的神经损伤继发的下肢畸形，行矫形手术治疗，恢复下肢形态和功能。

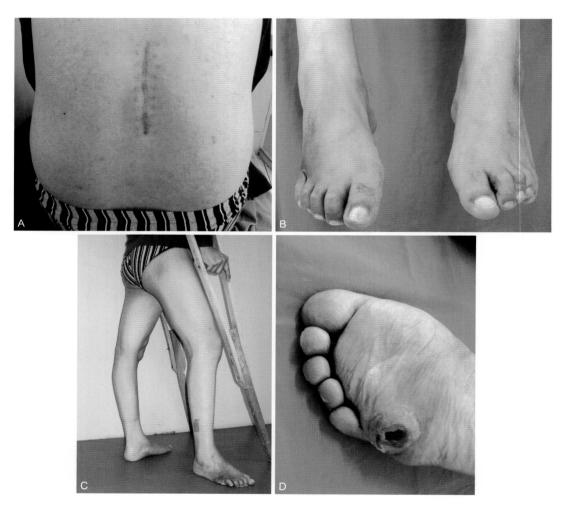

图6-1-7 男，36岁，脊髓畸胎瘤术后，右足内翻，双下肢不全瘫。A.胸腰段脊髓畸胎瘤手术切除术后切开瘢痕；B.双足正位观；C.站立位双足侧面观，右足内翻；D.右足第五跖骨头底部溃疡

（秦泗河 方志伟）

第二节　软组织肿瘤致下肢畸形

一、淋巴管瘤致下肢畸形

淋巴管瘤（lymphangioma，LA）是由扩张的及内皮细胞增生的淋巴管和结缔组织所共同构成的先天性良性肿瘤，内含淋巴液、淋巴细胞或混有血液。

（一）病因

本病病因不明，多因素引起，原始淋巴囊部分被孤立隔离开时，就形成囊性淋巴管瘤；原始淋巴管局部过度增生时，就形成单纯性或海绵状淋巴管瘤。下肢淋巴管瘤侵犯肌肉，致肌肉挛缩，牵拉骨关节，可引起骨关节畸形改变。

（二）分型

根据临床及病理可分为三型：单纯性淋巴管瘤、海绵状淋巴管瘤、囊性淋巴管瘤。

（三）临床表现

不同部位的淋巴管瘤临床表现可有不同。发生在肢体的淋巴管瘤侵犯筋膜、肌肉等软组织，引起筋膜和肌肉的挛缩，可致肢体膝关节、踝关节等畸形改变和功能障碍（图6-2-1、图6-2-2）。

（四）治疗原则

松解挛缩的筋膜和肌腱，矫正骨关节畸形，恢复下肢力线，改善下肢功能。

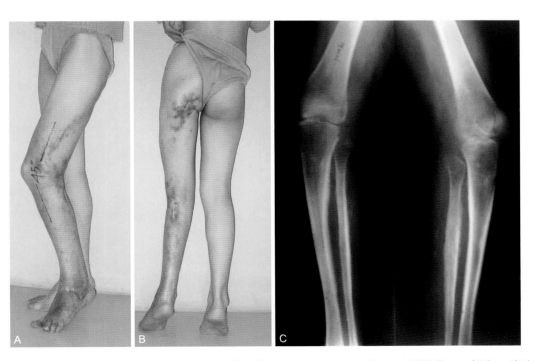

图6-2-1　淋巴管瘤致左屈膝马蹄足畸形：A.站立位左侧面观；B.背面观；C.左膝关节正、侧位X线片

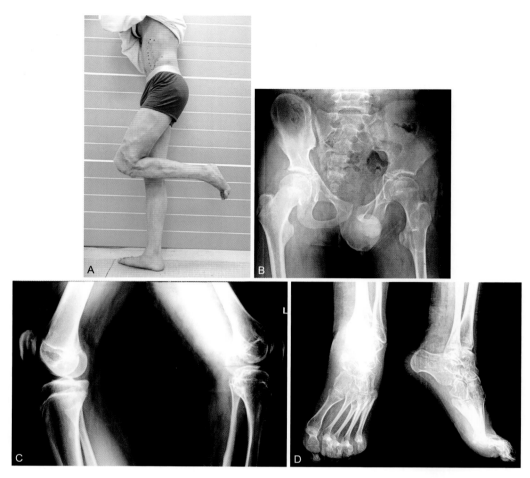

图6-2-2　淋巴管瘤致左屈膝马蹄足畸形。A.站立位左侧面观；B.骨盆正位 X 线片；C.膝关节侧位 X 线片；D.左踝足正、侧位 X 线片

二、皮肤神经纤维瘤致下肢畸形

皮肤神经纤维瘤，是神经纤维瘤病的周围神经皮肤表现，为常染色体显性遗传病，多伴有牛奶咖啡斑，皮肤的丛状瘤性结节按照神经纤维走行分布，可发生于体表任何部位，胸背部多见（图 6-2-3 ）。

治疗：皮肤纤维瘤一般不需要手术切除，若伴发骨骼类问题可以考虑手术。有关详细解答见本书第十五章第三节"神经纤维瘤病合并脊柱侧凸"。

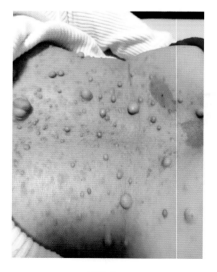

图6-2-3

三、肌间脂肪瘤致下肢畸形

肌间脂肪瘤（intramuscular lipoma，IL）是生长于横纹肌之间的由成熟脂肪细胞组成的良性肿瘤组织，好发于四肢的大块肌肉中，无包膜，呈浸润性生长。

（一）病因

病因目前尚未完全清楚，根本原因考虑是致瘤因子引起，当致瘤因子处于活跃状态，在机体抵抗力下降时，机体内的免疫细胞对致瘤因子的监控能力下降，再加上体内的内环境改变、慢性炎症刺激等诱因，致瘤因子活性进一步增强，使正常脂肪细胞与周围组织细胞发生一种异常增生现象，导致脂肪组织沉积，表现为向体表或内脏器官突出的肿块。

（二）临床表现

较小的肌间脂肪瘤除局部肿物外，通常无自觉症状或轻度疼痛，不引起功能障碍。如果肿瘤增大比较明显，会引起压迫症状，可以出现肢体畸形和功能障碍，多表现为屈膝、马蹄足畸形（图6-2-4）。

（三）治疗原则

较小的脂肪瘤，如果无临床症状，可不治疗；对于较大的脂肪瘤，如果引起疼痛不适，甚至引起肢体畸形者，应积极行手术切除，同时矫正畸形，改善肢体功能。

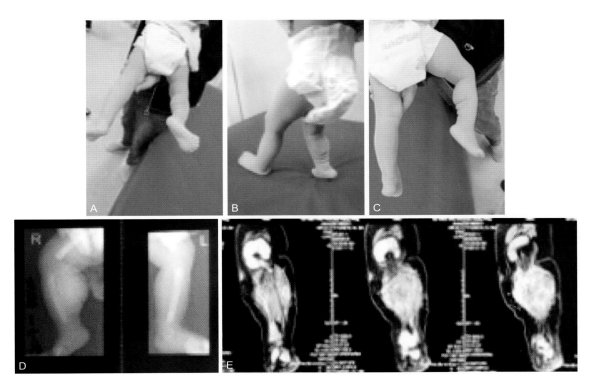

图6-2-4　肌间脂肪瘤致小腿短缩畸形

四、恶性外周神经鞘瘤致下肢畸形

外周神经鞘瘤是起源于周围神经或具有各种神经鞘细胞（施万细胞、神经束膜细胞、成纤维细胞）的一类肿瘤。患者多为20~50岁的中青年人，男性多于女性。肿瘤生长缓慢，多为良性，常同时伴有神经纤维瘤或神经鞘瘤，但少数外周神经鞘瘤为恶性，称恶性外周神经鞘瘤（malignant peripheral nerve sheath tumor，MPNST），容易复发和转移，预后差。

（一）病因

NF2基因突变被公认参与了神经鞘瘤发病，但其突变位点不确定。MPNST的来源分成3种类型：

①散发型，原发于大神经干。②NF1型，来源于神经纤维瘤病Ⅰ型恶变。这两种类型占据绝大多数。③其他，极少数病例（约5%）可以因其他肿瘤放疗诱发或从神经鞘瘤与节细胞瘤恶变而来。

经功能损害是恶性肿瘤的表现。神经损伤引起患肢肿胀、麻木、疼痛，局部与受累神经远端感觉和运动障碍（图6-2-5）。

（二）临床表现

其症状表现多样，可发生于身体任何部位，缺乏特异性，自发性疼痛、压痛、伴随局部和远端神

（三）治疗原则

对于原发肿瘤，应早发现、早治疗，手术切除是最有效的治疗方法。对于切除肿瘤术后继发的肢体畸形，在病情稳定后，实施手术矫正。

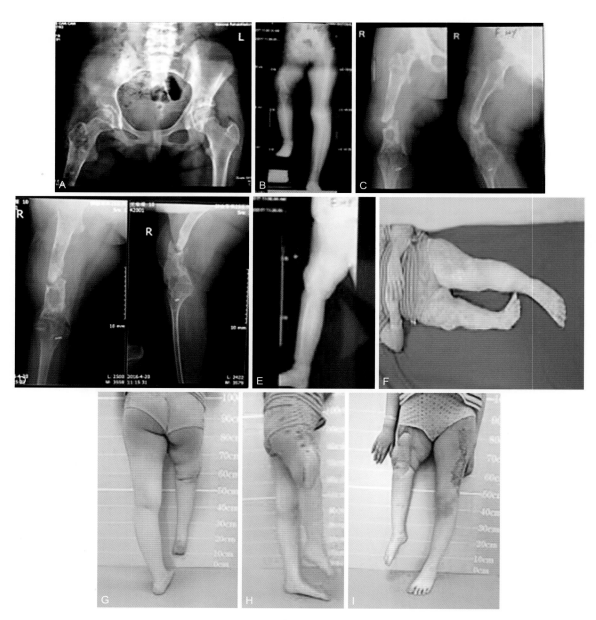

图6-2-5　恶性周围神经鞘瘤致左侧股骨短缩骨不连

五、非骨化性纤维瘤致下肢畸形

非骨化性纤维瘤（non-ossifying fibroma，NOF）是由成熟的非成骨性结缔组织发生的良性肿瘤。约占原发性骨肿瘤的 1.1%，占良性骨肿瘤的 2.1%。1942 年 Jafe 和 Lichtenstein 根据其病理变化命名为非骨化性纤维瘤。大多数学者主张将病灶较小、局限于骨皮质、仅引起轻度缺损的病变称为"干骺端纤维性缺损"；若此病变持续发展而累及髓腔致病灶扩大而引起临床症状者则称为"非骨化性纤维瘤"。

（一）病因

本病病因不明。

（二）临床表现

非骨化性纤维瘤早期多无症状，进展可出现患肢肿胀、隆起，病灶处有轻压痛；活动量大时疼痛明显，部分患肢外伤后发生病理性骨折来诊。非骨化性纤维瘤者处理不当，可引起肢体畸形，儿童患者甚至引起严重肢体畸形和骨质吸收（图 6-2-6）。

（三）治疗原则

骨纤维皮质缺损为非骨化性纤维瘤的早期表现，有自愈倾向，可侵入髓腔发展为非骨化性纤维瘤，早期可定期观察，进行性增大时选择手术治疗。继发骨关节畸形患者，彻底清除病灶同时实施软组织松解和截骨矫形，恢复肢体的正常形态和功能。

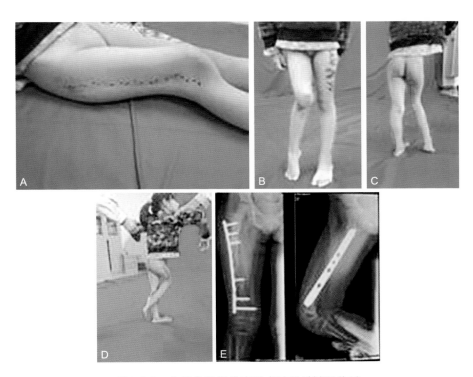

图6-2-6 非骨化性纤维瘤手术后骨质被吸收后

六、韧带样型纤维瘤病致下肢畸形

韧带样型纤维瘤病是成纤维细胞克隆性增生性病变，又称硬纤维瘤、侵袭性纤维瘤、纤维瘤病，以浸润性生长和易于局部复发为特征，位于深部的软组织，几乎不转移。此病可发生于全身各处，多见于腹壁，亦可发生于腹内及骨骼肌内。

（一）病因

本病病因有多方面，包括遗传、内分泌和物理因素。家族性腺瘤性息肉病患者易合并硬纤维瘤，称为 Gardner 综合征。高雌、孕激素水平也可能和发病相关。外伤也是一个重要因素。

（二）临床表现

韧带样型纤维瘤病为界限不清的质硬肿物，部分病变为多灶性，易发觉，表现为微痛或无痛。下肢的韧带样纤维瘤病侵袭肌肉、关节囊等组织，可

引起关节挛缩而出现畸形，下肢多发生于髋关节和膝关节，从而出现髋关节僵直于畸形位，膝关节屈曲畸形等临床表现（图6-2-7）。儿童的硬纤维瘤好发于臀部，容易引起骨盆倾斜、双下肢不等长及脊柱侧弯。

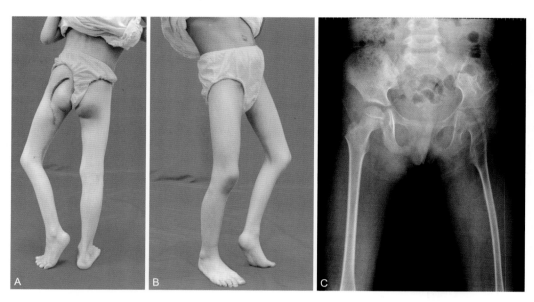

图6-2-7　女，6岁，左臀部韧带样型纤维瘤病致髋关节僵直，已经行手术切除肿瘤。A.左侧臀部手术切口；B.左髋关节僵直，站立位骨盆右上倾，姿势性屈膝马蹄足表现；C.骨盆X线片显示左侧髋关节间隙变窄

（三）治疗原则

1.目前认为，韧带样型纤维瘤病在初次确诊时应该采取保守观察，若肿瘤不生长则不予治疗。若肿瘤持续进展，只有腹壁的韧带样型纤维瘤病首选手术，其余部位首选药物治疗。药物治疗包括甲氨蝶呤联合长春瑞滨的小剂量化疗（图6-2-8），多柔比星脂质体为基础的化疗，以及伊马替尼、索拉菲尼、培唑帕尼等靶向治疗。不推荐对年轻患者特别是未成年患者进行放疗。关节附近韧带样型纤维瘤病引起的肢体挛缩及功能障碍可在肿瘤稳定期进行康复治疗。

2.肿瘤引起的髋、膝、踝等关节畸形，采用Ilizarov缓慢牵拉技术进行矫正。

3.肿瘤所导致的畸形要在肿瘤控制后再进行矫形手术，否则肿瘤复发还会引起畸形的再次发生。

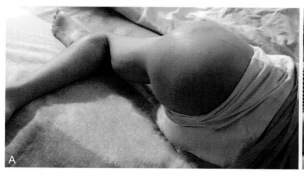
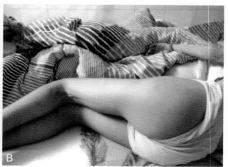

图6-2-8　左臀部韧带样型纤维瘤病。A.化疗前；B.化疗后（方志伟供图）

（方志伟　李　舒　秦泗河）

第三节　骨骼肿瘤致下肢畸形

一、内生性软骨瘤致下肢畸形

内生性软骨瘤（enchondroma）是指发生于骨内的软骨瘤。因软骨不能通过软骨内化骨的正常秩序转化为骨组织，为错构性软骨增生。单发性内生性软骨瘤生长缓慢，体积小，可长期无症状。多发性内生性软骨瘤在幼儿期即有症状和体征，导致肢体短缩和弯曲畸形，引起肢体功能障碍。

（一）病因

由胚胎性异位组织引起的肿瘤。

（二）临床表现

单发性内生性软骨瘤生长缓慢，体积小，可长期无症状。手足部的管状骨内生性软骨瘤因骨膨胀刺激引起局部肿痛，或因病理性骨折引起疼痛，常导致手指或足趾的畸形；在四肢长骨，大部分内生性软骨瘤多无症状，仅因其他疾病或病理性骨折在拍摄 X 线片检查时才发现。多发性内生性软骨瘤常导致肢体短缩和弯曲畸形，在幼儿期即表现出症状和体征，早期就会发现。因 Ollier 在 1899 年首次描述本病，故又称 Ollier 病。本病发生在长管状骨时，在肢体的干骺端可有轻微的膨胀，随着骨骼的发育，出现短缩畸形（图 6-3-1）。部分内生软骨瘤可能恶变为软骨肉瘤。

内生性软骨瘤

（三）治疗原则

1. 无症状的小的内生软骨瘤可不治疗，手术治疗以刮除植骨术为主。

2. 对于因肿瘤引起的肢体畸形和短缩，应行手术彻底清除病灶同时矫正畸形，恢复肢体长度，改善肢体功能。

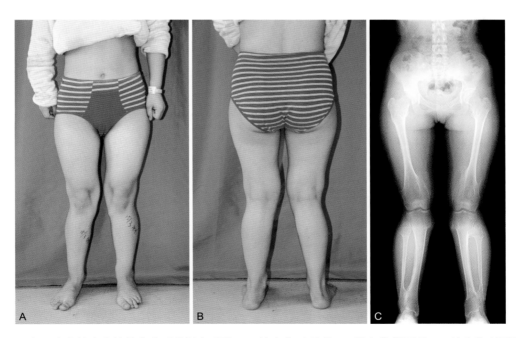

图6-3-1　女，21岁，多发性内生软骨瘤致下肢复合畸形。A.站立位正面观；B.站立位背面观；C.站立位双下肢全长X线片

二、骨纤维异样增殖症致下肢畸形

骨纤维异样增殖症

骨纤维异样增殖症（fibrous dysplasia，FD）是一种骨发育异常疾病，可累及单骨或多骨，其病因尚未完全明确。本病在瘤样病变中占首位（38.42%）。多见于10~30岁的青年人，男女发病比例无差别。好发部位主要在股骨和胫骨，其次在颌骨和肋骨。

（一）病因

骨纤维异样增殖症病因不明，可能与基因突变、IL-6介导、染色体和形态学异常、骨发育异常、干细胞疾病等有关。

（二）临床表现

临床表现的轻重与年龄、病程及受损部位有关。发病年龄越早，症状越重。病变早期可无症状，发病后出现疼痛、功能障碍、弓状畸形或病理性骨折（图6-3-2），轻微外伤后可引起病理性骨折，出现骨折部位疼痛、肿胀、功能障碍等（图6-3-3）。

（三）治疗原则

1. 对于无症状的病变，原则上不需要进行治疗。
2. 对于病变引起的骨骼畸形，影响肢体功能时，可行病灶清除同时截骨矫形，恢复正常肢体形态和功能。

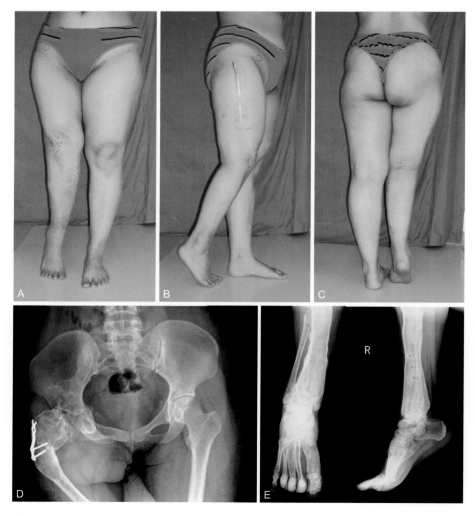

图6-3-2　骨纤维异样增殖症致右下肢畸形。A.站立位正面观；B.右侧面观；C.背面观；D.骨盆正位X线片；E.右足踝X线片

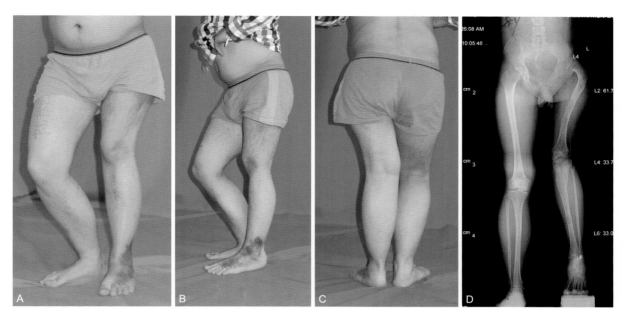

图6-3-3　男，28岁，骨纤维异常增殖症，右侧股骨牧羊拐畸形。A.术前外观，左下肢短缩，髋内收畸形；B.站立位侧面观，左下肢短缩；C.站立位背面观；D.站立位双下肢全长正位片

三、长骨骨化性纤维瘤致下肢畸形

骨化性纤维瘤主要发生在颌骨，发生在长骨者极少见，1966年Kempson报道该病名沿用至今。和比较多见的骨的纤维结构不良不同，其肿瘤组织除了纤维组织和骨组织外，还可见大量的成骨细胞环绕，由此提出了"长骨骨化性纤维瘤"的概念。长骨骨化性纤维瘤和骨的纤维结构不良的根本区别在于：长骨骨化性纤维瘤的发病部位绝大部分是胫骨，临床上表现为侵袭性，手术治疗后常有复发，在组织学上其骨小梁周围有大量的成骨细胞环绕。

（一）病因

病因至今尚不明确，可能是骨骼结构先天性发育不良。

（二）临床症状

临床表现为局部骨质的肿胀和弯曲畸形。病变可能在婴幼儿期即发现，但往往长期稳定，或有轻微的不适症状，偶有病理性骨折。查体最多见局部轻微肿胀，无红、热，可有轻微的压痛。关节活动无障碍。

（三）治疗原则

根据病程、性质、生长速度、X线片和组织学检查来决定治疗方案。5岁以前偶有自愈的可能，保守治疗为主。5~10岁时，尽量推迟手术，若必须手术治疗，可采用外固定技术。若出现广泛病变伴严重膨胀、骨脆弱或形成假关节时，须手术。常用的方法是彻底刮除或切除，同时截骨矫正畸形。

四、骨肉瘤致下肢畸形

骨肉瘤（osteosarcoma）是最常见的原发性恶性骨肿瘤，起源于未分化的骨纤维组织，以能产生骨样组织的梭形基质细胞为特征。本病好发于青少年，以四肢长管状骨多见。本病居原发恶性骨肿瘤首位，占原发性骨肿瘤的15.5%，是具有高度转移倾向的恶性肿瘤。本病恶性程度高，手术后易复发，预后不良。

（一）病因

骨肉瘤确切病因不明，其易感和高危因素如下：①创伤不引起骨肉瘤，但部分患者因创伤而发现骨肉瘤。②可能与青春期骨增长过快有关，故身材高大的人群比身材矮小的人群发病率高。③中年后发生骨肉瘤与畸形性骨炎有关，放射性损伤可能继发骨肉瘤，纤维结构不良可能恶变为骨肉瘤。④Le-Fraumeni综合征（遗传性基因p53突变）和遗传性视网母细胞瘤（RB基因细胞突变）易继发骨肉瘤。

（二）临床表现

骨肉瘤的突出症状是疼痛、肿块或肿胀、功能受限、全身症状等。肿瘤部位的疼痛，早期可呈间歇性，后逐渐呈持续性疼痛；疼痛部位出现固定性肿块，局部皮温升高，浅表静脉怒张；下肢的骨肉瘤可出现疼痛性跛行。骨肉瘤多发于长骨的干骺端，X线片主要表现为骨小梁破坏，骨膜反应，不规则新生骨形成（图6-3-4、图6-3-5）。

（三）治疗原则

骨肉瘤对化疗敏感，且化疗能显著延长患者的生存期，故骨肉瘤的治疗原则为术前先辅助化疗+手术+术后辅助化疗。骨肉瘤的保肢手段包括肿瘤型人工关节置换术、瘤段骨灭活再植术、同种异体骨移植术。对于未成年患者，切除肿瘤后形成的骨缺损（图6-3-6），可采用Ilizarov骨搬移技术进行修复，尽量保存患者的形态和功能。也可考虑采用可延长型假体置换。

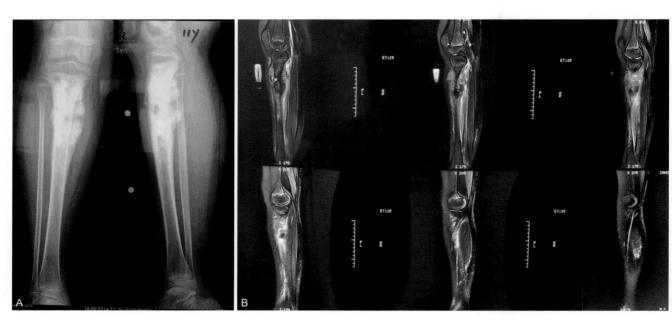

图6-3-4　男，11岁，右胫骨上段骨肉瘤。A.右胫腓骨X线片；B.右小腿MRI

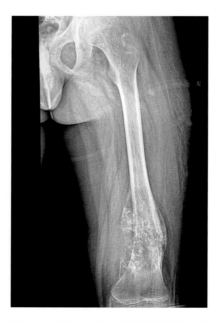

图6-3-5　男，9岁，左股骨远端骨肉瘤

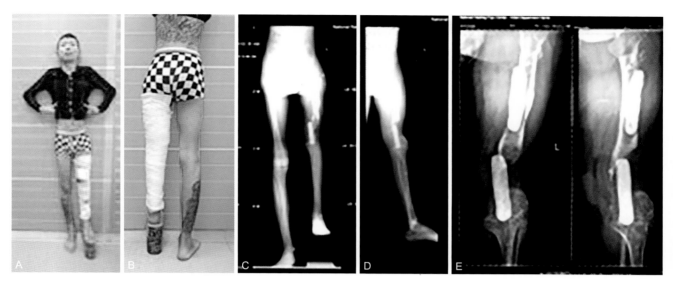

图6-3-6 骨肉瘤后遗左股骨骨不连

（李 舒 方志伟 秦泗河）

参考文献

[1] 韩仰同. 颅内生殖细胞瘤[J]. 国外医学: 临床放射学分册, 2000, 23(04): 228-232.

[2] 张新华, 周志韶. 原发性颅内生殖细胞肿瘤32例临床病理分析[J]. 中华病理学杂志, 1994, 23(03): 184, T038.

[3] 陈建松, 陈衔城. 颅内生殖细胞肿瘤的诊断和治疗(附38例临床分析)[J]. 中国临床神经外科杂志, 2002, 7(1): 28-29.

[4] 张柏年, 徐温理, 孙伟建, 等. 颅内生殖细胞瘤综合治疗[J]. 1996, 12(4): 219-221.

[5] 高晓红, 王亚明, 白茫茫. 颅内生殖细胞肿瘤研究进展[J]. 临床医学进展, 2020, 10(3): 270-278.

[6] 黄广龙, 漆松涛. 颅咽管瘤特点及起源的研究[J]. 国际神经病学神经外科学杂志, 2005, 32(6): 4.

[7] 储卫华, 林江凯, 朱刚, 等. 颅咽管瘤显微手术治疗及术后并发症分析[J]. 中国微侵袭神经外科杂志, 2011, 1: 4-7.

[8] 陆云涛, 彭林. 脊髓胶质瘤的外科治疗及相关临床问题探讨[J]. 中华医学信息导报, 2018, 33(8): 1.

[9] 洪国良, 岳树源, 张建宁. 脊髓胶质瘤治疗的进展[J]. 中华神经医学杂志, 2006, 5(001): 106-108.

[10] 罗丁, 樊小农. 脊髓血管瘤术后下肢疼痛萎缩[J]. 医学信息旬刊, 2011, 24(005): 189.

[11] 李佳, 杨新宇, 张建宁, 等. 脑和脊髓海绵状血管瘤的诊治研究现状[J]. 中华神经外科杂志, 2012, 28(4): 429-432.

[12] 易灿, 丁焕文, 涂强, 等. 椎管内脊膜瘤的临床诊断和手术治疗[J]. 颈腰痛杂志, 2011, 32(2): 4.

[13] 陈钢, 谢志国, 艾雄文, 等. 肌间脂肪瘤致旋后肌综合征一例[J]. 临床外科杂志, 2014(4): 1.

[14] 王东来, 郭卫. 恶性外周神经鞘瘤的诊治进展[J]. 重庆医学, 2015, 19: 2679-2681.

[15] 蒋小英, 黄春金, 郭荣年. 恶性外周神经鞘瘤的临床病理研究[J]. 中外医学研究, 2018, 16(12): 2.

[16] 张春莉, 杜雄, 尹香利. 幼年性恶性外周神经鞘瘤临床病理特点分析[J]. 实用医学杂志, 2011, 27(14): 2616-2618.

[17] 雪莹, 罗宁, 董洋. 恶性外周神经鞘瘤的影像特征与临床分析[J]. 临床放射学杂志 2020, 39(2): 377-381.

[18] 虞聪, 贾潇天. 恶性周围神经鞘瘤的诊治进展[J]. 中华手外科杂志, 2021, 37(3): 223-226.

[19] 刘淑坤, 王清, 向桂书, 等. 关于长骨纤维性皮质骨缺损和非骨化性纤维瘤的临床分析探讨[J]. 中国矫形外科杂志, 2005, 13(11): 4.

[20] Li S, Fan Z, Fang Z, et al. Efficacy of vinorelbine combined with low dose methotrexate for treatment of inoperable desmoid tumor and prognostic factor analysis. Chin J Cancer Res, 2017, 29(5): 455-462.

[21] 李舒, 樊征夫, 刘佳勇. 不可手术切除韧带样型纤维瘤伊马替尼治疗疗效分析[J]. 中华肿瘤防治杂志, 2018, 25(8): 591-594.

[22] 李舒, 方志伟, 刘佳勇. 多柔比星脂质体联合达卡巴嗪治疗不可手术切除硬纤维瘤的疗效初探. 中国肿瘤临床, 2021, 48(14): 716-720.

第七章 血管、血液与淋巴性疾病致下肢畸形

第一节 脑与脊髓血管疾病致下肢畸形

一、脑血管栓塞致下肢畸形

（一）病因

脑血管栓塞（cerebrovascular embolism）引起相应动脉支供血区脑组织缺血性坏死，出现局灶性神经功能缺损。如果影响到运动中枢，就会出现偏瘫、共济失调等运动障碍。瘫痪后长期姿势不良将导致骨与关节变形，形成肢体畸形，影响行走功能。

（二）临床表现

后遗症期包括髋内收画圈步态、膝关节屈曲挛缩、马蹄内翻足等（图7-1-1）。

（三）治疗

后遗症期可行矫形外科手术，平衡肌力，改善肌张力，恢复肢体力线。

二、脑脉管炎致下肢畸形

（一）病因

脑脉管炎（cerebral vasculitis）指的是一类原发于脑动脉或其他疾病侵犯颅内动脉所导致的血管壁炎症与坏死，进而出现脑缺血、脑梗死及颅内出血等病理变化的一类疾病。

（二）临床表现

脑脉管炎致肢体畸形较罕见，无明显典型症状，根据不同神经部位损害可表现为局灶性神经系统体征、头痛及认知障碍，如偏瘫、四肢瘫痪、共济失调等。神经系统受损后，累及特定神经部位可表现为肢体无力、肢体瘫痪等症状，长期治疗效果差者，后期痉挛性瘫痪，由于姿势不良造成不可逆损伤，肢体畸形进行性加重，如髋膝关节屈曲挛缩、马蹄内翻足、外翻足、屈趾畸形等（图7-1-2）。

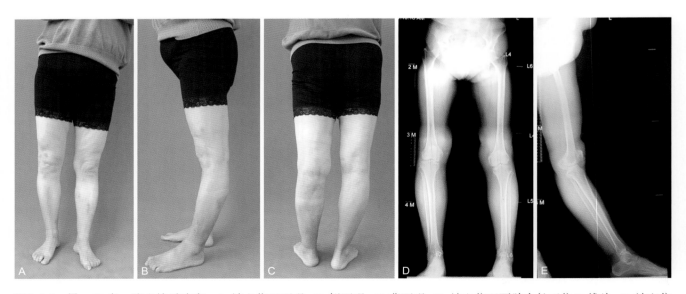

图7-1-1 男，61岁，脑血栓后遗症。A.站立位正面观；B.侧面观；C.背面观；D.站立位双下肢全长正位X线片；E.站立位双下肢全长侧位X线片

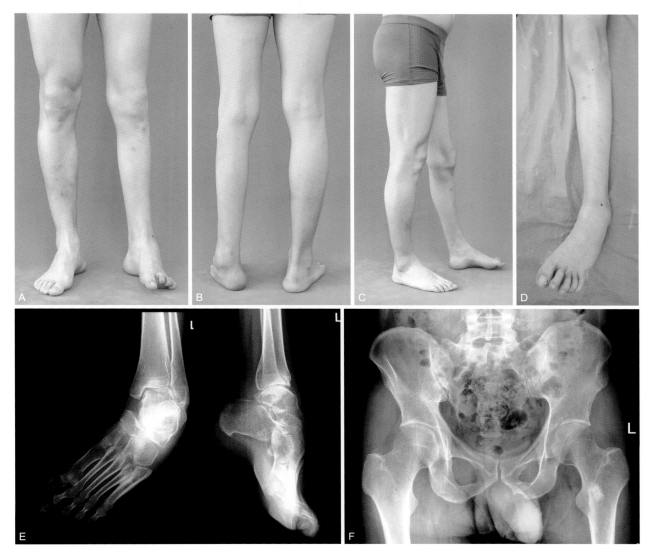

图7-1-2 脑脉管炎后遗左足内翻畸形。A.站立位正面观；B.背面观；C.侧面观；D.左足前面观；E.左足正、侧位 X 线片；F.骨盆正位 X 线片

（三）分型

按病因可分为原发性脉管炎、继发性脉管炎：

1.原发性脉管炎：病因未明，但自身免疫机制已受到广泛认可。

2.继发性脉管炎：常见的原发病因包括结缔组织病、病毒和真菌感染、寄生虫感染等。

（四）治疗

导致肢体畸形者，可行矫形手术治疗，包括缓解痉挛、平衡肌力、稳定关节、恢复力线等。

三、脑血管畸形破裂致下肢畸形

（一）病因

脑血管畸形（cerebrovascular malformation）是指脑血管先天性的、非肿瘤性的发育异常，包括脑局部血管数量和结构的异常，并对正常脑血流产生影响。在合并高血压等情况时，畸形血管可自发性破裂出血，引起脑内出血或血肿，压迫脑组织并造成脑组织缺血，引起脑损害。其多见于年轻人，发病年龄平均 20~40 岁。

（二）临床表现

急性期表现弛缓性瘫痪，后期呈痉挛性瘫痪，肌张力增高，腱反射亢进，并出现病理反射，肌力普遍下降，运动功能障碍。长此以往继发骨与关节变形，导致下肢负重力线改变，肢体畸形。下肢主要表现为受累侧肢体内收、内旋，足部马蹄内翻畸形较常见（图7-1-3）。

（三）治疗原则

长期痉挛性瘫痪导致下肢畸形，如马蹄内翻足等，可行矫形手术治疗。

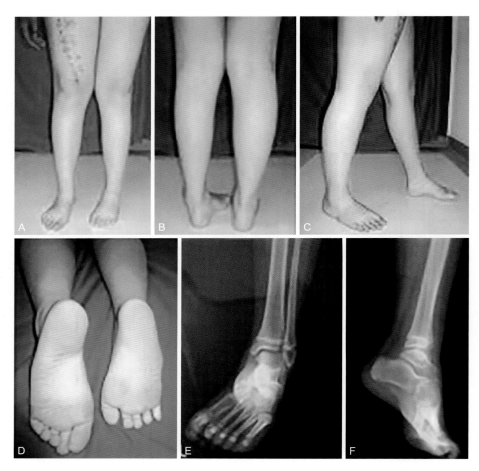

图7-1-3　脑血管畸形致马蹄内翻畸形。A.站立位正面观；B.背面观；C.侧面观；D.双足底；E.左足正位 X 线片；F.左足侧位 X 线片

四、脑出血致下肢畸形

（一）病因

脑出血（cerebral hemorrhage）发病早期由于颅内压增高等原因，死亡率很高，幸存者中多数留有不同程度的认知障碍、运动障碍、言语吞咽障碍等后遗症。

（二）临床表现

脑出血后遗症期会影响患者身体一侧的肌肉功能，失去原本活动时的灵活感，在感知方面存在障碍，甚至还会出现暂时失明的现象。后期神经损害稳定，遗留的痉挛性瘫痪可造成肢体畸形（图7-1-4）。

（三）治疗原则

后期神经永久性损伤造成畸形严重者，可行矫形手术治疗。

脑出血

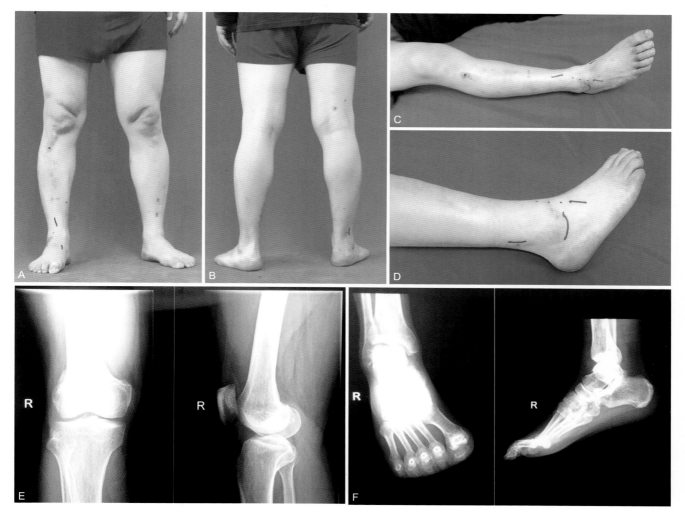

图7-1-4　脑出血后遗右下肢畸形。A.站立位正面观；B.背面观；C.右下肢；D.右足踝；E.右膝关节正、侧位 X 线片；F. 右足踝正、侧位 X 线片

五、范可尼综合征致下肢畸形

（一）病因

范可尼综合征（Fanconi syndrome，FS）是指包括多种病因所导致的多发性近端肾小管再吸收功能障碍的临床综合征。肾近曲小管重吸收缺陷，尿中丢失大量葡萄糖、氨基酸、磷酸盐、重碳酸盐等，而导致酸中毒、电解质紊乱（低血钠、低血钾、低血磷）、佝偻病及生长发育落后等。其病因包括原发性和继发性：①原发性者多与遗传有关，在婴儿或生后 1 年内出现症状，为染色体显性或隐性遗传；②继发性者凡广泛累及近端肾小管再吸收功能的疾病均有可能继发本病，如遗传代谢性疾病胱氨酸病、眼 - 脑 - 肾营养不良（Lowe 综合征）、肝豆状核变性、糖原病、遗传性果糖不耐受症以及某些获得性疾病，

如多发性骨髓瘤、肾病综合征、移植肾、中毒（重金属如镉、铝、汞；药物如过期四环素、氨基糖苷类抗生素、维生素 D 中毒等）。因肾功能障碍，导致维生素 D 缺乏和成人骨软化症，可继发骨关节畸形。

范可尼综合征

（二）临床表现

本病较为罕见，多于成年出现症状，有多种氨基酸尿、肾性糖尿、肾丢失钠、高钙尿症、低磷血症、近端肾小管性酸中毒、低尿酸血症、肾小管性蛋白尿，低钾血症（肌无力、软瘫、周期性瘫痪等）、低钙血症（手足搐搦症）等。长期低钙血症，可引起继发性甲状旁腺功能亢进、肾性骨病。其中最突出的临床表现为小儿维生素 D 缺乏症和成人骨软化症，导致全身骨骼变形，当影响下肢时出现股骨或胫骨内翻、内旋等畸形（图 7-1-5），影响功能活动。

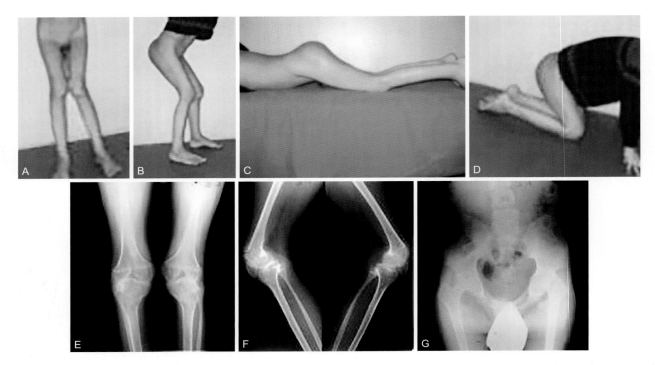

图7-1-5　范可尼综合征致双侧屈髋屈膝畸形。A.站立位正面观；B.站立位侧面观；C.卧位侧面观；D.屈膝屈髋位观；E.双膝关节正位 X 线片；F.双膝关节侧位 X 线片；G.骨盆正位 X 线片

（三）分型

原发性范可尼综合征包括 3 种类型：

1. 成人型范可尼综合征在 10～20 岁以后起病，有多种肾小管功能障碍，突出的症状是软骨病，少数病例可出现肾衰竭。

2. 婴儿型范可尼综合征多于 6～12 个月发病，可有抗维生素 D 佝偻病及严重营养不良现象。

3. 特发性刷状缘缺失型范可尼综合征因为葡萄糖及各种氨基酸载运系统完全丧失，故这些物质的清除率近于肾小球滤过率。

（四）治疗原则

1. 治疗原发病，纠正代谢异常。

2. 对于继发的骨关节畸形，采用软组织松解结合截骨术，矫正肢体畸形，恢复下肢机械轴和关节力线，改善行走功能。

六、血友病性关节病致下肢畸形

（一）病因

血友病致骨关节畸形

血友病性关节病（hemophilic arthropathy）是指并发于血友病且以关节血肿及强直为主的关节病，好发于活动较多和承受重力的关节，如膝、踝、肘和髋关节，其中以膝关节最为常见。血友病性关节病的病理改变主要由关节内反复出血所致：①关节内出血：引起关节间隙增宽，含铁血黄素沉积，并使滑膜纤维化和透明软骨分解，引起慢性滑膜炎、软骨退变和关节表面侵蚀。②骨内出血（软骨下出血）：引起骨质溶解或囊变以及关节旁的囊性病灶。③骨膜下出血较少发生，引起骨膜反应、皮质增厚，可出现压力性侵蚀。④血友病性假肿瘤：可见溶骨性破坏，病灶也可呈膨胀性改变，常合并软组织肿块和骨膜反应，增生的骨膜可再遭破坏。易发生病理性骨折，且不易愈合。由于反复出血导致关节内铁沉积、滑膜增生和新生血管生成，以及软骨和软骨下骨损伤，导致严重的骨与关节破坏。

（二）临床表现

临床中上肢多发于肘关节，多累及双侧，表现为肘关节肿大，关节屈曲挛缩畸形，伸直受限。下肢发生于膝关节者，表现为膝关节肿大，屈膝挛缩畸形，丧失行走功能（图7-1-6）；发生于踝关节表现为踝关节肿大、跖屈畸形，此外肌肉出血导致挛缩如跟腱挛缩、腓肠肌膜挛缩等也可导致马蹄内翻足畸形。

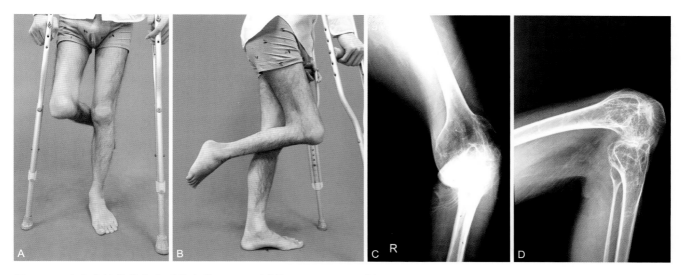

图7-1-6　血友病性关节病致下肢畸形。A.双下肢前面观；B.双下肢侧面观；C.右膝关节正位X线片；D.右膝关节侧位X线片；E.双膝关节侧位X线片

（三）治疗原则

1. 纠正凝血异常：补充Ⅷ因子，防止关节内出血损伤。

2. 针对畸形导致的下肢功能障碍，根据畸形原因，可行软组织挛缩松解及截骨畸形矫正，恢复下肢负重力线，改善行走功能。例如屈膝及马蹄内翻足畸形的患者，采用微创手术松解软组织，结合Ilizarov技术的运用，可缓慢牵拉矫正屈膝及足踝部畸形。

（秦泗河　焦绍锋）

第二节　肢体周围血管病致下肢畸形

一、血管瘤致下肢畸形

（一）病因

血管瘤（hemangioma）是由胚胎时期成血管细胞增生而形成的一种常见于皮肤和软组织内的先天性良性肿瘤或者血管畸形，一般多见于婴儿出生时或出生后不久。该病病因尚不明确，妊娠期应用黄体酮药物或接受绒毛膜穿刺、妊娠期高血压病及婴儿出生时低体重可能与血管瘤的形成有关。全身各处均可发生血管瘤，蔓状血管瘤或海绵状血管瘤侵犯肌肉、筋膜组织可引起肌肉、筋膜挛缩，从而继发邻近骨关节的畸形。

（二）临床表现

血管瘤可表现为皮肤静脉扩张或局部海绵状肿块，严重者累及多个组织和器官。其生长速度与身体生长基本同步，不会自行退化，发病无性别差异。局部为柔软、压缩性、无搏动的包块，体积大小可随体位改变或静脉回流快慢而发生变化。病灶位于四肢者，肢体抬高时病灶缩小，低垂或上止血带时则充盈增大。静脉血栓形成时表现为反复的局部疼痛和触痛。瘤体逐渐生长增大后，可引起沉重感和隐痛。病灶侵及关节腔可引起局部酸痛、屈伸异常。皮下静脉畸形可影响邻近的骨骼变化，在四肢者多表现为骨骼脱钙和萎缩，引起四肢关节畸形改变，如膝关节屈曲畸形、足马蹄内翻畸形。

（三）治疗原则

矫正畸形，有限手术适当松解挛缩肌腱、筋膜，注意保护避免损伤血管瘤，术后通过固定器缓慢牵伸矫正，拆除外固定器后需较长时间巩固治疗，防止畸形复发。

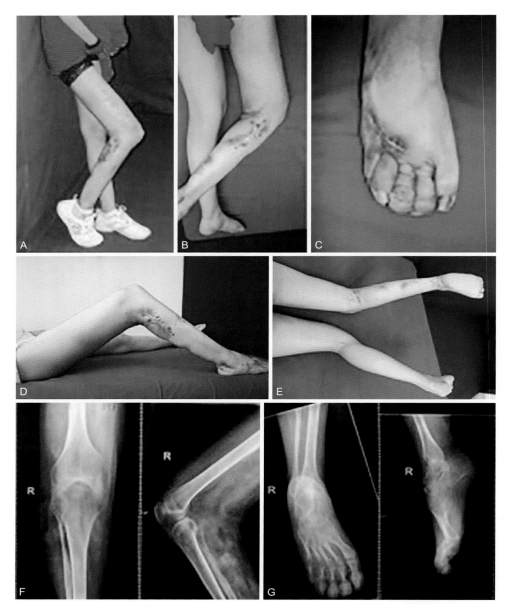

图7-2-1　血管瘤继发屈膝、马蹄足畸形。A.侧面观；B.背面观；C.正面观；D.膝关节屈曲畸形侧面观；E.膝关节屈曲畸形背面观；F.右膝关节正、侧位 X 线片；G.右踝关节正、侧位 X 线片

二、儿童股骨头缺血性坏死致下肢畸形

（一）病因

儿童股骨头缺血性坏死又称 Legg-Calve-Perthes 病，是发生于儿童股骨头的自限性、自愈性、非系统性疾病。2~12 岁儿童均可罹患本病，以 4~8 岁儿童多见，男女发病率 4：1，多为单侧发病。其发病机制尚未明确，局部因素包括外伤、产位异常、解剖异常、滑膜炎、关节炎骨内压及关节内压增高等。全身因素包括：①凝血及纤溶系统异常；②内分泌及免疫因素；③细胞因子；④遗传、环境、吸烟等。

（二）临床表现

临床主要表现为间歇性跛行，患侧髋关节疼痛，活动受限；X 线表现为股骨头囊性变、碎裂、塌陷，在恢复过程中因股骨头塑形异常和干骺端受累从而影响股骨近端正常发育，出现头膨大、短颈或扁平髋等畸形（图 7-2-2）。

（三）分型

Catterall 分型法：Ⅰ 型：仅骨骺前侧部（<1/2）受累，股骨头的外形完整性无塌陷，坏死区的吸收

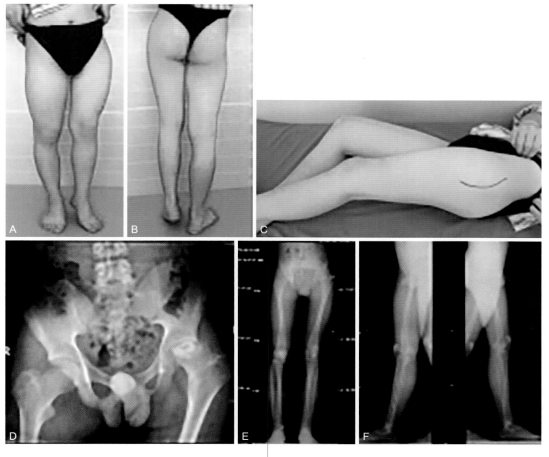

图7-2-2 儿童股骨头缺血性坏死。A.正面观；B.背面观；C.侧面观；D.骨盆正位X线片；E.双下肢全长正位X线片；F.双下肢全长侧位X线片

及新生骨爬行替代完全，没有或仅有轻度的畸形残留；Ⅱ型：骨骺前侧较大区域（>1/2）受累，坏死部分吸收时可出现股骨头塌陷，有死骨形成，X线表现为死骨区域呈V形；Ⅲ型：仅骨骺外侧小部分未受累；Ⅳ型：全骨骺坏死。

（四）治疗原则

治疗方法都是阻止、延缓股骨头畸形和退行性骨关节炎等不良后果的发生。恢复、维持髋关节功能，缓解由于髋关节刺激引起的疼痛、外展活动受限。保守治疗包括：①支具，②中医中药，③高压氧。手术治疗通过对骨盆髋臼的截骨等，增加髋臼对股骨头的包容，减少对股骨头的机械压迫，降低骨内压和关节内压，改善股骨头血循环。还可通过软组织松解、臀中肌重建恢复关节周围软组织平衡，通过外固定架牵伸牵开关节间隙，缓解疼痛，恢复部分关节功能。

三、腘动脉闭塞致下肢畸形

（一）病因

腘动脉血栓（popliteal artery thrombosis，PAT）是常见的下肢动脉闭塞性疾病。其栓子来源包括心源性、血管源性及医源性。腘动脉因栓子栓塞导致血管闭塞，引起小腿软组织缺血，再通血管后，由于缺血时间较长导致不可逆的小腿肌群缺血坏死、纤维化，并逐渐挛缩，继发马蹄内翻足畸形。

（二）临床表现

急性期腘动脉闭塞会造成小腿和足部的缺血形成腿部的酸胀麻木、麻凉、痛，严重的可以造成肢体坏死，继发畸形、截肢等不良后果。腘动脉闭塞后遗症期主要表现为缺血肌肉坏死、纤维化，并逐渐出现挛缩。挛缩的肌肉、筋膜牵拉关节，出现僵硬性马蹄内翻足畸形，并逐渐加重（图7-2-3）。

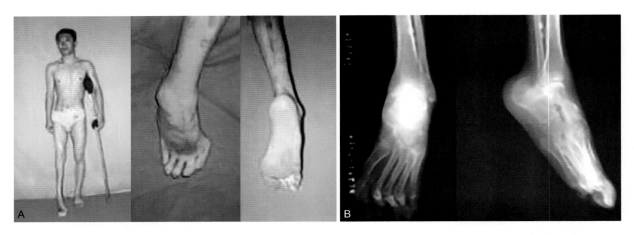

图7-2-3 腘动脉闭塞后遗症致右马蹄足畸形。A.正面观及右足部正面、背面观；B.右足正、侧位 X 线片

（三）治疗原则

有限手术松解挛缩肌腱、筋膜等软组织，结合 Ilizarov 技术缓慢牵拉，矫正足踝部畸形；病程较长，合并骨性畸形者，需同时行截骨矫形或关节融合术。

四、血栓闭塞性脉管炎致下肢畸形

（一）病因

血栓闭塞性脉管炎（thromboangiitis obliterans，TAO）又称 Buerger 病，俗称"脉管炎"，好发于青壮年人群（此点是与动脉粥样硬化闭塞性脉管炎的显著区别，动脉粥样硬化闭塞性脉管炎多发生于合并糖代谢或脂代谢异常的老年人）。目前病因尚未完全明确，可能与遗传、雄激素、免疫功能紊乱相关，寒冷及吸烟是该病的密切相关因素。

（二）临床表现

病变发生在四肢远端的中小动静脉，呈现出一种以双下肢血管易受累，但很少累及大动脉的节段性的血管炎性病变。在早期可表现有肢端皮肤苍白，皮温偏低，肢体发凉，酸胀乏力，局部缺血期可有间歇性跛行。进入营养障碍期表现为皮肤干燥、脱屑，指、趾甲增厚变形，此时可出现静息痛。最后由于极度缺血可导致肢体末端坏死，多为干性坏疽，如"木乃伊"状，甚至自行脱落。患者因出现难以忍受的剧烈而持续的疼痛，应用止痛药不能有效缓解，而导致截肢。因病变发生于小动静脉，故腔内动脉治疗等常规血管重建手术效果一般。

（三）治疗原则

改善微循环，如应用胫骨横向骨搬移技术，刺激末梢侧支循环建立，缓解肢体远端缺血症状（图7-2-4 至图 7-2-6 ）。

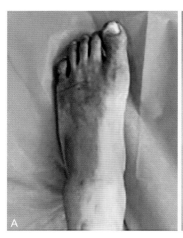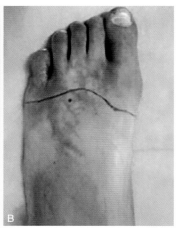

图7-2-4 血栓闭塞性脉管炎致慢性缺血的"细瘦"足趾畸形。A.左足正面观；B.左前足局部照片

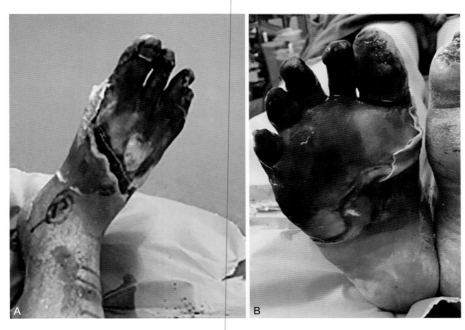

图7-2-5 血栓闭塞性脉管炎缺血坏死期典型表现。A.右足背；B.右足底

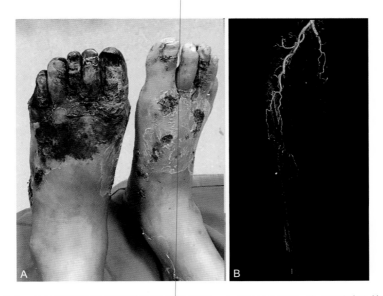

图7-2-6 血栓闭塞性脉管炎致双足干性坏疽。A.双足正面观；B.双下肢血管造影

五、糖尿病足

（一）病因

糖尿病足（diabetic foot，DF）是指因糖尿病周围神经病变，包括末梢神经感觉障碍及自主神经损害，下肢血管病变——动脉硬化引起周围小动脉闭塞症，或皮肤微血管病变以及细菌感染所导致的足部疼痛、足部溃疡及足坏疽等病变。常常由于缺血、神经病变和感染三种因素协同发生作用。严重者可

由于内毒素的吸收导致脓毒血症甚至感染性休克而危及生命。发病机制是由于长期的高血糖，糖化血红蛋白浸润小动脉弹力层导致小动脉功能下降，引起组织器官缺血缺氧，神经末梢对缺血缺氧极不耐受，出现功能障碍，又反向影响小动脉的舒张和收缩功能，导致组织器官的缺血及缺氧进一步加重，如此恶性循环。当血运无法保证组织代谢的需要时，足部可由于缺血导致坏死或导致足部抵抗力减弱，微小的外伤即可导致严重的溃疡和感染，最终足部

糖尿病足

诸骨破坏，导致足部畸形，多表现为足弓扁平、消失，甚至形成"摇椅足"畸形。

（二）临床表现

患者主要表现为足部感觉异常如麻痒感，亦可为感觉减退，如袜套感，严重者可以导致 Charcot 足畸形（图 7-2-7），也可由于缺血而导致疼痛、干性坏疽（图 7-2-8），行走困难甚至不能站立及行走；由于足部的皮肤破损可导致难以遏制的感染（图 7-2-9）及湿性坏疽发生，感染可由局部向周围快速扩散，导致骨髓炎（图 7-2-10），亦可波及全身，导

致脓毒血症，败血症，甚至感染性休克，从而加剧了疾病的严重程度，同时亦大为增加治疗之难度。此类患者通常预后不佳，即使截肢后生存质量和生存期也不乐观。

（三）治疗原则

糖尿病足治疗总的原则是将足部创面局部的病理状态转变为生理状态，营造一个适合创面修复的微环境，包括严格控制血糖、改善末梢血液循环、抗感染、支持治疗及维持内环境的稳定等。

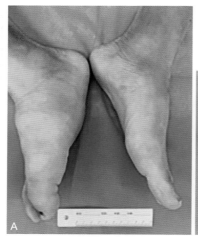
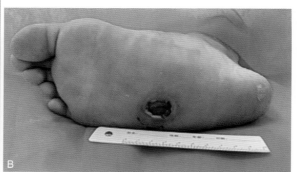

图 7-2-7　糖尿病足致 Charcot 畸形。A. 双足侧面观；B. 右足底溃疡

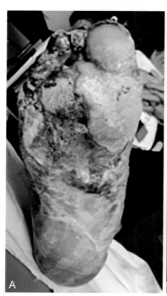
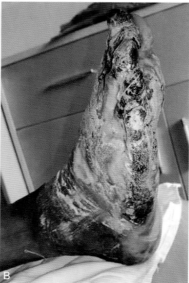
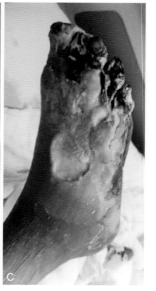

图 7-2-8　糖尿病足致干性坏疽。A. 右足底；B. 右足侧面观；C. 右足背溃疡

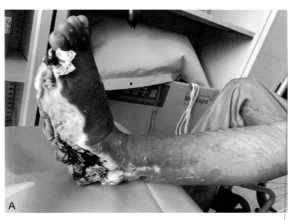
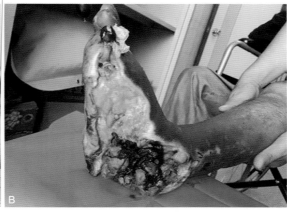

图7-2-9 糖尿病足致骨与软组织严重感染坏死。A.左足斜面观；B.左足侧面观

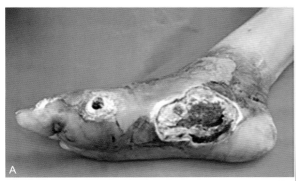
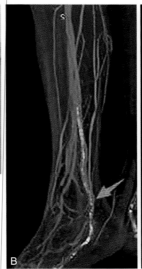
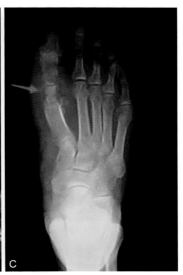

图7-2-10 糖尿病足致足坏疽感染及骨髓炎。A.右足侧面观，可见多处坏疽伴窦道；B.右小腿血管造影；C.右足正位X线片，可见右足第一跖骨感染破坏

六、动脉粥样硬化闭塞性脉管炎致下肢畸形

（一）病因

动脉粥样硬化闭塞性脉管炎（arteriosclerosis obliterans，ASO）也是常见致畸致残的下肢缺血性疾病。随着年龄的增长，机体脂质代谢能力下降，导致低密度脂蛋白浸润于动脉内膜下，动脉粥样硬化便逐渐发生发展，若合并有糖代谢异常（糖尿病）、尿酸代谢紊乱等疾病，动脉粥样硬化将会更早地发生，并快速进展，最终导致血管栓塞。

（二）临床表现

病变过程一般从动脉内膜开始，脂质沉积于动脉内膜的内外，在内膜表面形成黄色粥样的脂质堆积，堆积逐渐增大后，一方面可导致动脉弹性下降而逐渐硬化，另一方面会在流动的血液中形成涡流，若在心、脑、肾等供血动脉发生则可导致梗死，若发生在肢体供血动脉中则形成肢端坏死（图7-2-11）。如若硬化及钙化的斑块逐渐增大，最终将肢体主干动脉堵塞，肢体远端的组织供血则要视侧支循环的代偿情况而异：少部分患者肢体不会出现明显的缺血现象，可能仅有轻度的发凉或酸痛感；但大部分侧支循环无法代偿的患者表现为肢端组织坏死（图7-2-12）、难以愈合且不断扩大的溃疡以及剧烈的疼痛。

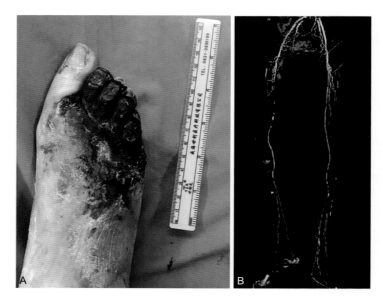

图7-2-11　动脉粥样硬化闭塞性脉管炎致末梢缺血坏死。A. 右足正面观，可见右足第2~4趾干性坏疽；B. 双下肢血管造影

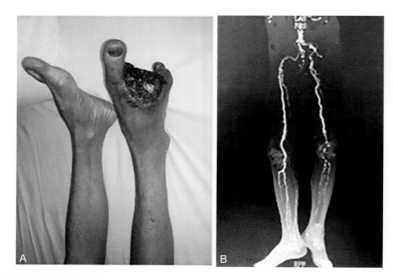

图7-2-12　动脉粥样硬化闭塞性脉管炎致足趾缺血坏死脱落。A. 双足外观，可见右足趾坏死脱落；B. 双下肢血管造影

（三）治疗原则

非手术治疗无效的患者，可行腰交感神经切除术、动脉血栓内膜剥离术或大隐静脉移植转流术。肢端坏死边界清楚后，保持无菌情况下清创，清除坏死组织。对已形成指（趾）端坏疽者，应考虑截指（趾）术。对肢体造成畸形者，应积极矫正畸形。

七、静脉性溃疡

（一）病因

静脉淤积性溃疡（venous stasis ulcers，VSU），多为静脉性疾病所致，主要包括原发性下肢静脉瓣膜功能不全、下肢深静脉血栓后综合征等。上述原因导致静脉倒流或回流障碍，静脉压长期升高，血液淤滞，局部组织缺氧、毛细血管壁受损，血管通透性增加，纤维蛋白渗出。在外伤后，由于循环障碍使伤口愈合受阻，即可形成溃疡。这种溃疡多发生于小腿下 1/3 的内侧或外侧，以内侧较为多见，且多伴有周围组织肿胀、色素沉着等。经久不愈，严重影响下肢的站立及行走功能而致残疾。

（二）临床表现

起病初期，可能只是炎症性渗出，继而发生溃疡，逐步扩大，最终皮肤全层坏死。溃疡周围皮肤受影响，发生萎缩，颜色发黑，引起湿疹，表现为脱屑、瘙痒等症状（图 7-2-13、图 7-2-14）。

（三）治疗原则

改善下肢的血液循环，促进血液回流，包括外科治疗、压力治疗、药物治疗等。Ilizarov 胫骨横向骨搬移技术的运用可重建微循环，促进创面溃疡愈合。

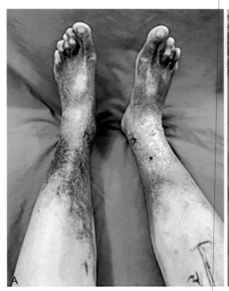
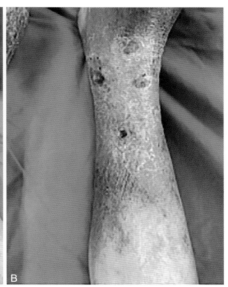

图7-2-13 静脉淤积性溃疡致皮肤色素沉着、干燥脱屑、溃疡。A. 双下肢外观；B. 右踝关节溃疡外观

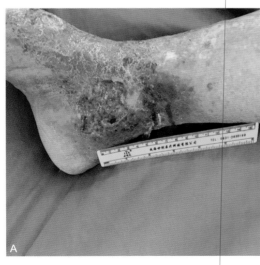
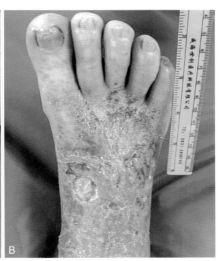

图7-2-14 静脉淤积性溃疡致足背及踝关节处皮肤破溃。A. 右踝关节外观；B. 右足背外观（病例由花奇凯、张定伟 提供）

（张定伟 花奇凯 秦泗河）

参考文献

[1] 乌日嘎, 李丽, 马琳. Klippel-Trenaunay综合征[J]. 中国皮肤性病学杂志, 2018, 32(09): 1084-1086.

[2] 廖贻雨, 韦拔, 蒋永江, 等. 1例婴儿Klippel-Trenaunay-Weber综合征报告[J]. 中国实用医药, 2019, 14(31): 125-126.

[3] 血管瘤和脉管畸形的诊断及治疗指南(2019版)[J]. 组织工程与重建外科杂志, 2019, 15(05): 277-317.

[4] 陈桂林, 刘新月. 范可尼贫血的研究进展[J]. 临床血液学杂志, 2020, 33(1): 75-78.

[5] Bourke, Grainne. The incidence and spectrum of congenital hand differences in patients with Fanconi anaemia: analysis of 48 patients[J]. The Journal of Hand Surgery(European volume), 2022, 47(7): 711-715.

[6] Sainz González, Felipe. Persistent sciatic artery: A case report and literature review[J]. Neurocirugia (English Edition) , 2022, 33(5): 254-257.

第八章 神经源性疾病致下肢畸形

第一节 脑部病变致下肢畸形

一、脑性瘫痪后遗下肢畸形

（一）脑性瘫痪的定义

脑性瘫痪（cerebral palsy，CP）是指胎儿或婴儿在妊娠期、围产期，因各种因素损害了未成熟的脑组织，导致运动和姿势障碍的器质性病变，并常伴有智力、行动、感觉的损害。

（二）病因

引起脑瘫的脑损害可发生于产前、产时和产后期。脑瘫肢体畸形是由于上运动神经元功能障碍，从而导致下运动神经元调控机制紊乱所致。

（三）临床表现

脑性瘫痪的临床表现包括：①肌张力增高、反射亢进，踝阵挛阳性；②原始反射存在；③运动不同程度障碍；④姿势与行走异常：如剪刀步态；尖足步态；屈膝半蹲位步态等；⑤畸形（动力性或固定性）如屈膝、足下垂、足内翻、足外翻等，扭转性痉挛可导致全身多处畸形同时存在，完全丧失生活能力。

脑性瘫痪后遗肢体畸形

（四）按临床表现分型

脑瘫的分类、分型较复杂。按临床表现分为以下类型（美国脑瘫学会）：

1. 痉挛型 肌张力增高，腱反射亢进，踝阵挛阳性，巴氏征阳性，上肢表现为肘腕关节屈曲，握拳拇指内收，两上肢运动笨拙、僵硬、不协调，两下肢僵直，内收呈交叉状，髋关节内旋，可出现马蹄内翻足或平足外翻畸形（图8-1-1）。

2. 手足徐动型 表现为难以用意志控制的不自

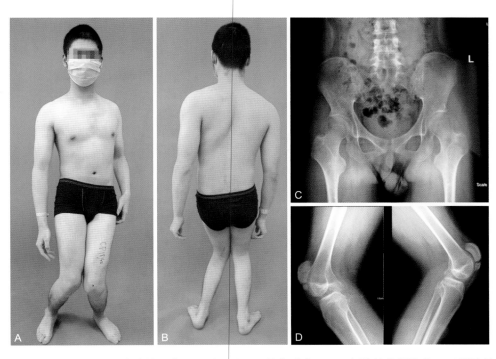

图8-1-1 痉挛型脑瘫。A.正面观，双膝关节屈曲；B.后面观；C.骨盆平片；D.双侧膝关节侧位片，双侧髌骨高位，髌骨下极因肌肉痉挛断裂

主运动，当进行有意识、有目的运动时，不自主、不协调的无效运动增加（图 8-1-2）。

3. 共济失调型　特点是不能持续性姿势控制，协调运动障碍，表现为平衡失调，肌肉本体感觉、关节的位置觉丧失，肌张力下降，易疲劳，可伴有距离测定障碍，眼球和肢体震颤，可能有智力低下等（图 8-1-3）。

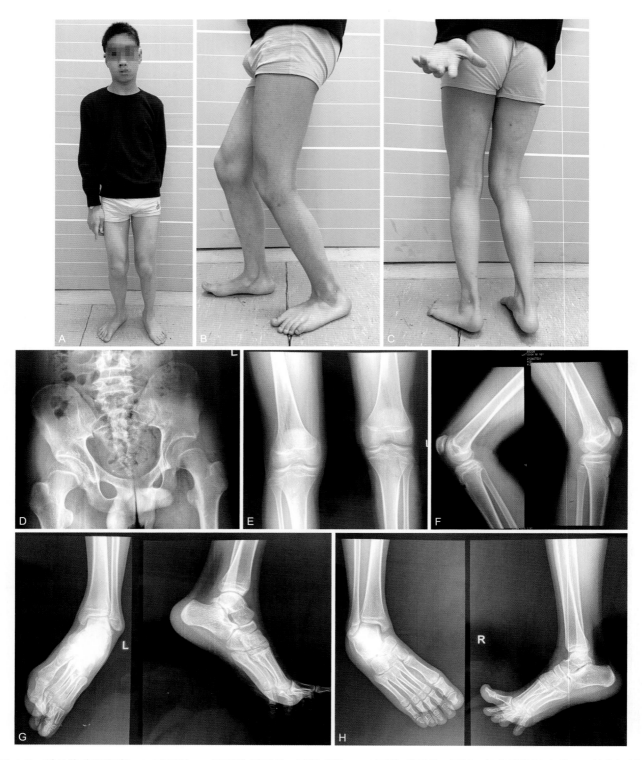

图8-1-2　手足徐动型脑瘫。A.正面观；B.双下肢侧面观，屈膝畸形；C.双下肢后面观，屈膝、轻度马蹄足畸形；D.骨盆倾斜；E、F.双侧膝关节正、侧位 X 线片；G、H.双足踝关节正、侧位 X 线片，双平足外翻

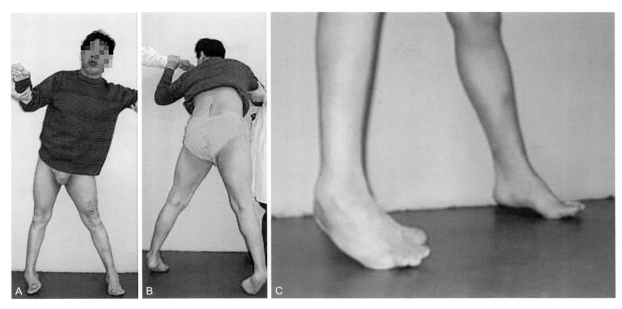

图8-1-3 共济失调型脑瘫,不能持续性姿势控制,协调运动障碍,平衡失调,左足呈马蹄内翻改变

4.僵直型 僵直型脑瘫的最大特点就是被动运动有抵抗。因僵直型脑瘫属锥体外系损伤,故与痉挛型脑瘫最大的区别就是:僵直型脑瘫腱反射不亢进或正常或呈减弱状态,无踝阵挛及不随意运动(图8-1-4)。

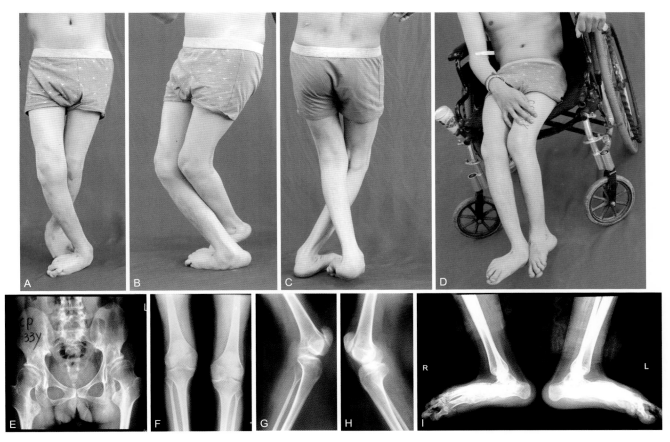

图8-1-4 僵直型脑瘫。A.双下肢正面观,双下肢内收、内旋;B.双下肢侧面观,双下肢屈髋屈膝;C.双下肢后面观,双足部重度畸形,右侧为甚;D.患者无法直立行走,需乘坐轮椅;E.骨盆X线片;F~H.双侧膝关节正、侧位X线片;I.双足僵直

5.混合型　几种类型的脑瘫症状混合在一起，集中体现在一个患者身上（图8-1-5）。

6.弛缓型　以肌张力低下为主要表现（有人称暂时性）。

7.震颤型　临床上有两种类型：一是静止性震颤，多为粗大的节律性震颤，3~5次/秒，随意运动时可以被控制而停止震颤，多见于上肢与手部，出现交替屈曲与伸展动作，也有拇指的外展与内收动作；二是动作性震颤，多由小脑损伤所致，这种震颤是随意性震颤，表现为随意动作时出现震颤，随意运动停止时震颤消失。

8.无法分辨型　诸类型表现均不典型。

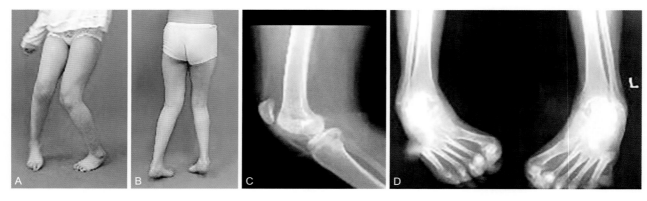

图8-1-5　混合型脑瘫双侧膝关节屈曲，马蹄足变形。A.双下肢正面观；B.双下肢后面观；C.膝关节 X 线片：膝关节屈曲，高位髌骨；D.双足内翻

（五）按受累部位分型

1.四肢瘫　双下肢强直性伸直并交叉呈剪刀状。髋与膝关节屈曲、下肢内旋、剪刀步态，双上肢也具有严重的痉挛，常出现前臂旋前、拇指内收、肩胛带内收内旋等异常姿势（图8-1-6）。

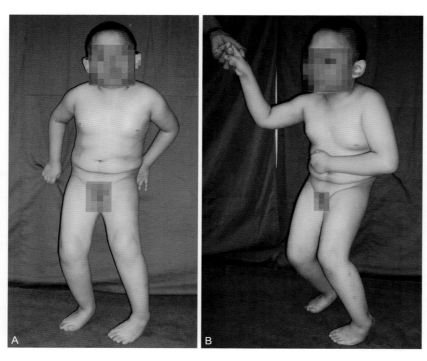

图8-1-6　四肢瘫。A.站立位正面观；B.站立位侧面观，四肢受累，双侧髋关节、膝关节屈曲

2. 双瘫 以双下肢肌张力增高为突出表现。双下肢强直性伸直并交叉呈剪刀状。上肢受累较轻，常表现为行走时上肢姿势异常，但手的功能受累不明显（图8-1-7）。

3. 截瘫 双下肢内收、内旋，肌张力增高，腱反射活跃亢进，病理反射阳性，呈剪刀步态（图8-1-8）。

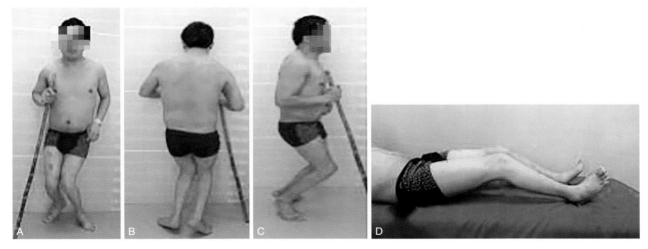

图8-1-7 双瘫，四肢受累，双下肢重于双上肢，双侧膝关节屈曲。A.正面观；B.后面观；C.侧面观；D.仰卧位，下肢侧位观

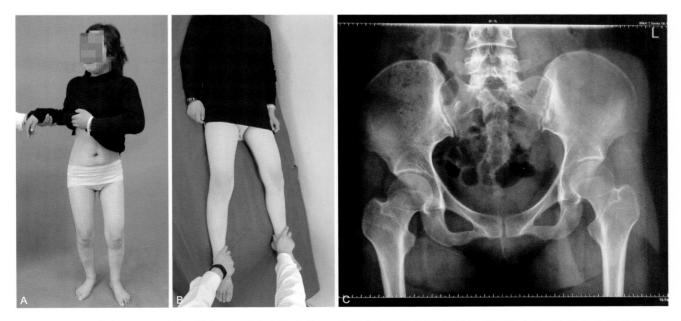

图8-1-8 截瘫。A.正面观，单纯双下肢痉挛性瘫痪；B.仰卧位双下肢全长正面观，双下肢内收；C.骨盆X线平片

4. 三肢瘫　双下肢伴单侧上肢痉挛性瘫痪（图 8-1-9）。

5. 偏瘫　表现为单侧肢体痉挛性瘫痪（图 8-1-10）。

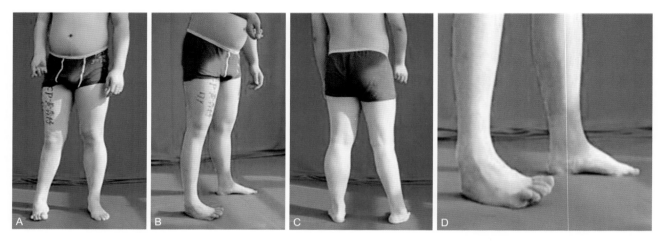

图8-1-9　三肢瘫。A. 下肢全长正面观，双下肢及左上肢瘫痪，右足内翻畸形；B. 下肢全长侧面观；C. 下肢全长后面观；D. 双足侧面观，右足内翻

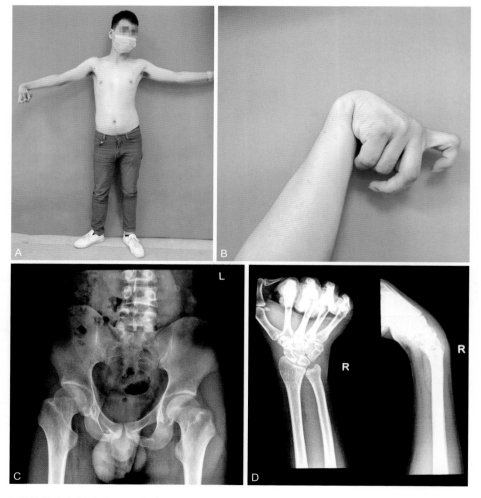

图8-1-10　偏瘫，右侧肢体痉挛性瘫痪。A. 全身正面观，右侧肢体痉挛性瘫痪，右上肢为重；B. 右手局部观，屈腕屈指畸形；C. 骨盆X线平片；D. 右腕关节正、侧位片，屈腕畸形

6.单瘫 四肢中的某一肢出现瘫痪（图8-1-11）。

7.双重偏瘫 四肢受累，双上肢重于双下肢，一侧重于另一侧。按程度分型：

（1）轻度：生活完全自理，可以站立行走（图8-1-12）。

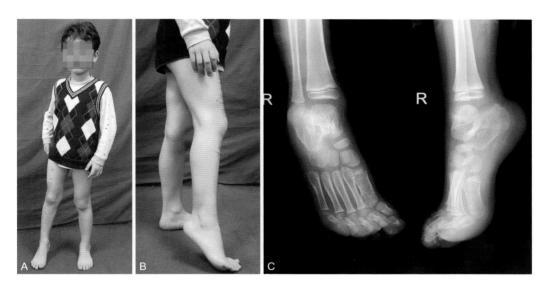

图8-1-11 单瘫。A.双下肢正面观，右下肢受累；B.双下肢侧面观，右足呈马蹄足改变；C.右足踝关节正、侧位 X 线片，右马蹄足改变

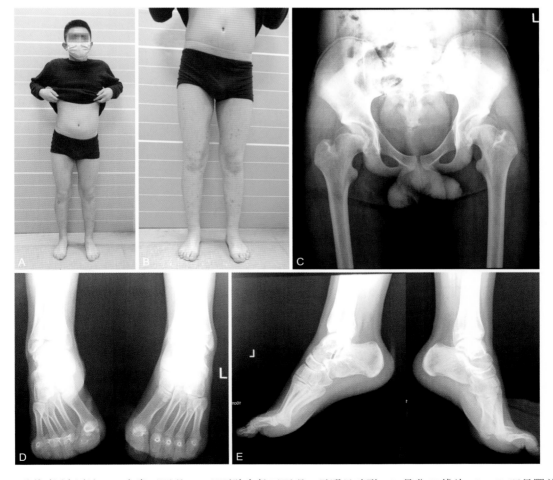

图8-1-12 双重偏瘫（轻度）。A.全身正面观；B.双下肢全长正面观，无明显畸形；C.骨盆 X 线片；D、E.双足踝关节正、侧位 X 线片，轻度内翻变形

（2）中度：患者生活部分自理，需帮助（图8-1-13）。

（3）重度：生活完全不能自理，乘坐轮椅活动，需完全帮助（图8-1-14）。

（六）脑瘫肢体畸形的治疗原则

①解除痉挛；②矫正畸形；③康复训练。

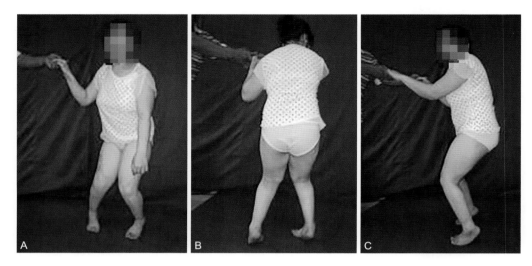

图8-1-13　双重偏瘫（中度）。A.全身正面观，双侧屈髋屈膝畸形；B.全身后面观，双侧屈膝，马蹄足畸形；C.全身侧面观

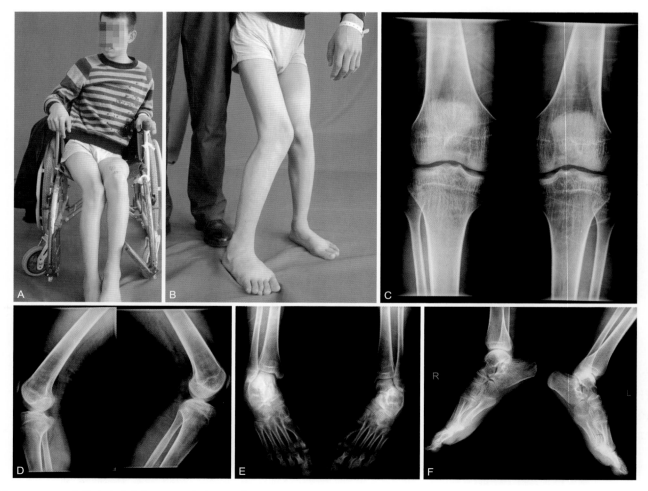

图8-1-14　双重偏瘫（重度）。A.四肢畸形，乘坐轮椅活动；B.需陪护帮助才能站立；C、D.双侧膝关节正、侧位X线片；E、F.双侧足踝关节正、侧位X线片

二、脑瘫致髌骨下极撕脱骨折或副髌骨

（一）病因

痉挛型脑瘫（spastic cerebral palsy）导致膝关节屈曲挛缩，同时股四头肌肌力相对减弱，髌韧带长期被拉长，严重者髌骨下极出现撕脱骨折或髌韧带异位骨化。

（二）临床表现

膝关节屈曲挛缩，股四头肌肌力相对减弱，髌

骨高位或膝关节疼痛，膝关节侧位片可见髌骨下极出现副髌骨（图8-1-15）（与二分髌骨不同的是，副髌骨与原髌骨之间的界线为水平线）。

（三）治疗原则

①矫正屈膝畸形。②髌韧带抵止点下移矫正高位髌骨，恢复髌股关节面。

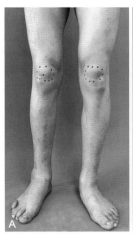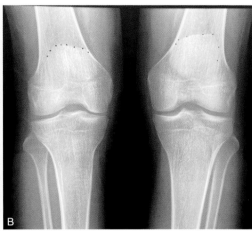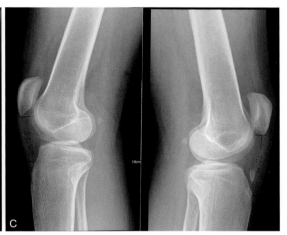

图8-1-15　痉挛型脑瘫，高位髌骨，左膝关节出现髌韧带异位骨化。A.双下肢正面观，见高位髌骨；B.膝关节正位X线片，双侧高位髌骨；C.双侧膝关节侧位X线片，左侧髌韧带出现异位骨化

三、脑炎致下肢畸形

（一）病因

脑炎（encephalitis）是指病原体侵袭脑膜及脑实质（如乙型脑炎等）引起的中枢神经系统病变，若损伤部位累及运动中枢治愈后继发运动功能障碍，并逐渐继发肢体畸形。

（二）临床表现

临床表现与脑性瘫痪类似，主要表现为痉挛性瘫痪，及由于肌张力增高和肌力不平衡引起的肢体畸形改变，如上肢的屈肘、前臂旋前畸形、垂腕畸形等，下肢的屈髋、髋内收、屈膝、马蹄足内翻或者平足外翻等畸形（图8-1-16）。

（三）治疗原则

①矫正肢体固定性畸形。②适度降低肌张力。

③平衡肌力，改善步态。

四、脑积水致下肢畸形

（一）病因

脑积水（hydrocephalus）是由于颅脑疾患或外伤使得脑脊液分泌过多和（或）循环受阻、吸收障碍而致颅内脑脊液量增加，脑室系统扩大和（或）蛛网膜下腔扩大，继发脑实质受压萎缩变性的一种病症。脑积水导致的神经功能障碍，其严重程度与脑积水严重程度呈正相关，严重的脑神经损害波及运动中枢，引起肢体痉挛性瘫痪，肌张力增高，肌力不平衡，逐渐继发肢体畸形。

（二）临床表现

其典型症状为下肢无力、起步或步态站立不稳、尿失禁、共济失调、反应迟钝。受下肢肌张力增高影响，髋关节外展受限，足部呈马蹄内翻或者外翻

畸形表现多见，可出现腱反射亢进、痉挛性瘫痪（图 8-1-17）。

（三）治疗原则

①应尽早行脑脊液分流术。②继发的固定性肢体畸形行矫形手术治疗。

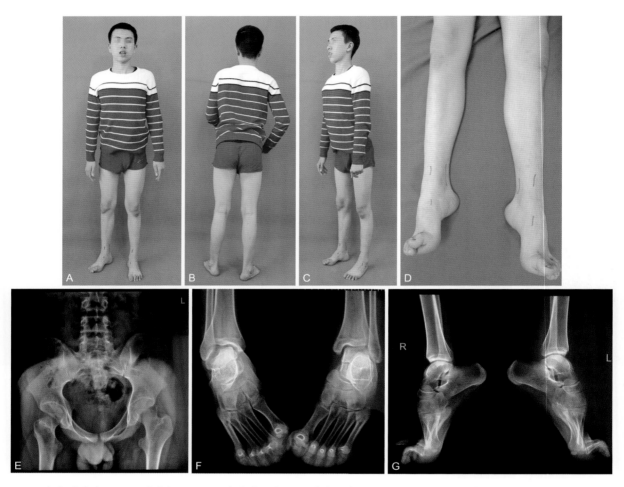

图8-1-16　脑炎后遗症。A.下肢全长正面观，临床表现与脑性瘫痪类似，主要表现为痉挛性瘫痪；B.下肢全长后面观；C.下肢全长侧面观；D.双侧马蹄高弓足，术前计划图；E.骨盆 X 线片；F、G.双侧足踝关节正、侧位 X 线片

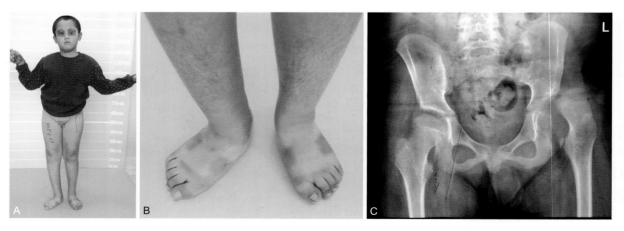

图8-1-17　脑积水后遗症。A.双下肢全长正面观，患者已行颅脑手术；B.双足局部正面观，双侧平足外翻；C.骨盆 X 线片示：骨盆倾斜，左髋关节脱位

五、脑卒中致下肢畸形

（一）病因

脑卒中（cerebral apoplexy）是一组以脑部缺血及出血性损伤症状为主要临床表现的疾病，又称"中风"或"脑血管意外"，具有极高的病死率和致残率，当脑损伤波及运动中枢，则会出现偏瘫，受累侧肢体肌张力增高，肌力失衡，逐渐继发畸形，以马蹄内翻足多见。

（二）临床表现

症状轻者可不伴有肢体的活动异常，中重度者，普遍长期存留一定程度的肢体残疾，甚至不能生活自理。主要表现为肌张力增高，腱反射亢进，出现病理反射，呈痉挛性瘫痪，肌力普遍下降。下肢主要表现为受累侧肢体内收、内旋，足部马蹄内翻畸形较常见（图8-1-18）。若患者在足畸形状态下不正常的应力负重，则加速畸形进展。

（三）治疗原则

①急性期以治疗脑损伤为主，保护脑细胞，尽量降低脑损害程度。②早期康复治疗介入，降低肢体功能障碍程度，避免肢体畸形。③后期已经出现下肢畸形，如马蹄内翻足等，影响行走及康复训练时，可行矫形手术治疗。

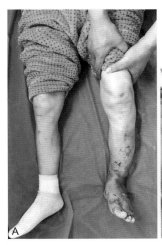
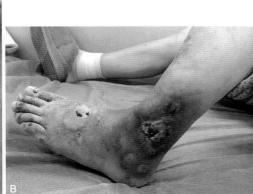
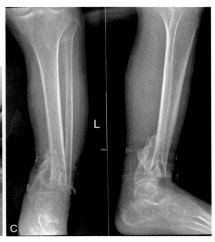

图8-1-18 脑卒中后遗下肢畸形，外伤后致胫骨慢性骨髓炎。A.脑卒中后遗左侧肢体瘫痪，摔伤致左胫骨远端骨折后不愈合；B.左小腿远端窦道，骨质外露；C.左胫骨远端骨不愈合伴骨质疏松

六、肝豆状核变性致下肢畸形

（一）病因

肝豆状核变性（hepatolenticular degeneration，HLD）是一种常染色体隐性遗传的铜代谢障碍性疾病，以铜代谢障碍引起的肝硬化、基底节损害为主的脑变性疾病。脑基底节受损后，出现锥体外系损害，逐渐继发四肢肌张力增高，肌力失调，如果未及时控制，会逐渐出现四肢骨关节畸形，从而影响上肢的灵活性和下肢尤其是足踝部的畸形改变，逐渐丧失行走功能。

（二）临床表现

神经症状以锥体外系损害为突出表现，以舞蹈样动作、手足徐动和肌张力障碍为主，并有面部怪容、张口流涎、吞咽困难、构音障碍、运动弛缓、震颤、肌强直等。神经系统损害可继发下肢肌肉痉挛、挛缩继发畸形改变，影响患者运动功能。对于下肢的影响主要表现为肌力的下降、失衡，肌张力增高，可出现膝关节屈曲畸形、足部马蹄内翻畸形、爪形趾等表现（图8-1-19）。

（三）治疗原则

①控制铜摄入，促进铜排泄；②矫正继发的肢体畸形，降低肌张力，平衡失调的肌力，如果继发骨性畸形，必要时行截骨术或关节融合术。③上肢治疗以改善手部灵活性为目的，下肢治疗以恢复负重行走功能为目标。

肝豆状核变性后遗症

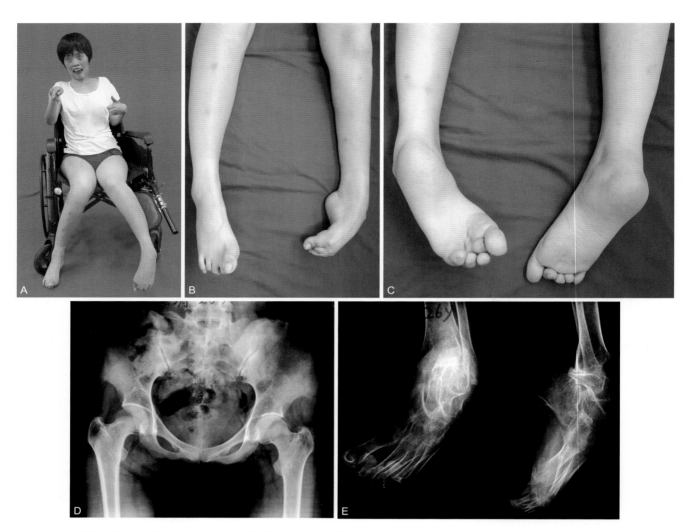

图8-1-19 肝豆状核变性后遗症。A.患者四肢肌张力增高，肌肉痉挛，乘坐轮椅活动；B、C.双足局部观，双侧马蹄内翻足畸形，足趾呈爪形趾改变；D.骨盆X线片；E.左足踝关节正、侧位X线片

帕金森病后
遗症

七、帕金森病致下肢畸形

（一）病因

帕金森病（Parkinson's disease，PD）是一种老年人多见的神经系统变性疾病，因中脑黑质多巴胺能神经元的变性死亡而引起纹状体多巴胺含量显著性减少而致病。

帕金森病一般进展缓慢，极少数患者后期可以继发出现下肢畸形，以马蹄内翻足常见。

（二）临床表现

临床表现主要包括静止性震颤、运动弛缓、肌强直和姿势步态障碍，同时患者可伴有抑郁、便秘和睡眠障碍等非运动症状。由于持续的肌震颤、肌强直，部分患者因为动力不平衡，可引起足踝出现畸形，站立行走不稳，在畸形状态下不正常的应力负重更加重了畸形进展（图8-1-20）。

（三）治疗原则

①药物控制震颤症状；②继发的马蹄内翻足畸形，行矫形手术治疗；③矫形手术以平衡肌力，矫正畸形，稳定足踝部关节为原则，改善患者行走功能为目标。

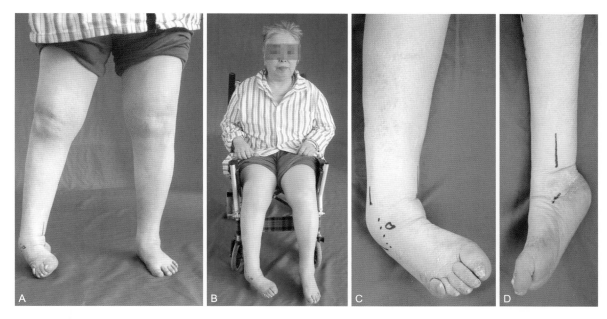

图8-1-20　帕金森病后遗下肢畸形。A.乘坐轮椅活动，持续的肌震颤、肌强直，引起右足内翻畸形；B.站立位正面观；C、D.术前计划

八、蛛网膜下腔出血致下肢畸形

（一）病因

蛛网膜下腔出血（subarachnoid hemorrhage，SAH）指脑部病变血管受损，血液流入蛛网膜下腔引起的一种临床综合征。常见的病因有：①颅内动脉瘤；②脑血管畸形；③脑底异常血管网病；④其他：夹层动脉瘤、血管炎、颅内静脉系统血栓形成、结缔组织病、血液病、颅内肿瘤、凝血障碍性疾病、抗凝治疗并发症等；⑤部分患者出血原因不明，如：原发性中脑周围出血。

（二）临床表现

急性期典型临床表现为突然发生的剧烈头痛、恶心、呕吐和脑膜刺激征，伴或不伴局灶体征。如果蛛网膜下腔出血延误治疗或者治疗不当，引起中枢神经损伤，可继发肢体痉挛性瘫痪，并逐渐出现相应肢体骨关节畸形（图8-1-21）。

（三）治疗原则

①急性期治疗原发病，保护神经，防止发生中枢系统神经损伤；②继发的肢体畸形，通过软组织松解，肌腱移位，截骨矫正畸形，改善步态。

九、癫痫致下肢畸形

（一）病因

癫痫（epilepsy）即俗称的"羊角风"或"羊癫风"，是由于遗传因素、脑部疾病、全身或系统性疾病等导致大脑神经元突发性异常放电，出现短暂的大脑功能障碍的一种慢性疾病。

（二）临床表现

癫痫发作的临床表现复杂多样，因强直、痉挛、肌肉阵挛发作不能控制易导致肢体发生畸形，主要表现为下肢的内收、内旋畸形，膝关节外翻、足部马蹄内翻畸形，病程长者发生固定性畸形或骨性改变，少数患者可出现足部外翻畸形，严重者站立行走不稳（图8-1-22）。

（三）治疗原则

①目前癫痫治疗的主要目的是减少癫痫的发作。②继发的肢体畸形，通过软组织松解，肌腱移位，截骨矫正畸形，改善步态。

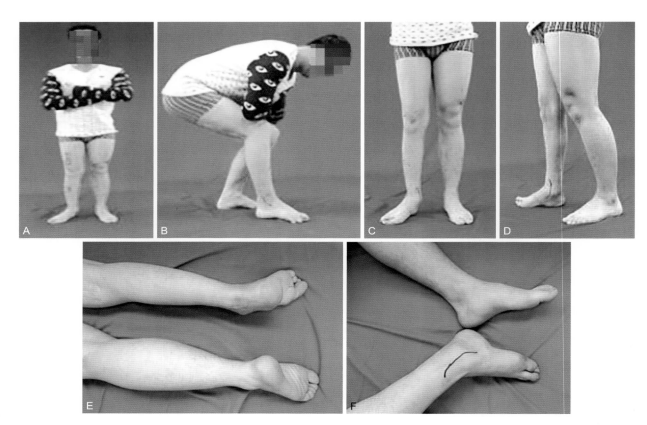

图8-1-21　蛛网膜下腔出血后遗右下肢畸形。A. 双下肢全长正面观；B. 双下肢痉挛，无法直立行走；C. 双下肢全长局部正面观；D. 双下肢全长局部侧面观；E. 俯卧位，双下肢全长后面观；F. 双足局部侧面观及术前手术计划图

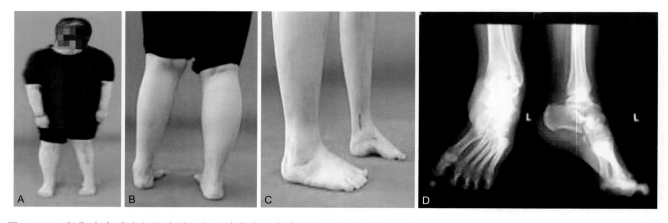

图8-1-22　长期癫痫后遗左足畸形，左下肢内收、内旋畸形，膝关节外翻、高弓内翻足畸形。A. 双下肢全长正面观；B. 双下肢全长后面观；C. 双足局部侧面观；D. X 线片示左足内翻

（秦泗河　石　磊）

第二节　脊髓疾病致下肢畸形

一、脊髓海绵状血管瘤致下肢畸形

（一）病因

脊髓海绵状血管瘤（spinal cavernous hemangioma）是一种隐匿性脊髓血管畸形，可发生于脊髓的不同部位。当并发出血时，可出现神经功能障碍，而继发下肢畸形。

（二）临床表现

以脊髓神经中枢损伤相关症状为主，如下肢的感觉、运动功能障碍，肌张力增高，腱反射亢进，肌力不均衡降低，从而继发足踝部畸形改变，并逐渐加重（图 8-2-1）。

（三）治疗原则

①治疗原发病：切除脊髓血管瘤，解除脊髓压迫。②矫正足踝部畸形，改善足踝部功能。

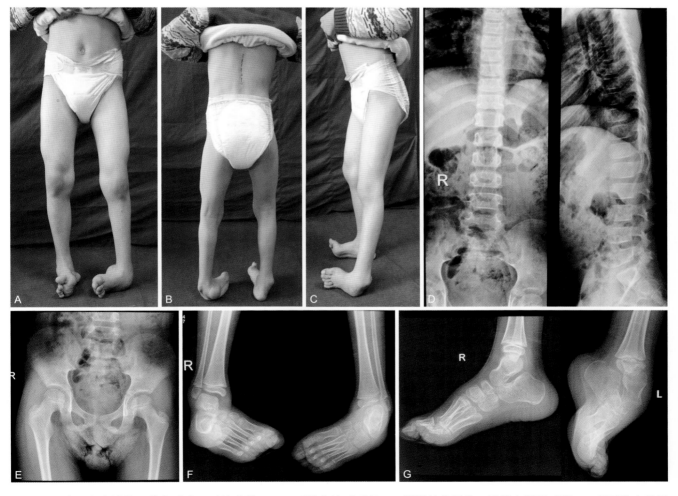

图8-2-1　胸腰段海绵状血管瘤后遗双下肢畸形。A. 双下肢全长正面观，双侧膝关节屈曲，马蹄内翻足畸形；B. 双下肢全长后面观；C. 双下肢全长左侧面观；D. 脊柱全长正、侧位 X 线片；E. 骨盆 X 线片；F、G. 双侧足踝关节正、侧位 X 线片

二、脊柱裂致下肢畸形

（一）病因

脊柱裂（spina bifida）是最常见的先天性神经管发育缺陷，核心病理改变是脊髓拴系，导致脊髓被牵拉卡压固定，不能随脊柱生长上升和活动，进而产生脊髓神经损害综合征，主要包括大小便障碍和下肢不全瘫。

（二）临床表现

腰背部可见局部膨隆或毛发过度生长（图8-2-2）。脊柱裂发生在脊髓圆锥以上，引起脊髓损伤，则损伤平面以下主要表现为痉挛性瘫痪；脊柱裂发生在脊髓圆锥以下，则损伤平面以下主要表现为弛缓性瘫痪及大小便障碍（图8-2-3）。由于脊柱裂引起的神经损伤既包括运动神经，也包括感觉神经，因此除了肌力下降甚至瘫痪、骨关节畸形外，多合并感觉障碍，并继发负重区经久不愈的神经营养障碍性溃疡，严重者引发骨髓炎，自发性截趾（图8-2-4）。

（三）治疗原则

①矫正下肢畸形，恢复下肢的负重力线。②矫正足踝部畸形，恢复跖行足。③通过肌腱移位平衡足踝部肌力，防止畸形复发。④矫正髋关节脱位，增加髋关节稳定性。⑤积极预防内科并发症（尿潴留、肾积水等）。

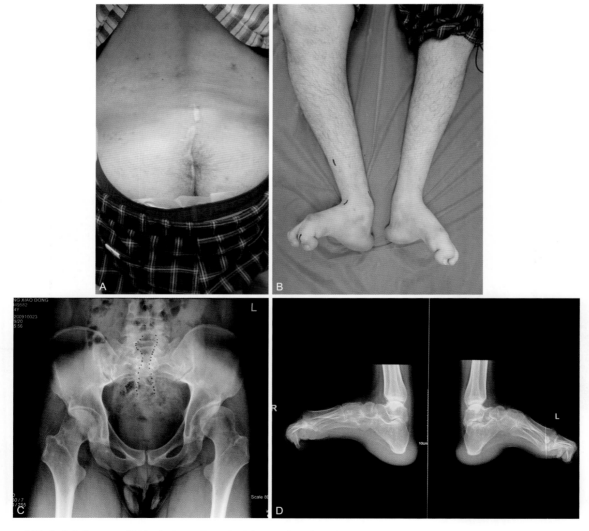

图8-2-2　脊椎裂后遗症。A.腰骶部膨隆，局部毛发增多，已行腰部手术；B.双侧重度跟行足畸形；C.骨盆X线片，可见腰骶部脊柱裂；D.双侧足踝关节侧位片，重度跟行足变形

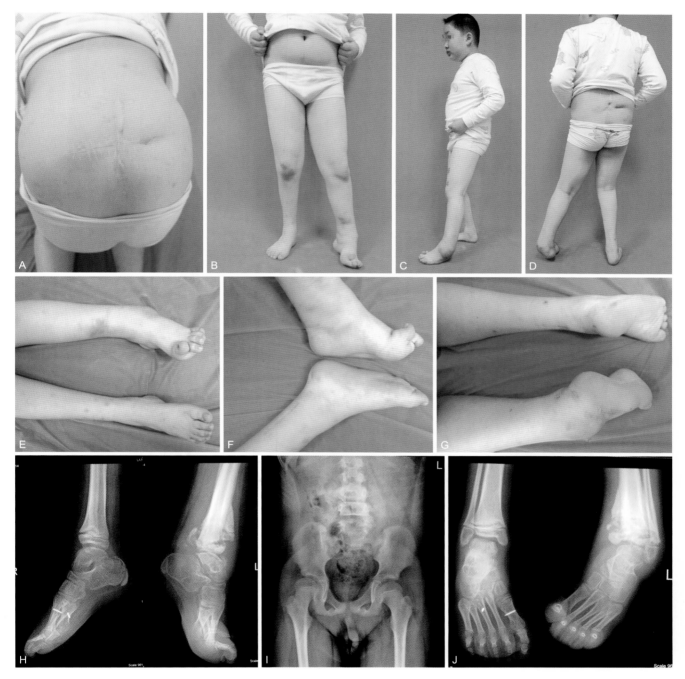

图8-2-3　脊柱裂后遗双足畸形。A.腰背部术后改变，局部隆起；B.双下肢全长正面观；C.双下肢全长侧面观；D.双下肢全长后面观；E~G.双足局部观；H.骨盆X线片可见腰骶部脊柱裂；I、J.右足内翻，左踝Charcot关节

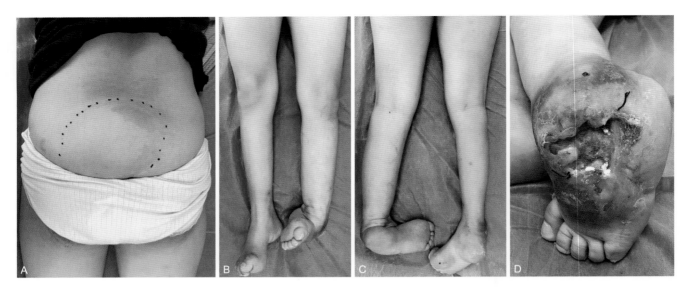

图8-2-4　脊柱裂后遗左足畸形。A.腰背部局部膨隆；B.仰卧位，双下肢全长正面观，左足内翻；C.俯卧位，双下肢全长后面观，左足内翻；D.左足局部观，外踝处溃疡 20 余年未愈合

三、急性脊髓炎致下肢畸形

（一）病因

急性脊髓炎（acute myelitis）是指各种自身免疫反应所致的急性横贯性脊髓炎性改变。本病是引起急性瘫痪的常见疾病，主要特点为急性运动、感觉和括约肌功能障碍。胸髓最常受累，因以病损水平以下的肢体瘫痪而逐渐继发畸形。

（二）临床表现

运动障碍是造成肢体畸形的主要原因，因下肢肌群受累瘫痪程度及恢复程度不一，肌力失衡，逐渐继发下肢畸形，以屈膝及马蹄内翻足多见，影响行走功能（图 8-2-5）。

（三）治疗原则

后遗症期，以矫正肢体畸形、平衡肌力、改善患者行走功能为治疗目标。

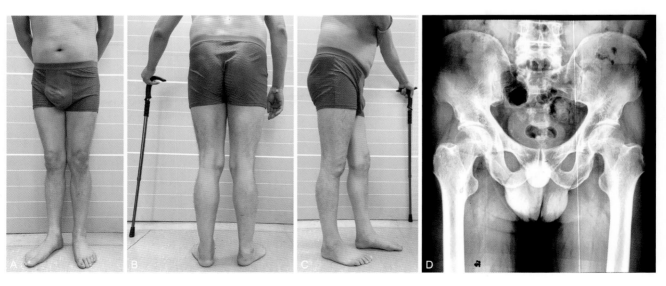

图8-2-5　急性脊髓炎后遗症双下肢畸形。A.双下肢全长正面观，双下肢痉挛，需用拐拐行走；B.双下肢全长后面观；C.双下肢全长侧面观；D.骨盆 X 线片，双侧髋关节内收、内旋

四、脊髓蛛网膜炎致下肢畸形

（一）病因

脊髓蛛网膜炎（spinal arachnoiditis）亦称粘连性脊蛛网膜炎，在某种病因的作用下，使蛛网膜逐渐增厚，引起脊髓和神经根受损，最后导致功能障碍，而逐渐造成肢体畸形。

（二）临床表现

因受累部位不同，临床表现呈多样性，运动障碍为不对称的截瘫、单瘫或四肢瘫，肢体肌肉瘫痪程度不一，肌力失衡，逐渐继发下肢畸形，影响行走功能（图8-2-6）；感觉障碍可继发夏科氏关节病。

（三）治疗原则

继发的肢体瘫痪及畸形患者，实施矫形手术治疗，恢复肢体形态，改善行走功能。

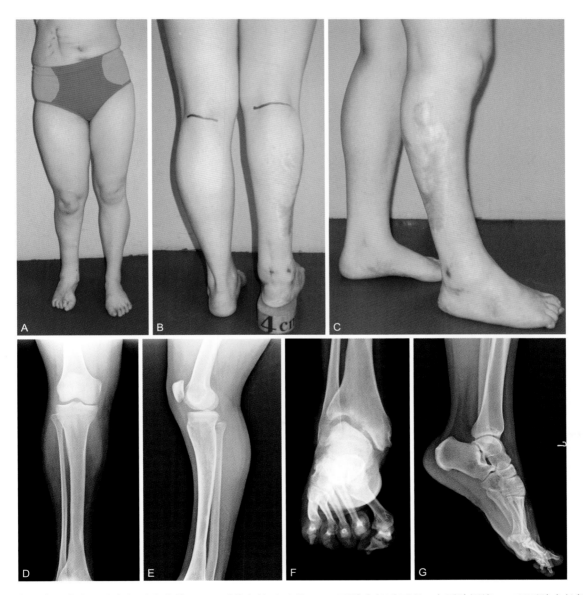

图8-2-6 脊髓蛛网膜炎后遗症右下肢畸形。A.双下肢全长正面观；B.双下肢全长后面观，右下肢短缩；C.双下肢全长侧面观；D、E.膝关节正、侧位片；F、G.踝关节面倾斜

五、脊髓受压类疾病致下肢畸形

（一）病因

脊髓受压（spinal cord compression）类疾病病因较多，包括：①先天性疾病：如脊髓血管畸形、脊髓空洞症、脊膜膨出等。②外伤：如脊柱骨折脱位、外伤性血肿等。③炎症：如脊柱结核、硬脊膜外和硬脊膜下脓肿、粘连性蛛网膜炎等。④肿瘤：包括脊髓、脊柱、邻近组织及转移的肿瘤等。⑤其他：如脊髓寄生虫病、脊椎关节病及椎间盘突出等压迫胸段脊髓或胸神经，出现神经肌肉功能障碍，导致肢体畸形。

（二）临床表现

脊髓受压病因解除后，遗留神经损伤症状如：相应支配区域感觉障碍；下肢部分肌力丧失后，逐渐继发下肢畸形，常见畸形包括：膝关节屈曲、外翻畸形，足部马蹄内翻、外翻畸形，足趾爪形趾畸形（图8-2-7）。

（三）治疗原则

矫正下肢畸形，恢复下肢负重力线，矫正足踝部畸形，平衡肌力，增加足踝负重稳定性。

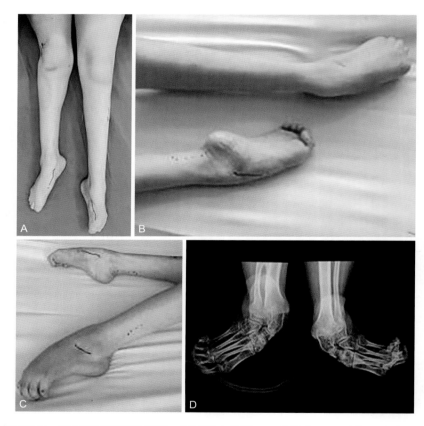

图8-2-7　胸腰段脊髓瘤后遗症，致双下肢痉挛性瘫痪，双马蹄内翻足。A.仰卧位，双下肢正面观；B.仰卧位，右足局部观；C.仰卧位，左足局部观；D.X线片示：双侧马蹄内翻足

（秦泗河）

第三节　周围神经疾病致下肢畸形

一、腰椎间盘突出症致下肢畸形

（一）病因

腰椎间盘突出症（lumbar intervertebral disc herniation，LDH）是临床上较为常见的腰椎病变。主要是因为组成椎间盘的髓核和纤维环，在外界因素的作用下，纤维环破裂，髓核突出而刺激神经根，导致神经的支配区域感觉减退，肌肉肌力降低，甚至瘫痪。

（二）临床症状

相应节段对应神经支配区域感觉减退，支配的肌肉肌力降低，甚至完全瘫痪。如果不及时治疗，解除压迫，造成永久性损伤，则由于肌力不平衡，继发关节畸形改变，如足下垂等。

（三）治疗原则

①早发现，早治疗，治疗原发病，解除神经根压迫；②对于神经根永久性损伤引发的肢体畸形，实施肌力平衡术，矫正畸形，改善功能。

二、药物中毒致下肢畸形

（一）病因

导致周围神经损伤的药物较多，尤以抗肿瘤药物和抗菌药物为著。

抗肿瘤药致神经毒性机制包括：①损伤血-脑屏障，但长春花生物碱不能通过血-脑屏障，毒性主要影响周围神经；②用药剂量过大；③代谢产物损伤神经系统。

抗生素属于微生物产物及其人工合成品，抗菌药物包括范围甚广，除抗生素外还包括其他杀灭或抑制致病性微生物的合成化学品，不同的药物导致神经损伤的机制各异，其中许多药物有较强的神经毒性。

（二）临床表现

抗肿瘤药引起的周围神经系统并发症包括：肢体出现轻度刺痛、严重运动感觉功能异常、腱反射减退，常见于长春碱、紫杉醇、顺铂及异环磷酰胺。

不同的抗生素对周围神经的损伤有所差异：①硝基呋喃类抗菌药，大剂量或长时间用药、肾功能不全或年老体弱者易出现神经系统损害，主要是周围神经病。严重者出现脊髓损害，表现为背部麻木疼痛或胸腹束带感，胸髓以下传导束型深浅感觉减退，双下肢肌张力增高、腱反射亢进及病理反射。②青霉素类肌肉注射部位不当可引起周围神经损伤，严重时可导致肢体瘫痪；大剂量用药在老年人或肾功能不全患者可导致脑病，儿童偶可引起横贯性脊髓炎。③长期应用异烟肼可发生周围神经病，以感觉障碍为主，严重时可有肌萎缩、瘫痪、手足挛缩畸形（图8-3-1）。

（三）治疗原则

①预防为主，早发现，早治疗。②对于周围神经损伤引发的肢体畸形，实施肌力平衡术，矫正畸形，改善功能。

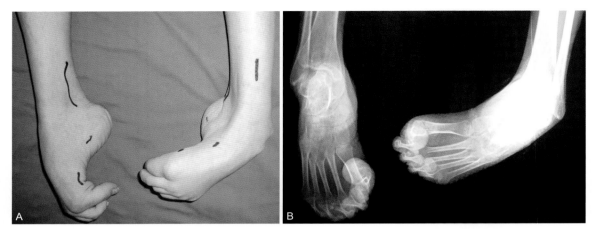

图8-3-1 女，21岁，12岁时静脉药物注射后出现双足畸形。A.双足局部照，右侧马蹄足，屈趾畸形。左侧马蹄内翻足，屈趾畸形；B.双足正位X线片

三、感觉障碍性周围神经病致下肢畸形

（一）病因

各种理化因素、慢性中毒、内分泌异常均可导致神经根、神经丛、神经干或神经末梢损害，因损伤部位、程度、范围不同而有不同的临床表现。

（二）临床表现

除了神经支配区域的感觉异常和肌肉功能障碍外，当多数周围神经末梢受损后，出现对称性四肢末端的各种感觉障碍，呈手套/袜套样分布，且伴有运动及自主神经功能障碍。由于感觉障碍，往往造成肢端溃疡或夏科氏关节病（图8-3-2），严重者自发性截截肢（指、趾）（图8-3-3）。

（三）治疗原则

①针对病因积极治疗。②出现轻度肢体畸形者早发现、早治疗。

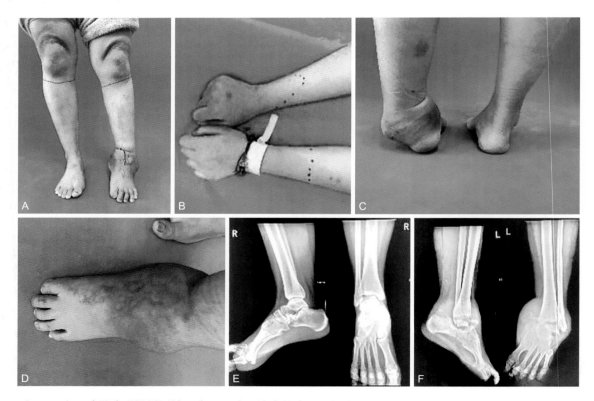

图8-3-2 女，18岁，感觉障碍性周围神经病，四肢远端感觉障碍，部分手指及足趾截指（趾），左侧踝关节肿大。A.双下肢全长正面观；B.双手手套样感觉异常；C.左足内翻；D.左侧踝关节肿大；E.右侧踝关节X线检查结构正常；F.左侧踝关节结构严重破坏

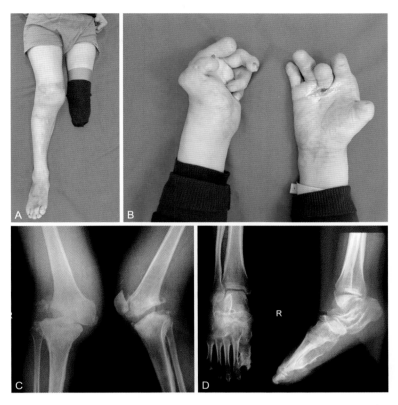

图8-3-3　男，40岁，感觉障碍性周围神经病。A. 左下肢截肢；B. 双手部分手指截指；C. X线片示右膝关节骨质破坏；D. X线片示右马蹄平足改变

四、恶性周围神经鞘瘤致下肢畸形

（一）病因

恶性外周神经鞘瘤（malignant peripheral nerve sheath tumor，MPNST）是来源于周围神经，或神经鞘膜细胞的一类恶性肿瘤。被侵犯的神经所支配区域感觉异常，肌力减弱。

（二）临床表现

本病好发于大的外周神经如坐骨神经、臂丛神经或腰骶丛神经。恶性周围神经鞘瘤通常表现为持续增大的肿块，感觉异常，肌力下降甚至肢体瘫痪，继发肢体畸形。

（三）治疗原则

①早发现，早治疗。②矫正继发畸形，改善肢体功能。

五、神经纤维瘤病致下肢畸形

（一）病因

神经纤维瘤病（neurofibromatosis，NF）是一种

起源于施万细胞的良性周围神经鞘瘤，为不完全外显的常染色体显性遗传病。根据其临床表现和基因定位位点不同，1988年美国国立卫生研究院（NIH）将其分为神经纤维瘤病1型（NF1）和神经纤维瘤病2型（NF2）。NF1主要特征为皮肤牛奶咖啡斑和周围神经多发性神经纤维瘤，外显率高，基因位于染色体17q11.2。NF2又称中枢神经纤维瘤或双侧听神经瘤病，基因位于染色体22q。

（二）临床表现

最主要的两大特征是皮肤牛奶咖啡斑和多发性神经纤维瘤。在儿童期即可出现，到青春期后明显发展。大多数分布于躯干、四肢和面部。肿瘤多为结节状，有蒂或无蒂，表面光滑，一般无疼痛及压痛。但位于浅表神经的神经纤维瘤可有疼痛，偶有压痛，甚至出现沿神经干的疼痛和感觉异常。肿瘤大小不一，数目不等，且多随年龄的增长而增大增多。其中骨损害主要表现为营养不良性脊柱侧凸和位于小腿中下段的胫骨假关节导致肢体严重短缩成角畸形（图8-3-4）。

（三）治疗原则

矫形外科治疗范畴主要为神经纤维瘤病合并脊柱侧弯和下肢胫骨假关节造成畸形、功能障碍的治疗，通过对假关节的切除，髂骨取骨植骨，髓内固定，Ilizarov 外固定技术矫形、延长，达到促进假关节愈合，恢复肢体负重力线，等长肢体，改善外观和功能的目的。

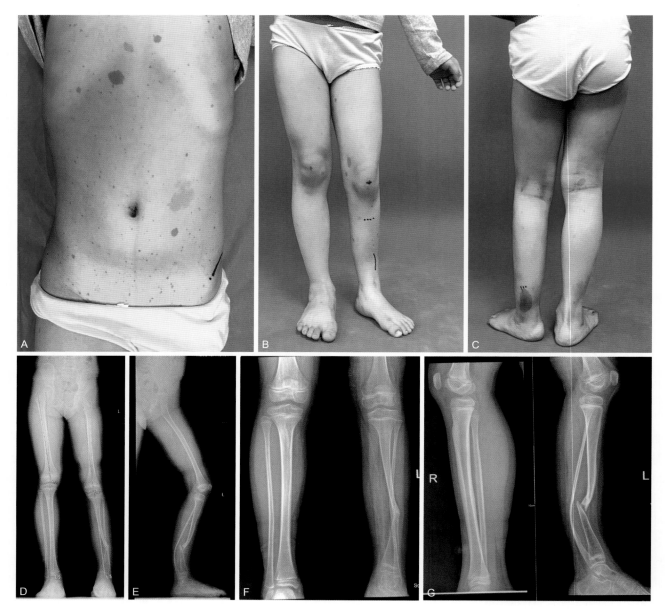

图8-3-4　家族性神经纤维瘤病。A.腹部可见咖啡斑；B.双下肢全长正面观；C.双下肢全长后面观；D.双下肢全长正位X线片，左下肢短缩；E.双下肢全长侧面观，膝关节屈曲；F、G.双侧胫腓骨正、侧位X线片，左胫骨假关节，左腓骨细小、弯曲

（秦泗河　赵　俊）

第四节　运动神经元病致下肢畸形

一、肌萎缩性脊髓侧索硬化症致下肢畸形

（一）病因

肌萎缩性脊髓侧索硬化症（amyotrophic lateral sclerosis，ALS），俗称"渐冻人症"，为常见的5种运动神经元病之一。该病为主要累及上运动神经元及下运动神经元的一种慢性进行性变性疾病。临床上常表现为上、下运动神经元合并受损的混合性瘫痪。

（二）临床表现

肌萎缩侧索硬化症通常以手肌无力、萎缩为首发症状，一般从一侧开始，以后再波及对侧，随病程发展出现上、下运动神经元混合损害症状。上肢多出现远端为主的肌肉萎缩，以大小鱼际肌、骨间肌为著，同时伴有肌束颤动，感觉正常。双下肢呈痉挛性瘫痪，肌张力增高，腱反射亢进，双侧病理反射阳性（图8-4-1）。除此之外，呼吸肌受累则出现呼吸困难。

（三）治疗原则

①本病目前尚无有效治疗方法，采取的治疗均为对症治疗。②预防关节强直挛缩，坚持适当体育锻炼和理疗。③出现肢体畸形者可行矫形外科治疗，以改善肢体功能。

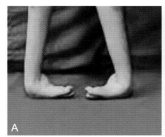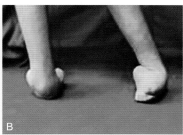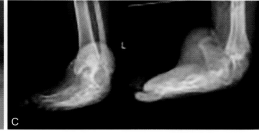

图8-4-1　脊髓侧索硬化足部畸形，双侧马蹄后翻足畸形。A. 双足前面观；B. 双足后面观；C. 左足正、侧位X线片

二、脊肌萎缩症致下肢畸形

（一）病因

脊肌萎缩症（spinal muscular atrophy，SMA）是最常见的常染色体隐性遗传病之一，亦称"进行性脊肌萎缩症"或"脊髓性肌萎缩"。病因为遗传物质缺陷导致运动神经元受到损害并进而影响肌肉的收缩，属于典型的神经源性损害性疾病。脊肌萎缩症是婴幼儿和儿童期发病的最常见神经源性损害导致运动发育障碍的疾病。

（二）临床表现

典型的临床表现有：①下运动神经元损害体征，如肌张力降低、腱反射消失等。②肌力下降下肢重于上肢、近端重于远端，严重者可出现多种肢体畸形（图 8-4-2、图 8-4-3）。③一般不伴有上运动神经元损害体征，如病理征等。④一般不伴有智力发育落后。⑤肌酶检测在正常范围内或略微偏高，如果CK等肌酶指标显著升高应考虑肌源性疾病。⑥肌电图呈现神经源性损害。⑦肌肉活检呈现典型的神经源性损害改变。

（三）治疗原则

本病目前尚无有效治疗方法，采取的治疗均为对症治疗；出现肢体畸形者可行矫形外科治疗，以改善肢体功能。

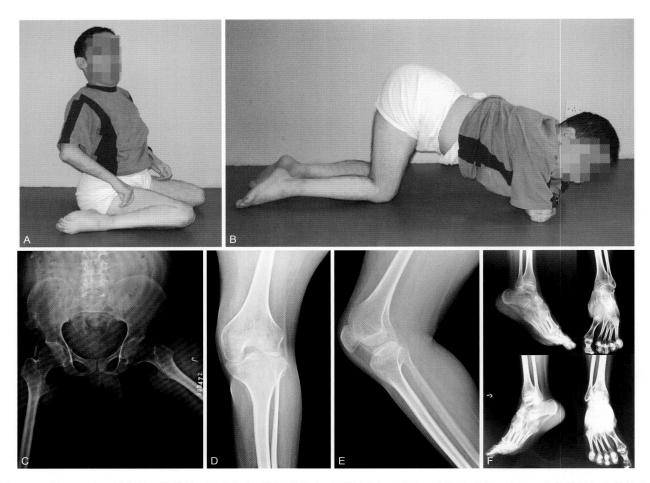

图8-4-2 男，25岁，进行性（脊髓性）肌萎缩症，脊肌萎缩症双下肢屈髋、屈膝、马蹄足畸形，曾行3次脊髓干细胞移植术。A.重度屈髋畸形，无法站立，髋、膝关节活动受限；B.俯卧位肢体无法伸展；C.双髋关节正位X线片；D.膝关节正位X线片；E.膝关节侧位X线片；F.双侧足踝关节正、侧位X线片

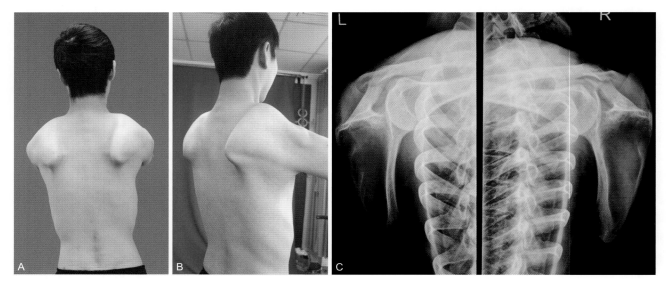

图8-4-3 男，23岁，脊肌萎缩症双侧翼状肩胛畸形。A.背部外观，双侧肩胛骨翼状凸起；B.侧面观，双侧肩胛骨凸起；C.双侧肩部X线片

三、腓骨肌萎缩症致下肢畸形

（一）病因

腓骨肌萎缩症（Charcot-Marie-Tooth，CMT）亦称为遗传性运动感觉神经元病，具有明显的遗传异质性，临床主要特征是四肢远端进行性的肌无力和萎缩，伴或不伴感觉障碍。由于肢端肌力下降或瘫痪，而继发特征性的肢体畸形。

（二）临床表现

双下肢呈倒立酒瓶状或称鹤立腿，同时出现足弓高耸爪形趾、马蹄内翻畸形等（图8-5-1）；行走时表现特殊的跨越步态，表现肌无力、肌萎缩、腱反射减退，少数病例四肢末梢可出现手套/袜套样深浅感觉障碍和一系列自主神经与营养代谢障碍，局部皮肤呈青紫色，皮肤温度低、溃疡形成等。

（三）治疗原则

①目前临床对 CMT 尚无有效治疗手段，对患者主要是采取一些对症和支持疗法。②矫形外科治疗范畴主要针对肢体畸形矫正和功能的改善。畸形矫正的重点是高弓马蹄内翻足，在矫正畸形、恢复下肢负重力线的同时，需要稳定关节，平衡肌力，避免畸形复发。

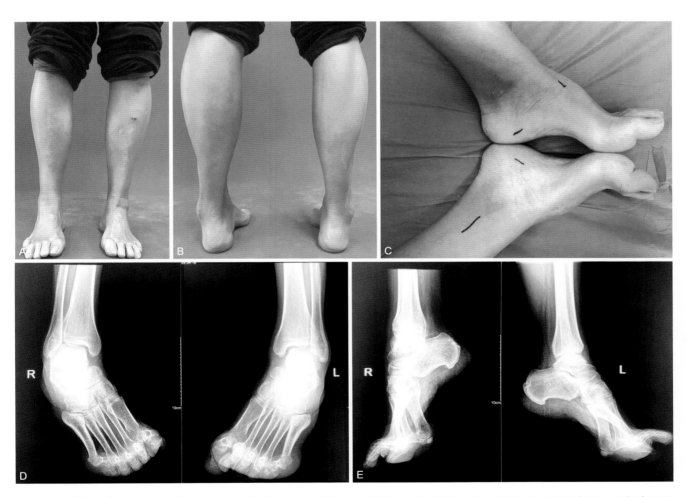

图8-4-4 腓骨肌萎缩症后遗双足畸形。A. 双下肢全长正面观；B. 双下肢全长后面观，双足内翻；C. 双足局部观，双侧高弓足改变；D、E. 双足踝关节正、侧位 X 线片，双侧马蹄高弓内翻足畸形

（秦泗河 石 磊）

参考文献

[1] Kohler KA, BanerjeeK, GaryHladyW, et a1. Vaccine-associated paralytic poliomyelitis in India during 1999: decreased risk despite massive use of oral polio vaccine[J]. Bull WHO, 2002, 80(3): 210-216.

[2] Chiba Y, FIikita K, Matuba T, et a1. Active surveillance for acute flaccid paralysis in poliomyelitis high-risk areas in southern China[J]. Bull WHO, 2001, 79(2): 103-110.

[3] Asakawa DS, Blemker SS, Rab GT, et al. Three-dimensional muscle-tendon geometry after rectus femoris tendon transfer[J]. J Bone Joint Surg (Am), 2004, 86(2): 348-354.

[4] Metaxiotis D, Wolf S, Doederlein L. Conversion of biarticular to monoarticular muscles as a component of multilevel surgery in spastic diplegia[J]. J Bone Joint Surg (Br), 2004, 86(1): 102-109.

[5] Katz K, Attias J, Weigl D, Cizger A, Bar-On E. Monitoring of the sciatic nerve during hamstring lengthening by evoked EMG[J]. J Bone Joint Surg (Br), 2004, 86(7): 1059-1061.

[6] Terjesen T, Lie GD, Hyldmo AA, et al. Adductor tenotomy in spastic cerebral palsy. A long-term follow-up study of 78 patients[J]. Acta Orthop Scand, 2005, 76(1): 128-137.

[7] Sussman MD, Aiona MD. Treatment of spastic diplegia in patients with cerebral palsy[J]. J Pediatr Orthop B, 2004, 13(2): S1-12.

[8] 秦泗河, 郑学建, 王振军. 矫形手术治疗脑性瘫痪下肢畸形(附685例报告)[J]. 中国矫形外科杂志, 1994, 4: 196-198.

[9] 秦泗河. 脑性瘫痪下肢畸形的手术治疗. 见: 秦泗河主编. 下肢畸形外科. 北京:人民卫生出版社, 1998, 441-463.

第九章　感染性疾病致下肢畸形

第一节　细菌感染致下肢畸形

一、慢性骨髓炎致下肢畸形

（一）病因

慢性骨髓炎（chronic osteomyelitis）是指初次感染后 6 周后出现的骨的感染，通常由细菌、真菌等引起，根据致病机制，该疾病可分为外源性或血源性。慢性骨髓炎治愈后，常遗留下肢不等长、成角畸形等问题。软组织窦道反复愈合引起皮肤瘢痕挛缩，对肢体功能影响较大，可伴有肌肉萎缩；如发病部位接近关节，多有关节功能破坏，形成关节挛缩或僵硬。

（二）临床表现

慢性炎症期有局部肿胀，骨质增厚，表面粗糙，有压痛。如有窦道，伤口长期不愈，偶有小块死骨排出。有时伤口暂时愈合，但由于感染病灶持续存在，当全身健康状况较差，免疫力减低时，可导致急性发作，表现为体温升高，局部红肿。经切开引流，或自行穿破，或药物控制后，全身症状消失，局部炎症也逐渐消退，伤口愈合，如此反复。感染彻底控制后，便进入骨髓炎后遗症期，可表现为肢体短缩、肢体畸形、骨不连、骨缺损等（图 9-1-1）。

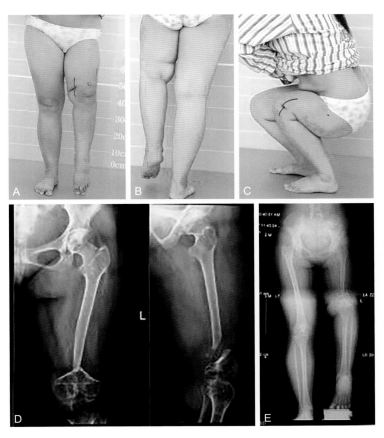

图9-1-1　左股骨慢性骨髓炎后遗畸形。A.站立位正面观，左下肢短缩；B.站立位背面观；C.下蹲位左侧面观，左大腿短缩；D.左股骨正、侧位 X 线片；E.站立位双下肢全长正位 X 线片

（三）治疗原则

慢性骨髓炎愈后遗留的关节畸形可行截骨矫形术；肢体短缩者，可行肢体延长术；骨不连和骨缺损，可通过 Ilizarov 技术进行治疗。

二、化脓性关节炎致下肢畸形

（一）病因

由化脓性细菌侵入关节，引起关节破坏及功能丧失，可以血源播散、创伤或手术切口直接接种、邻近的骨髓炎或蜂窝织炎蔓延而发病。任何年龄均可发病，但严重的感染后遗症往往发生于儿童。下肢负重关节的化脓性关节炎最常见（61%～79%）。血源性受累的多为单一的肢体大关节，如髋关节、膝关节及肘关节等。50% 以上的致病菌为金黄色葡萄球菌，其次为链球菌、肺炎双球菌、大肠埃希菌、流感嗜血杆菌等。由于化脓性关节炎导致不同程度的关节滑膜破坏，甚至关节软骨破坏，炎症治愈后，常遗留关节功能受限，纤维僵直，甚至骨性强直于非功能位，影响肢体功能。

（二）临床表现

急性期表现为局部有红肿、疼痛及明显压痛。关节液增加，有波动感，在表浅关节如膝关节更为明显，浮髌征阳性。患者常将膝关节置于半弯曲位，使关节囊松弛，以减轻张力。上述症状在新生儿有时不明显，红斑、肿胀、发热和疼痛等症状会很轻，也可能没有上述症状，因此有时诊断很困难。感染控制后，关节因遭受不同程度破坏而进入后遗症期。发生在髋关节，可出现关节脱位、股骨头坏死，甚至完全破坏吸收，非功能位的关节纤维僵直，关节骨性融合等（图9-1-2）；发生在膝关节可出现膝关节纤维僵直，或者骨性融合，如果关节破坏较重，僵直或骨性融合在非功能位可同时出现膝关节屈曲或内外翻畸形；发生在踝关节的化脓性关节炎较少见，可出现踝关节僵直于跖屈位而继发马蹄足畸形。

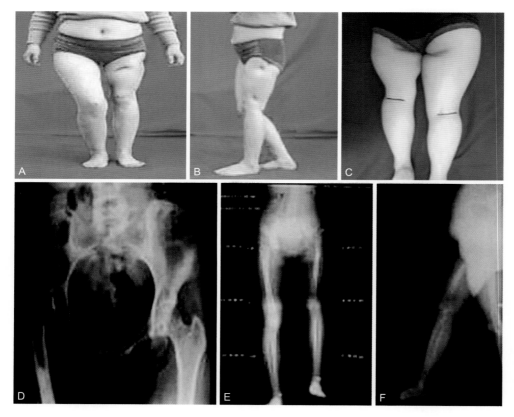

图9-1-2　右侧髋关节化脓性关节炎后遗症。A. 双下肢正面观；B. 双下肢侧面观；C. 双下肢背面观；D. 骨盆正位 X 线片；E. 双下肢全长正位 X 线片；F. 右下肢全长侧位 X 线片

（三）治疗原则

对于急性期感染的治疗原则主要是控制感染、减少关节破坏，包括关节冲洗、关节镜检、抗生素应用等方法。而对于化脓性关节炎后遗症期的治疗，矫形外科治疗原则是最大程度恢复关节功能或融合关节于功能位，矫正关节部位的挛缩畸形，恢复下肢负重力线，等长肢体，改善站立行走的功能，并为远期关节置换提供条件。

三、脓毒血症（幼年骨髓炎）致下肢畸形

（一）病因

脓毒血症（sepsis）是指由感染引起的全身炎症反应综合征，临床上证实有细菌存在或有高度可疑感染灶。虽然脓毒血症是由感染引起，但发生后引起机体全身炎症反应综合征，导致机体生理功能进一步破坏。其病原微生物包括细菌、真菌、病毒及寄生虫等。血液内病菌随血流迁移至关节、骨骼等处，并大量繁殖，感染局部组织，导致关节、骨骼、软骨、软组织的破坏而造成畸形。

（二）临床表现

脓毒血症可以由任何部位的感染引起，临床上常见于肺炎、腹膜炎、胆管炎、泌尿系统感染、蜂窝织炎、脑膜炎、脓肿等，表现为相应的感染症状。当脓毒血症迁移至骨与关节时（可发生于髋、膝、踝的任何关节），可则继发关节损害而出现骨关节畸形，症状类似化脓性骨关节炎（图9-1-3）。

（三）治疗原则

急性感染期主要目标是控制炎症反应，保存器官功能。而当骨关节破坏后遗肢体功能障碍时，则需通过矫形外科手术矫正骨关节畸形，恢复下肢负重力线，等长肢体，改善站立行走的功能。

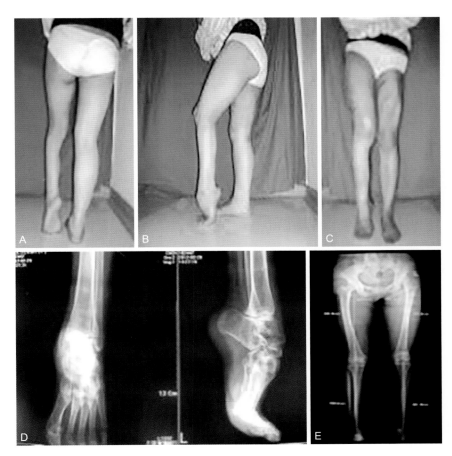

图9-1-3　脓毒血症致左下肢畸形。A.双下肢背面观；B.双下肢侧面观；C.双下肢正面观；D.左足踝正、侧位X线片；E.双下肢全长正位X线片

四、骨与关节结核致下肢畸形

（一）病因

骨与关节结核（osteoarticular tuberculosis）是由结核杆菌侵入骨或关节而引起的破坏性病变。结核病大多发生于肺部，但也可发生于人体任何器官。约50%的骨与关节结核患者合并肺结核。结核病变首先发生在肺部，在肺部感染后，通过循环系统播散到全身各处，导致骨骼系统结核、泌尿系统结核、消化系统结核等。骨与关节结核表现为破坏骨质、滑膜与关节软骨，引起骨关节僵直和畸形改变。

（二）临床表现

骨与关节结核病的局部症状包括功能障碍、肿胀、窦道、疼痛和畸形，特别是早期病例所出现的症状和体征均无特异性，也可见于其他原因的炎症性关节疾患。关节结核约94%病例为单发病灶，因而单关节病变可视为关节结核的一个特点。疾病初期为减轻疼痛，受累关节被迫处于特殊体位，如膝、肘关节结核呈半屈曲位（图9-1-5）；踝关节结核保持于跖屈位；髋关节结核早期呈外展外旋位，晚期呈屈曲内收位等。

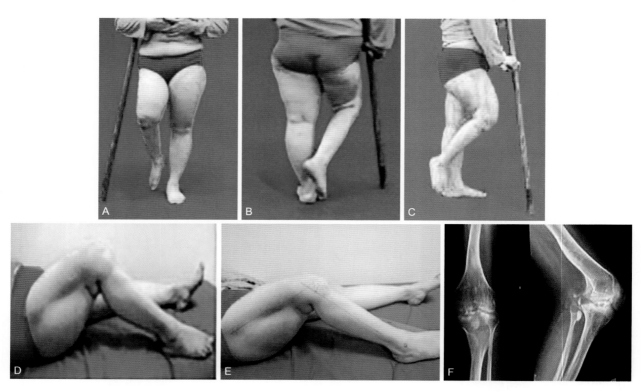

图9-1-4　右侧膝关节结核后遗屈膝畸形。A.双下肢前面观；B.双下肢后面观；C.双下肢侧面观；D.右膝关节最大屈曲位观；E.右膝关节最大伸直位观；F.右膝关节正、侧位X线片

X线片表现：①骨质破坏：骨小梁模糊，似磨砂玻璃样改变，呈现出骨质缺损。骨质破坏易发生于骨骺及干骺端，可在骨质中央部分亦可在边缘部分，形成缺损，往往骨骺及干骺端同时破坏，形成不受骺板限制的统一破坏区；②关节破坏：从两侧边缘开始，中央的关节板面较轻，是骨关节结核的特点。但在膝关节、肩关节中央部分亦可破坏，因紧密相接的软骨较少。

（三）分型

骨与关节结核分为骨结核、滑膜结核和全关节结核；其中骨结核分松质骨结核、皮质骨结核和干骺端骨结核。单纯骨结核和滑膜结核未能及时治疗，均可发展形成全关节结核，即使治愈也会发生纤维性或骨性强直。

（四）治疗原则

矫形外科治疗的基础是结核病得到有效控制或已治愈，针对骨、关节畸形后遗症，治疗原则是矫正畸形，恢复关节线和下肢负重力线，将已破坏的关节融合于功能位，改善站立行走的功能。

五、脑膜炎致下肢畸形

（一）病因

脑膜炎（meningitis）由细菌、病毒、真菌、螺旋体、原虫、立克次体等各种生物性致病因子侵犯软脑膜引起，炎症反应可侵犯脑实质，因此此病也被称为脑膜脑炎，若波及脑皮质运动中枢，引起运动中枢损害，则继发运动功能障碍，并逐渐继发肢体畸形。

（二）临床表现

脑膜炎引发的神经症状以上运动神经元损害为突出表现，广泛的神经系统损害，出现肌张力增高、病理征、腱反射亢进、癫痫发作，以及大脑皮质、下丘脑损害体征。神经系统损害可继发下肢肌肉痉挛、挛缩导致骨关节畸形改变（图9-1-5），影响患者运动功能。

（三）分型

化脓性脑膜炎是由各种化脓菌引起的脑膜炎症，系细菌性脑膜炎中的一大类。为颅内的严重感染之一，常为化脓性脑炎与脑脓肿并存。常见致病菌为3种类型，即流感嗜血杆菌B型、脑膜炎奈瑟菌（双球菌）和肺炎链球菌（肺炎双球菌）。

结核性脑膜炎是由结核杆菌引起的脑膜非化脓性炎症。可有低热、盗汗、食欲减退、全身倦怠无力、精神萎靡不振等结核中毒症状，脑膜刺激症状和颅内压增高。

病毒性脑膜炎系多种病毒引起的中枢神经系统的感染。

脑膜炎还可由真菌引起。最为常见的一种是隐球菌。隐球菌性脑膜炎是隐球菌属中某些种类或变种侵犯中枢神经系统引起的一种深部真菌感染。

（四）治疗原则

矫形外科主要针对因脑膜炎神经系统损害继发的下肢肌肉痉挛而导致的骨关节畸形，治疗原则是矫正骨和关节的畸形，恢复下肢关节线和负重力线，缓解痉挛状态，稳定关节，改善站立和行走功能。

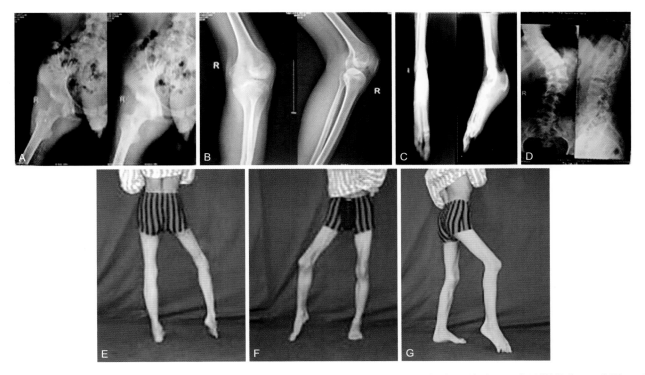

图9-1-5 脑膜炎后遗右下肢畸形。A.右髋关节正、侧位X线片；B.右膝关节正、侧位X线片；C.右足踝关节正、侧位X线片；D.脊柱全长正、侧位X线片；E.双下肢后面观；F.双下肢前面观；G.双下肢侧面观

六、中毒性菌痢致下肢畸形

（一）病因

中毒性细菌性痢疾（bacillary dysentery）简称中毒性菌痢，多见于2~7岁儿童感染痢疾杆菌引起，可能与某些儿童的特异性体质有关。痢疾杆菌内毒素引起中毒，可分为休克型、脑型和混合型。临床上起病急骤，若不及时治疗，病情继续发展，可出现休克、昏迷。也可由于弥散性血管内凝血（DIC）而致全身皮肤和各脏器出血而死亡，预后较差。其中脑型中毒性菌痢以脑水肿、脑疝、中枢神经呼吸衰竭为特征，死亡率较高。如果脑水肿甚至脑疝持续时间较长，经抢救存活后，继发永久性脑损伤，累及运动中枢，会后遗中枢性瘫痪，并逐渐继发肢体畸形改变。

（二）临床表现

脑型中毒性菌痢急性期表现为：高热、抽搐、呕吐常为首发症状，典型者呕吐呈喷射状。随之出现意识障碍，早期精神萎靡，烦躁不安或嗜睡，晚期昏迷。患者肌张力增高，肢体发硬，上肢内旋，下肢内收，足下垂。部分患者经抢救治疗后，仍然遗留不同程度的中枢神经损伤症状，如下肢的痉挛性瘫痪，肌张力增高，腱反射亢进，病理征阳性等，并逐渐继发下肢骨关节畸形，以髋内收内旋、屈膝、马蹄足多见。

（三）治疗原则

降低肌张力，矫正骨关节畸形，改善行走功能。

七、伤寒病致下肢畸形

（一）病因

伤寒（typhoid fever）是由伤寒杆菌引起的急性肠道传染病，常称伤寒热、肠热病。伤寒杆菌及其毒素随血液进入神经系统，可引起中枢神经系统炎症反应。如果炎症反应较重，引起中枢神经元损伤，累及运动神经中枢，出现肢体运动功能障碍后遗症。

（二）临床表现

急性感染表现为持续性高热（40~41℃），为期1~2周以上，并出现特殊中毒面容，相对缓脉，皮肤玫瑰疹，肝脾大，周围血象白细胞总数低下，嗜酸性粒细胞消失，骨髓象中有伤寒细胞（戒指细

胞）。中枢神经系统受累表现为中枢性瘫痪相关症状，如肌张力增高，腱反射亢进，病理征阳性等；病程较长者，逐渐继发肌肉挛缩，牵拉骨关节发生畸形改变，下肢表现为髋内收、内旋、屈膝及马蹄足等畸形。

（三）治疗原则

降低肌张力，矫正骨关节畸形，改善行走功能。

八、破伤风致下肢畸形

（一）病因

破伤风（tetanus）是破伤风梭菌经由皮肤或黏膜伤口侵入人体，在缺氧环境下生长繁殖，产生痉挛毒素而引起肌痉挛的一种特异性感染。破伤风毒素主要侵袭神经系统中的运动神经元，主要波及的肌群包括咬肌、背棘肌、腹肌、四肢肌等。如果造成中枢神经元永久性损害，则会遗留对应肢体的痉挛性瘫痪，久之继发痉挛性骨关节畸形。

（二）临床表现

破伤风急性发作期，表现为局部肌肉发紧、扯痛、反射亢进等症状。主要为运动神经系统脱抑制的表现，包括肌强直和肌痉挛。通常最先受影响的肌群是咀嚼肌，随后顺序为面部表情肌、颈、背、腹、四肢肌，最后为膈肌，即牙关紧闭、角弓反张或侧弓反张。多数患者经治疗痊愈后恢复正常，无后遗症。少数患者因受累运动神经元的永久性损害，出现后遗症，主要表现为受累肌肉的挛缩性瘫痪，肌张力增高，腱反射亢进，久之继发肌肉挛缩，牵拉相邻关节出现畸形，下肢以屈膝、马蹄内翻畸形及高弓足多见（图9-1-6）。

（三）分型

破伤风可分为轻、中、重三型。

1.轻型　潜伏期超过10天，全身肌强直程度较轻。可在起病后4~7天出现肌肉痉挛性收缩，但持续时间很短，一般数秒钟即停止。

2.中型　潜伏期7~10天，初痉期2~4天。肌肉强直显著，具有典型的牙关紧闭及角弓反张。阵发性痉挛持续时间延长，持续10秒以上，且发作频率增加，但尚无呼吸困难和喉痉挛发生。

3.重型　潜伏期短于7天，初痉期多短于48小时。全身肌肉强直明显，频繁发生痉挛性肌肉收

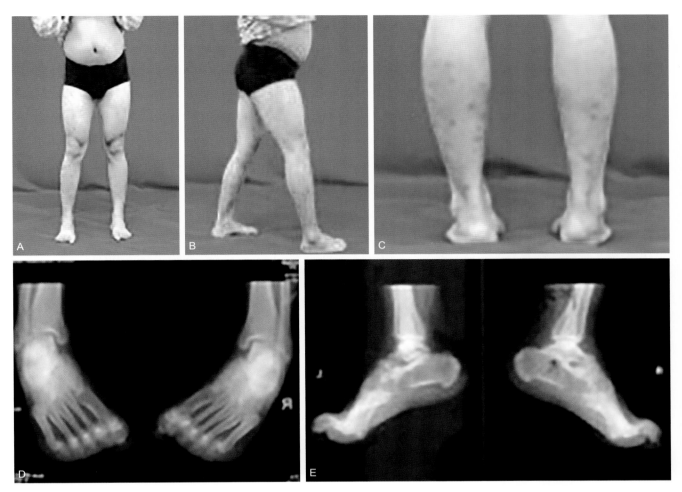

图9-1-6　破伤风后遗症。A. 双下肢前面观；B. 双下肢侧面观；C. 双下肢后面观；D. 双足踝关节正位 X 线片；E. 双足踝关节侧位 X 线片

缩，持续时间长，常致患者发绀，并易致喉痉挛窒息。患者常有高热及肺部感染，或因频繁抽搐缺氧而发生脑水肿。严重者发生昏迷，最终死于呼吸衰竭和全身衰竭。

（四）治疗原则

矫形外科治疗主要是针对破伤风感染后神经损害引发肌痉挛导致的肢体畸形，治疗原则是矫正骨关节畸形，缓解痉挛状态，改善站立行走功能。

九、败血症致下肢畸形

（一）病因

败血症（septicemia）是指各种致病菌侵入血液循环，并在血中生长繁殖，产生毒素而发生的急性全身性感染。其病原微生物包括细菌、真菌、病毒及寄生虫等。血液内病菌随血流迁移至关节、骨骼等处，并大量繁殖，感染局部组织，导致关节、骨骼、软骨、软组织的破坏而造成畸形。

（二）临床表现

败血症可以由任何部位的感染引起，临床上常见于肺炎、腹膜炎、胆管炎、泌尿系统感染、蜂窝织炎、脑膜炎、脓肿等，表现为相应的感染症状。当病原体迁移至骨与关节时（可发生于髋、膝、踝的任何关节），则继发关节损害而出现骨关节畸形，症状类似化脓性骨关节炎（图 9-1-7）。

（三）治疗原则

急性感染期主要目标是控制炎症反应。而当骨关节破坏后遗肢体功能障碍时，则需通过矫形外科手术矫正骨关节畸形，恢复下肢负重力线，改善站立行走的功能。

败血症后遗双下肢畸形

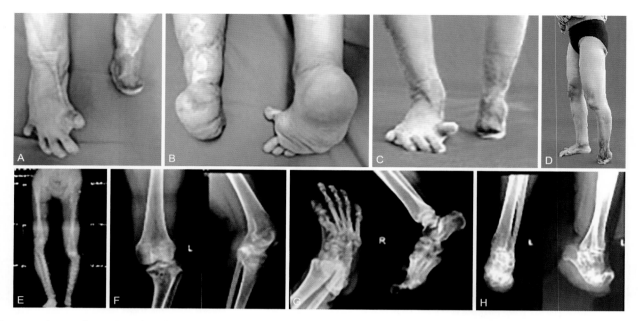

图9-1-7　女，26岁，9个月时患败血症，致双下肢多发脓肿溃烂，后遗肢体缺损、畸形。A.双足前面观；B.双足后面观；C.双足前面观（负重）；D.双下肢侧位观（负重）；E.双下肢全长正位X线片；F.左膝关节正、侧位X线片；G.右足踝关节正、侧位X线片；H.左足踝关节正侧位X线片

十、幼儿髋关节感染致股骨头缺如

（一）病因

髋关节化脓性关节炎（septic arthritis）是一种由病原体侵入关节，引起关节破坏及功能丧失的关节炎。若未能及时予以有效的治疗，可能导致严重并发症，如缺血性骨坏死、骨髓炎、软骨溶解、髋关节脱位、双下肢不等长、全身性败血症及骨关节炎等，遗留关节功能受限，纤维僵直，甚至骨性强直于非功能位，影响肢体功能。

（二）临床表现

本病表现为关节疼痛，可出现关节脱位，股骨头坏死，甚至完全破坏吸收；非功能位的关节纤维僵直，关节骨性融合等（图9-1-8）。

（三）治疗原则

矫形外科治疗主要是针对破伤风感染后神经损害引发肌痉挛导致的肢体畸形，治疗原则是缓解痉挛状态，矫正骨关节畸形，改善站立行走功能。

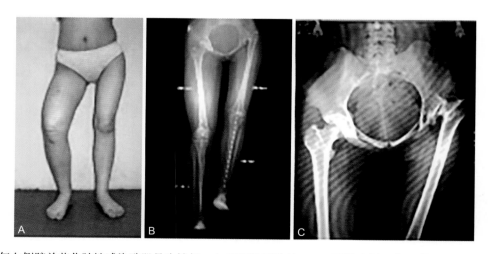

图9-1-8　幼年左侧髋关节化脓性感染致股骨头缺如。A.双下肢正位片；B.双下肢全长正位X线片；C.骨盆正位X线片

第二节　病毒性感染致下肢畸形

一、脊髓灰质炎致下肢畸形

（一）病因

脊髓灰质炎（Poliomyelitis）是由脊髓灰质炎病毒（一种嗜神经病毒）感染脊髓前角细胞和某些脑干运动核的急性传染病，特点是发热后出现肢体弛缓性瘫痪，部分患者留下终身残疾。此病毒主要经粪口传播，主要损害脊髓中前角运动神经细胞，从脊髓横断面上看，前角细胞呈灰色，故称脊髓灰质炎。85%以上的患者是3个月至3岁的婴幼儿，故称小儿麻痹。发病2年后，遗留的肢体瘫痪不再改善，并且逐渐出现肢体畸形，称为脊髓灰质炎后遗症或者小儿麻痹后遗症。

（二）临床表现

急性感染期主要表现为以发热为主的感冒样症状，随后突然出现肢体瘫痪，以下肢最常见，也可见于上肢。经治疗后，肢体瘫痪逐渐开始不同程度地恢复。后遗症期，一般在发病2年后，肢体瘫痪恢复到一定水平不再有进一步改善；由于肌力不平衡，逐渐出现骨关节的畸形改变，并且可能逐渐加重。

脊髓灰质炎后遗症

常见的畸形包括：肢体不同程度的肌肉萎缩、脊柱侧凸、骨盆倾斜、髋关节脱位、屈膝挛缩、膝反屈（图9-2-1）、马蹄足、马蹄内翻足（图9-2-2）、马蹄外翻足、跟行足等。以上畸形可单独出现，也可复合出现（图9-2-3），并且因为肌肉瘫痪程度不同及合并畸形部位不同，产生不同的行走步态，典型步态如点足跛行、压股步态（图9-2-4）、扶双拐单侧肢体悬吊、蹲行（图9-2-5）、爬行等。

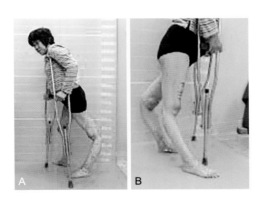

图9-2-1　脊髓灰质炎后遗膝反屈畸形。A、B.双下肢侧面观（负重）

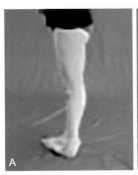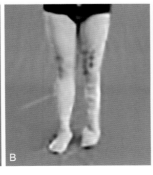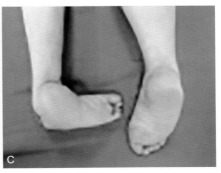

图9-2-2　脊髓灰质炎后遗左足内翻畸形。A.双下肢侧面观（负重）；B.双下肢正面观（负重）；C.大双足后面观

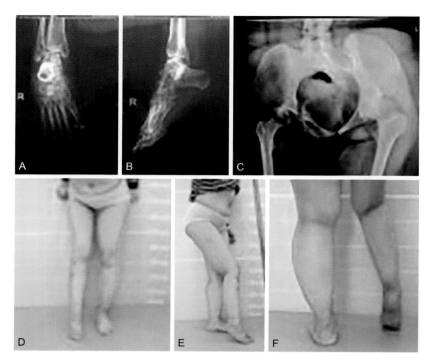

图9-2-3　脊髓灰质炎后遗右下肢屈髋、屈膝马蹄内翻足畸形。A. 右足踝关节正位 X 线片；B. 右足踝关节侧位 X 线片；C. 骨盆正位 X 线片；D. 双下肢正面观；E. 双下肢侧面观；F. 双下肢后面观

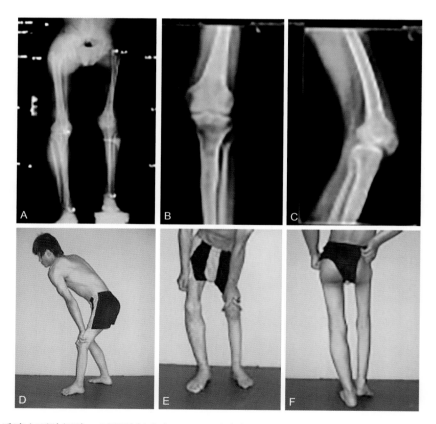

图9-2-4　脊髓灰质炎后遗左下肢短肢、压股跛行步态。A. 双下肢全长正位 X 线片；B. 左膝关节正位 X 线片；C. 左膝关节侧位 X 线片；D. 大体照双下肢侧面观；E. 双下肢正面观；F. 双下肢后面观

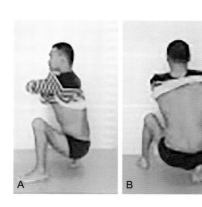
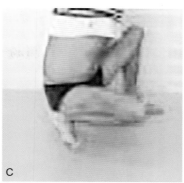
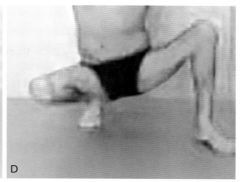

图9-2-5　脊髓灰质炎后遗双下肢畸形蹲移步态。A.蹲位双下肢侧面观；B.蹲位双下肢后面观；C.蹲位双下肢侧面观；D.蹲位双下肢正面观

（三）治疗原则

矫形外科主要治疗原则包括：①矫正下肢畸形，恢复下肢的负重力线；②平衡肌力，防止因肌力不平衡导致畸形复发；③平衡双下肢长度，减轻因肢体不等长而引起的跛行步态；④通过关节融合术稳定足踝部小关节，便于负重行走。

二、手足口病致肢体畸形

（一）病因

手足口病（hand-foot-mouth disease）是由肠道病毒引起的传染病，引发手足口病的肠道病毒有20多种（型），其中以柯萨奇病毒A16型（Cox A16）和肠道病毒71型（EV 71）最为常见。本病多发生于5岁以下儿童，表现口痛，厌食，低热，手、足、口腔等部位出现小疱疹或小溃疡，极少数病例病情危重，可致死亡，少数病例可出现中枢神经系统损害，多发生在病程1~5天内，存活病例可留有后遗症。

（二）临床表现

神经系统受累期表现为精神差、嗜睡、吸吮无力、易惊、头痛、呕吐、烦躁、肢体抖动、肌无力、颈项强直等。少数遗留神经系统后遗症，临床表现主要为下运动神经元损伤，主要包括肌力及肌张力改变，肌肉萎缩或强直（图9-2-6）；可发生脊柱侧弯，骨盆倾斜。长期负重行走者可出现髋关节脱位，股骨畸形，膝关节屈曲畸形、反屈畸形，足内外翻畸形（图9-2-7、图9-2-8）。长期在异常状态下行走会加重畸形进展，出现复合畸形（图9-2-9）。

手足口病致肢体瘫痪

图9-2-6　手足口病后遗右上肢畸形。患者男，8岁，1岁半患手足口病，后遗右侧上肢不全瘫：A.右上肢正面观；B.右上肢侧面观

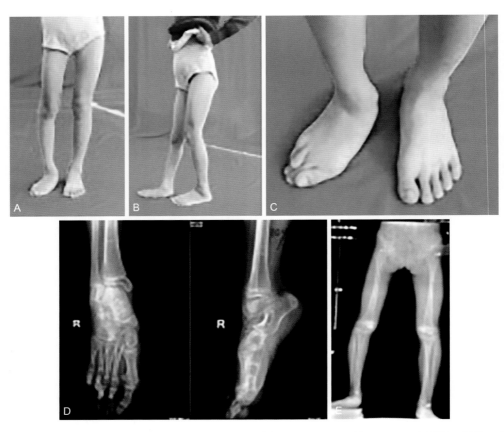

图9-2-7 手足口病致右足外翻畸形。A. 双下肢前面观；B. 双下肢侧面观；C. 双足前面观；D. 右足踝正侧位 X 线片；E. 右下肢全长侧位 X 线片

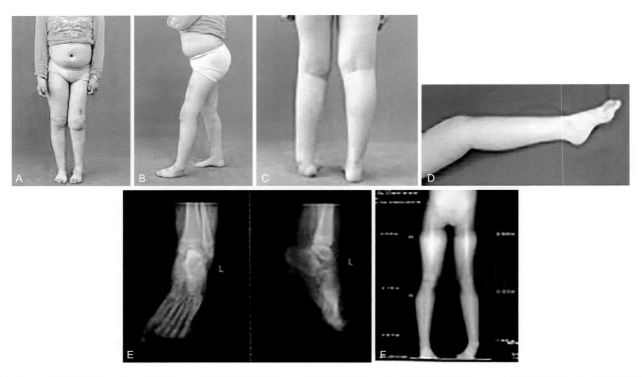

图9-2-8 手足口病致左足内翻畸形。A. 双下肢前面观；B. 双下肢侧面观；C. 双下肢后面观；D. 左下肢侧面观；E. 左足踝正侧位 X 线片；F. 双下肢全长正位 X 线片

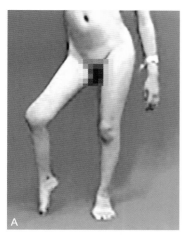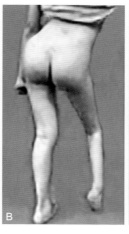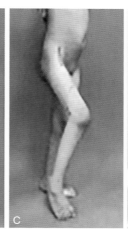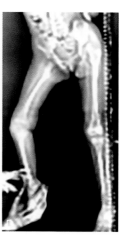

图9-2-9 手足口病致右下肢畸形。患者女，5岁，19个月大时患手足口病，继发右侧屈髋、屈膝、马蹄内翻足畸形：A. 双下肢前面观；B. 双下肢后面观；C. 双下肢侧面观；D. 右下肢全长侧位 X 线片

（三）治疗原则

矫形外科主要治疗原则包括：①矫正下肢畸形，恢复下肢的负重力线；②平衡肌力，防止因肌力不平衡导致畸形复发；③平衡双下肢长度，减轻因肢体不等长而引起的跛行步态；④通过关节融合术稳定足踝部小关节，便于负重行走。

三、格林–巴利综合征后遗症

格林-巴利综合征（Guillain-Barré syndrome，GBS）是以周围神经和神经根的脱髓鞘病变及小血管炎性细胞浸润为病理特点的自身免疫性周围神经病。经典型的 GBS 称为急性炎症性脱髓鞘性多发神经病（AIDP），临床表现为急性对称性弛缓性肢体瘫痪。

（一）病因

病因尚未充分阐明。约70% 的 GBS 患者发病前8周内有前驱感染史，通常见于病前1~2周，少数患者有手术史或疫苗接种史。空肠弯曲菌（CJ）感染最常见，约占30%，腹泻为前驱症状的 GBS 患者 CJ 感染率高达85%，常与急性运动轴索性神经病（AMAN）有关。巨细胞病毒（CMV）感染与严重感觉型 GBS 有关，观察发现 CMV 感染的 GBS 有群发现象。发生于传染性单核细胞增多症发病前后的 GBS 常伴 EB 病毒（EBV）感染。肺炎支原体（MP）感染的 GBS 患者年龄较轻。乙型肝炎病毒（HBV）感染患者 GBS 发生率显著高于非 HBV 感染组。

（二）临床表现

以急性进行性对称性肢体软瘫，主观感觉障碍，腱反射减弱或消失为主症。四肢弛缓性瘫是本病的最主要症状，一般从下肢开始逐渐波及躯干、双上肢和脑神经，肌张力低下近端常较远端重。病情危重者出现四肢完全性瘫，呼吸肌和吞咽肌麻痹，呼吸困难、吞咽障碍危及生命。感觉障碍一般较运动障碍轻，但常见肢体感觉异常，如麻木刺痛感、烧灼感等，可先于瘫痪或同时出现，振动觉和关节运动觉通常保存。四肢腱反射多呈对称性减弱或消失，腹壁提睾反射多正常，少数患者可因锥体束受累而出现病理反射征（图 9-2-10）。

格林 - 巴利综合征后遗症

根据秦泗河病例数据库（时间：1978.05.25—2018.12.31；总病例数：35075 例）统计，共治疗格林 - 巴利综合征患者83 例，其中男性患者55 例，女性患者28 例，平均年龄20.2 岁。

（三）分型

GBS 最常见的亚型为急性炎症性脱髓鞘多发神经病（AIDP）和急性运动轴索性神经病（AMAN）；其次为 Miller Fisher 综合征（MFS），以眼肌麻痹、共济失调及深部肌腱反射消失为特征。

（四）治疗原则

矫形外科治疗主要针对 GBS 导致的肢体弛缓性瘫痪，关节不稳定引起的下肢功能障碍，治疗原则是矫正畸形，平衡肌力，稳定关节，恢复下肢负重力线，改善站立和行走功能。

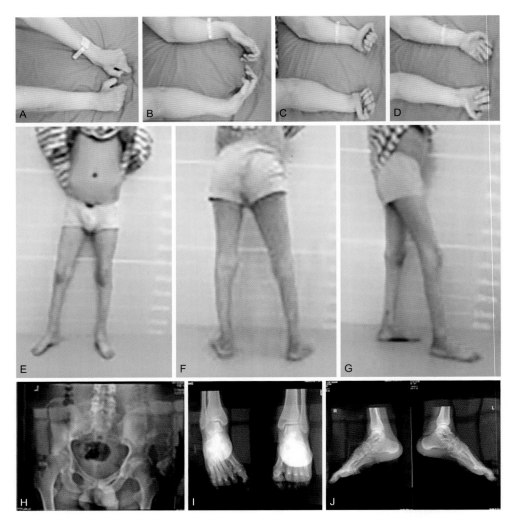

图9-2-10 格林-巴利综合征后遗症。A.双腕关节背面观；B.双腕关节屈曲位；C.双手掌指关节屈曲位；D.双手掌指关节伸直位；E.双下肢前面观；F.双下肢后面观；G.双下肢侧面观；H.骨盆正位X线片；I.双足踝正位X线片；J.双足踝侧位X线片

四、流行性乙型脑炎后遗症

（一）病因

流行性乙型脑炎（简称乙脑，epidemic encephalitis B），是乙脑病毒感染导致的中枢系统传染病，病原体于1934年在日本发现，也称日本乙型脑炎。本病主要分布在亚洲远东和东南亚地区，经蚊传播，多见于夏秋季。

（二）临床表现

临床上急起发病，有高热、意识障碍、惊厥、强直性痉挛和脑膜刺激征等，属于血液传染病，重型患者病后往往留有后遗症，肢体痉挛性畸形（图9-2-11），类似脑瘫肢体畸形。

（三）分型

根据病情轻重，乙脑可分四型：

（1）轻型：患者的神志始终清醒，但有不同程度的嗜睡，一般无抽搐（个别儿童患者因高热而惊厥）。体温在38~39℃之间，多数在1周内恢复，往往依靠脑脊液和血清学检查确诊。

（2）普通型：有意识障碍如昏睡或浅昏迷，腹壁反射和提睾反射消失，可有短期的抽搐。体温一般在40℃左右，病程约10天，无后遗症。

（3）重型：体温持续在40℃以上，神志昏迷，并有反复或持续性抽搐。浅反射消失，深反射先消失后亢进，并有病理性反射。常有定位症状和体征。可出现中枢性呼吸衰竭。病程常在2周以上，恢复

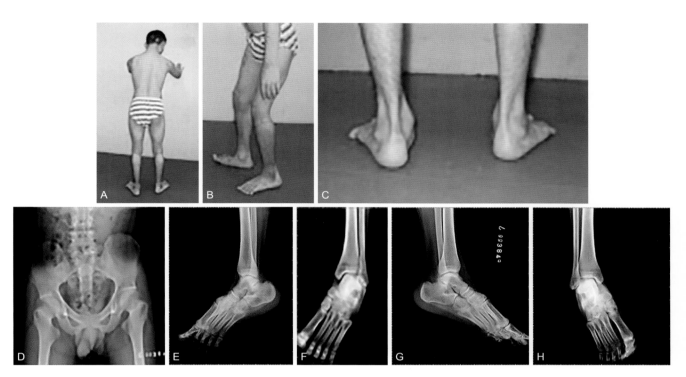

图9-2-11 流行性乙型脑炎后遗下肢痉挛性畸形。A. 双下肢后面观；B. 双下肢侧面观；C. 双足后面观；D. 骨盆正位 X 线片；E. 左足踝侧位 X 线片；F. 左足踝正位 X 线片；G. 右足踝侧位 X 线片；H. 右足踝正位 X 线片

期往往有不同程度的精神异常和瘫痪等表现，部分患者留有后遗症。

（4）暴发型：体温迅速上升，呈高热或过高热，伴有反复或持续强烈抽搐，于 1～2 日内出现深昏迷，有瞳孔变化、脑疝和中枢性呼吸衰竭等表现，如不及时抢救，常因呼吸衰竭而死亡。幸存者都有严重后遗症。

（四）治疗原则

矫形外科治疗主要是针对乙脑病毒侵害神经系统后引发的肢体痉挛、运动障碍和类似脑瘫的肢体畸形。治疗原则是矫正畸形，恢复下肢负重力线，缓解痉挛状态，稳定关节，改善站立行走功能。

（秦泗河）

参考文献

[1] 臧建成, 秦泗河, 秦绪磊, 等. 成人脊柱裂后遗感觉缺失性连枷足的治疗策略[J]. 中国修复重建外科杂志, 2018, 32(10): 1255-1260.

[2] Thomson JD, Segal LS. Orthopedic management of spina bifida[J]. Dev Disabil Res Rev, 2010, 16(1): 96-103.

[3] 秦泗河. Ilizarov技术与骨科自然重建理念[J]. 中国矫形外科杂志, 2007(8): 595-597.

[4] 秦泗河, 李刚. Ilizarov技术骨科应用进展[M]. 北京: 人民军医出版社, 2013

[5] Ivanyi B, Schoenmakers M, van Veen N, et al. The effects of orthoses, footwear, and walking aids on the walking ability of children and adolescents with spina bifida: A systematic review using International Classification of Functioning, Disability and Health for Children and Youth (ICF-CY) as a reference framework[J]. Prosthet Orthot Int, 2015, 39(6): 437-43.

[6] 秦泗河. 从生物骨骼的起源与演变看肢体损伤与重建的发展史[J]. 中国矫形外科杂志, 2009, 17(24): 1910-1914.

第十章　创伤致肢体畸形

第一节　神经损伤致肢体畸形

一、颅脑损伤致下肢畸形

（一）脑外伤（车祸、高处坠落伤）后遗症

1.病因　脑部外伤，可见于车祸或高处坠落等高能量损伤，中枢性瘫痪，肢体肌张力增高，或长期昏迷、卧床，导致肢体畸形。

2.临床表现　肢体肌张力增高，肌力减弱或丧失，部分患者由于受伤后康复训练不及时，肌肉挛缩，出现肢体固定性畸形改变，下肢多出现马蹄足或者马蹄内翻足畸形，可伴有或者不伴有髋内收畸形、屈膝畸形等（图10-1-1）。

3.治疗原则　矫正下肢畸形，松解挛缩的软组织，平衡关节周围肌力，降低肌张力，稳定关节，恢复下肢负重力线，结合康复训练，恢复行走功能。

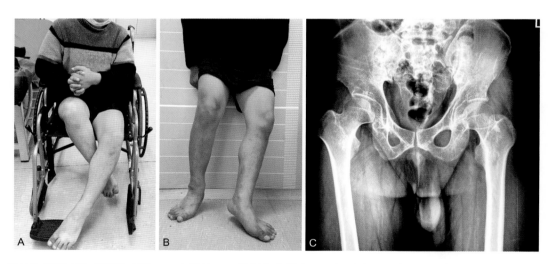

图10-1-1　脑外伤后遗症致双下肢畸形。A.坐轮椅，四肢肌张力增高，双侧屈髋、屈膝股内收挛缩；B.靠墙勉强站立，屈髋、屈膝马蹄足畸形；C.骨盆正位X线片

（二）颅脑手术致脑组织损伤后遗症

1.病因　实施颅脑手术可造成脑组织副损伤，累及运动中枢或者运动传导通路，出现肢体运动功能障碍，肌张力增高，肌力减弱，继发肢体骨关节畸形改变。

2.临床表现　颅脑手术后出现肢体运动功能障碍，肌张力增高，肌力减弱或丧失。在康复过程中，逐渐出现肢体固定性畸形改变，下肢多出现马蹄足或者马蹄内翻足畸形，可伴有或者不伴有髋内收畸形、屈膝畸形等（图10-1-2）。

3.治疗原则　矫正下肢畸形，松解挛缩的软组织，平衡关节周围肌力，降低肌张力，稳定关节，恢复下肢负重力线，结合康复训练，恢复行走功能。

二、脊髓损伤致下肢畸形

（一）高位脊髓损伤后遗不完全截瘫

1.病因　胸椎以上脊柱外伤、椎管内肿瘤、脓肿等疾病可引起颈胸段脊髓损伤，导致损伤节段以下肢体痉挛性瘫痪，长期发展致肢体畸形。

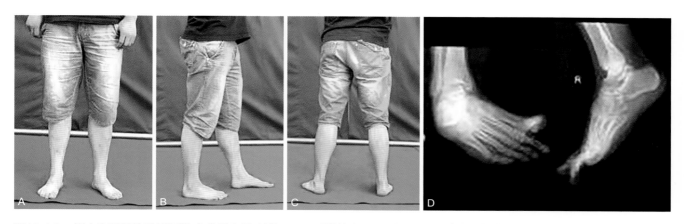

图10-1-2　颅内生殖细胞肿瘤切除术术后右足畸形。A.双下肢站立正面观；B.双下肢站立侧位观；C.双下肢站立后面观；D.右侧足踝关节X线片

2.临床表现　不同节段脊髓损伤，运动、感觉、反射和自主神经功能障碍的平面不同，脊髓损伤平面以下神经支配区域感觉减弱，甚至完全丧失；下肢部分肌群出现硬瘫或者软瘫，肌张力增高，肌力减弱或者丧失，继发下肢畸形，以足踝部畸形多见，如马蹄内翻足、外翻足、跟行足等（图10-1-3）。

3.治疗原则　矫正足踝部畸形，平衡肌力，必要时行足踝部关节融合术，恢复跖行足，增加足负重稳定性。

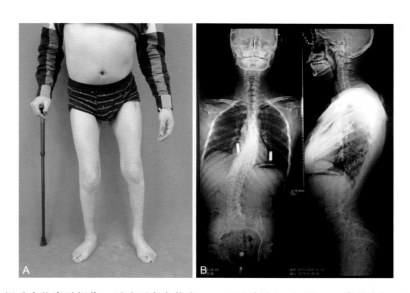

图10-1-3　车祸致高位脊髓损伤，后遗不完全截瘫。A.双下肢站立正面观；B.脊柱全长正、侧位X线片

（二）腰脊髓车祸伤后遗症

1.病因　由于在高能量车祸过程中，因腰段脊柱的过伸、过屈、旋转、分离等因素而造成腰段脊髓的不全损伤或完全性损伤，从而导致损伤节段以下肢体严重的功能障碍，长期发展而导致肢体的畸形。

2.临床表现　脊髓损伤平面以下神经支配区域感觉减弱或完全丧失，下肢部分肌群出现硬瘫或者软瘫，肌张力增高，肌力减弱或者丧失，继发下肢畸形，以足踝部畸形多见，如马蹄内翻足、外翻足、跟行足等（图10-1-4）。

3.治疗原则　脊髓损伤后造成下肢神经不可逆损伤，治疗针对神经损伤后不全性瘫痪造成的肢体畸形，以矫正畸形，松解挛缩的软组织，平衡关节周围肌力，恢复下肢负重力线，稳定关节，结合康复训练，恢复站立行走功能。

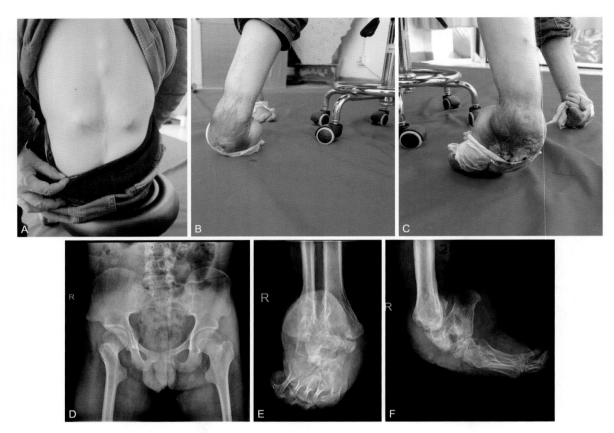

图10-1-4　腰脊髓车祸伤后遗症。A.躯干后面观；B.患足正位观；C.患足侧面观；D.骨盆正位 X 线片；E、F. 双侧足踝关节 X 线片

（三）腰脊髓鸟枪砂弹击伤致双下肢不全瘫痪

1. 病因　因腰部被鸟枪砂弹击中，造成腰段脊髓的不全损伤或完全性损伤，从而导致损伤节段以下肢体严重的功能障碍，长期发展而导致肢体的畸形。

2. 临床表现　脊髓损伤平面以下神经支配区域感觉减弱或完全丧失，下肢部分肌群出现硬瘫或者软瘫，肌张力增高，肌力减弱或者丧失，继发下肢畸形，以足踝部畸形多见，如马蹄内翻足、外翻足、跟行足等（图 10-1-5）。

3. 治疗原则　脊髓损伤后造成下肢神经不可逆损伤，治疗针对神经损伤后不全性瘫痪造成的肢体畸形，以矫正畸形，松解挛缩的软组织，平衡关节周围肌力，恢复下肢负重力线，稳定关节，结合康复训练，恢复站立行走功能。

（四）脊柱手术神经意外伤后遗症

1. 病因　脊柱手术中误操作或副损伤，可致脊髓神经受损，导致损伤节段以下肢体运动、感觉、反射和自主神经功能障碍，长期发展可出现肢体畸形。

2. 临床表现　脊髓损伤平面以下神经支配区域感觉减弱，甚至完全丧失；部分肌群出现硬瘫或者软瘫，肌张力增高，肌力减弱或者丧失，从而继发畸形，上肢瘫痪呈爪形手，下肢以足踝部畸形多见，如马蹄内翻足、外翻足、跟行足等（图 10-1-6）。

3. 治疗原则　矫正畸形，平衡肌力，足踝部关节融合，恢复跖行足，增加足负重稳定性，改善行走功能。

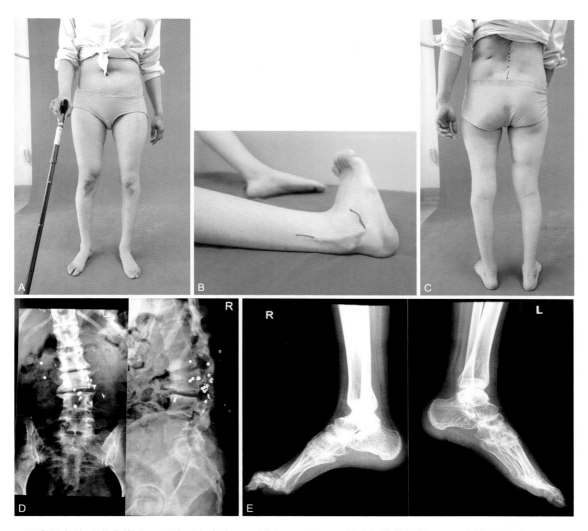

图10-1-5　腰脊髓鸟枪砂弹击伤致双下肢不全瘫痪。A.站立正面观；B.足过度背伸侧位观；C.腰背及下肢后面观；D.胸腰椎正、侧位 X 线片，可见残留 10 多粒钢砂；E.双侧足踝关节侧位 X 线片

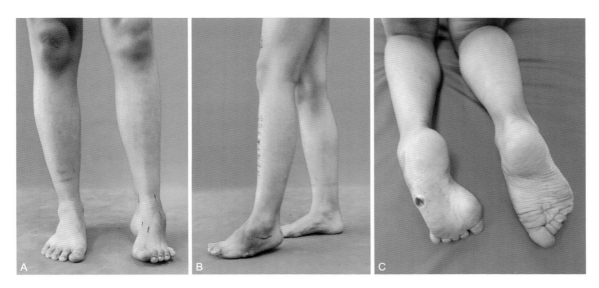

图10-1-6　男，15 岁，10 岁时行脊髓室管膜瘤切除术，并发神经损伤，左侧马蹄内翻足畸形。A.站立位双下肢正面观；B.站立位双下肢侧位观；C.双足底外观

三、下肢周围神经损伤致肢体畸形

（一）坐骨神经损伤后遗症

1. 病因　损伤原因多由股部或臀部刀刺、火器伤和臀部肌肉挛缩手术意外及臀部肌注药物等引起，有时髋关节脱臼、骨盆骨折亦可合并坐骨神经损伤。

2. 临床表现　坐骨神经高位损伤，引起股后部肌肉、小腿及足部所有肌肉全部瘫痪，导致膝关节屈曲受限，踝关节与足趾运动功能完全丧失，呈足下垂。坐骨神经不完全损伤，可引起膝关节或（和）足踝部畸形。如马蹄内翻足畸形、爪形趾畸形，长期在异常肌力下行走会导致固定性畸形和骨性改变（图10-1-7）。

3. 治疗原则　松解挛缩的软组织，平衡肌力；发生骨性畸形改变者，实施截骨术，实施关节融合术稳定关节，矫正足踝部畸形，恢复形态和功能。

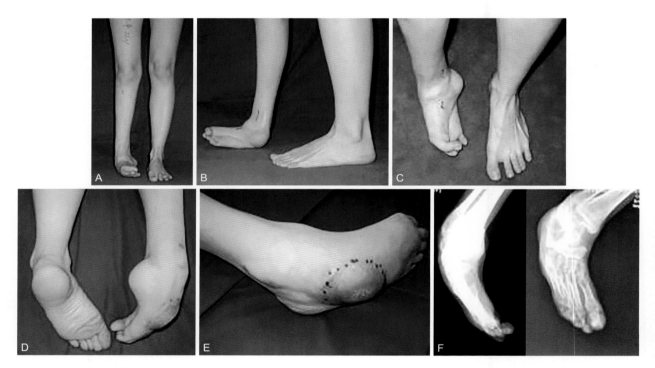

图10-1-7　坐骨神经不完全损伤致右马蹄内翻足畸形。A.站立位双下肢正面观；B.站立位双下肢侧位观；C.双足正面观；D.双足底外观；E.右足外侧负重区外观；F.右足踝关节正、侧位X线片

（二）胫神经损伤后遗症

1. 病因　大腿下段后侧、腘窝部外伤或者机械压迫，医源性损伤等导致胫后神经部分或者全部断裂、损伤等。

2. 临床表现　胫神经自坐骨神经分出后垂直下行，经腘窝沿小腿后正中下行，沿途分支支配小腿后部及足底肌肉。胫神经损伤后，其所支配的肌肉全部或部分瘫痪，主要为踝足部屈肌群，包括小腿三头肌、胫后肌、屈趾肌、屈蹈肌等，足不能跖屈和内翻，出现仰趾外翻畸形，行走时足跟离地困难，不能快走。足内肌瘫痪引起钩状足、爪状趾畸形。

3. 治疗原则　通过肌腱移位，尽可能改善踝关节的跖屈功能。病程较长者，继发骨性畸形，通过截骨术矫正。达到静力和动力平衡，恢复站立、行走的功能。

（三）腓总神经损伤后遗症

1. 病因　腓总神经在腓骨颈部，位置表浅，并在骨的表面，周围软组织少，移动性差，外伤、炎症、医源性等原因均可致其损伤出现足踝部感觉、运动障碍。

2. 临床表现 腓总神经损伤后，根据其损伤平面，腓深或腓浅神经分支损伤，出现相应症状，局部外伤可见瘢痕，小腿外侧及足背皮肤感觉减退或丧失，小腿伸肌群的胫前肌、踇长短伸肌、趾长短伸肌和腓骨长短肌瘫痪，出现患足下垂内翻，跨阈步态；长期足下垂，关节松弛不稳，可形成固定性马蹄内翻足畸形（图 10-1-8）。

3. 治疗原则 矫正足踝部畸形，根据残留肌力情况实施肌腱转位，重建足背伸功能，同时稳定跟距关节，达到足踝部静力和动力平衡，恢复站立、行走功能。

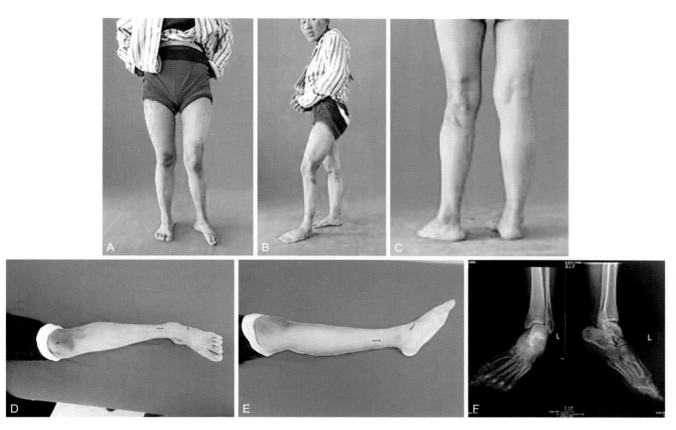

图10-1-8 腓总神经损伤足踝畸形。A.站立位双下肢正面观；B.站立位双下肢侧位观；C.站立位双下肢后位观；D.非负重患肢正面观；E.非负重患肢侧面观；F.患侧足踝关节 X 线片

（秦泗河 张庆彬）

第二节　骨盆、大腿创伤致下肢畸形

一、骨盆创伤致下肢畸形

（一）病因

在严重创伤后发生骨盆多发骨折、骶髂关节脱位、骨盆前后联合损伤等情况，致使骨盆环变形，骨盆错位愈合后发生畸形，从而引起髋部、下肢及脊柱的一系列畸形改变。

（二）临床表现

骨盆骨折严重变形致使双下肢不等长出现跛行，久而久之出现脊柱畸形；累及髋臼负重顶的畸形致使关节功能丧失或部分丧失；育龄妇女骨盆畸形愈合可遗留骨产道变形、狭窄畸形而影响自然分娩，给患者身心造成伤害（图10-2-1）。

（三）治疗原则

矫正畸形，重建骨盆环的稳定性、恢复髋臼关节面的平整和正常的头臼关系，通过股骨近端截骨及骨盆截骨，重建腰椎及骨盆平衡。

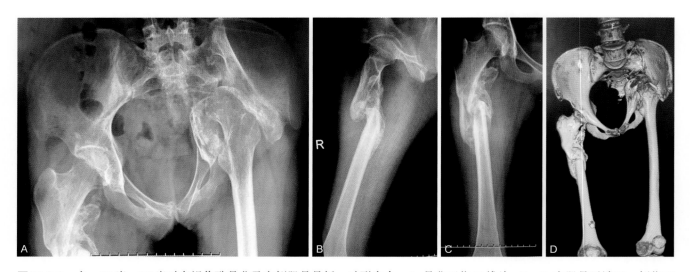

图10-2-1　女，29岁，27岁时车祸伤致骨盆及右侧股骨骨折，畸形愈合。A.骨盆正位X线片；B、C.右股骨近端正、侧位X线片；D.骨盆及股骨三维重建CT影像

二、股骨骨折畸形愈合致下肢畸形

（一）病因

股骨骨折常见，多是高能量外伤或严重合并伤所致，容易导致骨折畸形愈合、骨不连。

（二）临床表现

股骨骨折畸形愈合，可表现为大腿部弯曲、短缩畸形，儿童期骨折后可出现过度生长；近端骨折多见髋内翻畸形，中段及远端骨折畸形愈合可表现重叠、成角、旋转畸形，可伴有不同程度的膝关节屈伸功能障碍。

（三）治疗原则

矫正畸形，恢复下肢负重力线，恢复髋、膝关节关节线，增加关节活动度，等长肢体，改善行走功能。

三、骨不连、骨缺损

（一）骨不连

1.病因　骨不连为肢体开放或闭合骨折后，超过9个月骨折不愈合。导致骨不连最常见的原因有感染、局部血液供应不足、骨折断端分离、骨折部位不稳定等。

2.临床表现　骨折局部酸痛不适，肿胀，骨折端有微动，可有反常活动，形成假关节，内固定术后患者往往伴发内固定断裂（图10-2-2）；X线片显示骨折线清晰，无连续性骨痂通过。

3.分型　骨不连可分为肥大型、硬化型与萎缩型，但是多数患者表现为混合型骨不连（图10-2-3）。

（1）肥大型骨不连：断端之间主要为软骨连接，通常认为断端的软骨帽具有骨骺软骨的特性，软骨生成的速度和软骨骨化的速度形成动态平衡，所以骨折裂隙长期存在。肥大性骨不连的断端往往向两

边扩大，形成"象足征"或抱球状改变（图10-2-4）。

（2）硬化型骨不连：髓腔封闭，断端硬化（图10-2-5）。

（3）萎缩型骨不连：断端萎缩变细，主要为纤维连接（图10-2-6）。

（4）混合型骨不连往往兼有肥大、硬化或兼有萎缩、硬化的表现（图10-2-7）。

4.治疗原则　增加断端局部稳定性，保护局部血运，植骨，激活局部骨愈合潜能；骨不连断端存在畸形者，同时矫正畸形。

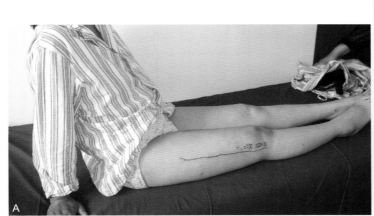
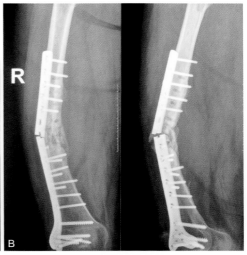

图10-2-2　右侧股骨骨不连。A 右大腿外观，可见既往手术切口瘢痕；B 右股骨 X 线片显示股骨骨不连，钢板断裂

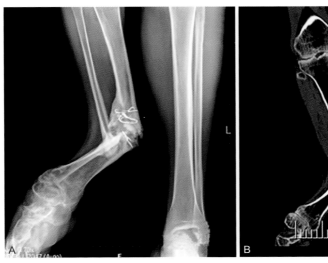
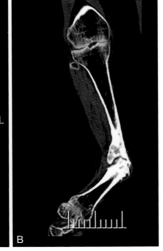

图10-2-3　肥大型骨不连。A.胫骨 X 线片显示中下段肥大型骨不连；B.胫骨 CT 三维重建显示断端呈抱球样改变

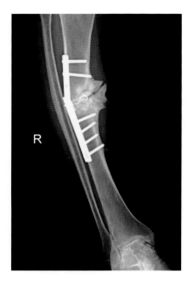

图10-2-4　硬化型骨不连

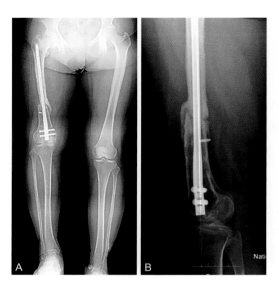

图10-2-6　混合型型骨不连。A.右股骨中下段混合型骨不连；B.右股骨侧位X线片

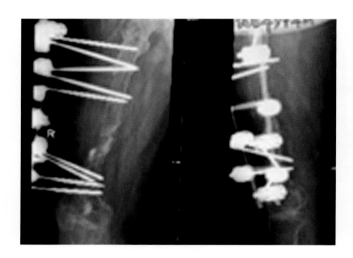

图10-2-5　萎缩型骨不连

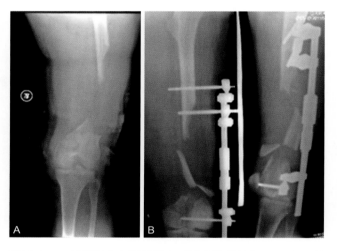

图10-2-7　车祸伤致左侧股骨中下段大段骨缺损。A.左股骨正位X线片，股骨中下段骨缺损；B.临时外固定架固定

（二）骨缺损

1. 病因　创伤、感染、骨病、手术等因素均可造成骨缺损。

2. 临床表现　骨缺损根据缺损部位、程度，是否合并感染等，表现为骨缺损部位疼痛、肿胀，异常活动，连续性中段，软组织凹陷，肢体无力，不能负重等，经过治疗的可残留外固定架维持肢体连续性，可伴有窦道或内固定、骨水泥外露；X线片显示固定物残留，骨缺损部位骨质部分缺失或成段缺失（图10-2-7）。

3. 治疗原则　修复骨缺损，恢复骨的连续性和肢体长度，感染性骨缺损需控制感染，彻底清创，主要方法包括骨移植、Ilizarov技术骨搬移等。

四、创伤后骨化性肌炎

（一）病因

病因尚不明确，常与严重创伤有关；创伤后骨质结构于肌肉、结缔组织内沉积而引起肌肉硬化，可因关节僵直残废。

（二）临床表现

肱二头肌、肱三头肌、股四头肌及股内收肌易出现骨化性肌炎，一般在伤后 3~6 个月形成，受伤部位软组织内出现质硬肿块，逐渐增大，伴有疼痛。

肿块停止生长后疼痛消失，影响邻近关节活动。血清碱性磷酸酶可升高。X 线片可见到骨化影，早期呈云雾状钙化，以后逐渐轮廓清楚，中央透亮。后期外周骨化明显致密，其内为骨小梁，与邻近骨之间长有一透亮分界线（图 10-2-8）。

（三）治疗原则

早期行创伤部位骨折、脱位处理，清除血肿；一旦形成骨化，应待其成熟后才能切除，以最大限度恢复肢体功能。同时可辅以放疗或吲哚美辛等药物对症处理。

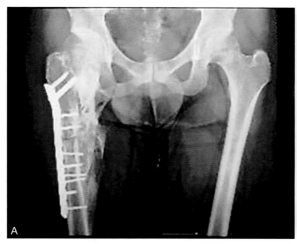
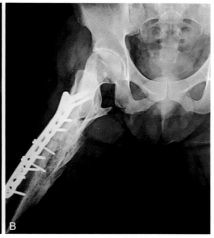

图10-2-8 男，28 岁，20 岁时车祸致右股骨近端骨折，继发骨化性肌炎。A.双侧股骨近端正位 X 线片；B.右股骨近端侧位 X 线片

五、骨折多次手术失败致重度骨质疏松

（一）病因

骨折多次手术失败，受伤手术部位血供破坏，患肢不能负重，失用性肌肉萎缩，骨质疏松。

（二）临床表现

患肢可见多处手术瘢痕，肌肉萎缩，关节活动障碍，屈曲挛缩，僵硬，肢体因惧怕疼痛不能主动活动，无法负重站立行走，可伴肢体成角、旋转、短缩畸形；X 线片检查可见骨密度下降，骨小梁减少、变细、分支消失，甚至完全消失，管状骨皮质变薄，髓腔扩大，可见内固定存留（图 10-2-9）。

（三）治疗原则

为患肢提供稳定的固定，避免应力遮挡，通过植骨、恢复肢体负重力线，髓内固定等手段，尽最大可能是肢体负重锻炼，增加营养、光照。

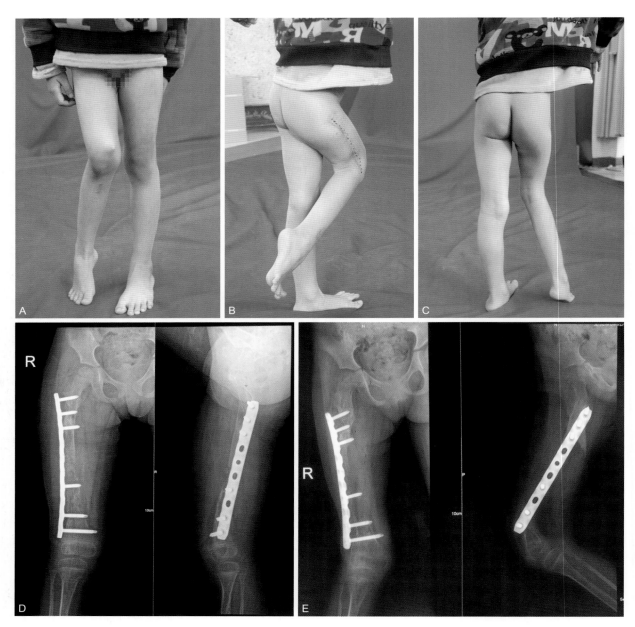

图10-2-9　女，7岁，骨折多次手术失败继发重度骨质疏松。A.站立位双下肢正面观；B.站立位双下肢侧位观；C.站立位双下肢后面观；D.右股骨正、侧位 X 线片（骨质未吸收）；E.右股骨正、侧位 X 线片（骨质吸收，骨质疏松）

（秦泗河　彭爱民　张云峰）

第三节 膝、小腿、足踝创伤后遗畸形

一、小腿断肢再植后遗足踝畸形

（一）病因

机械挤压或车祸导致的小腿离断伤，再植成功后短缩畸形，神经损伤，肌肉纤维化、挛缩，牵拉足踝关节，继发马蹄内翻足畸形。

（二）临床表现

主要表现为小腿短缩，小腿可见外伤瘢痕及手术切口瘢痕；可伴有小腿内、外翻或旋转畸形，足踝部的马蹄内翻畸形；踝关节和足趾主动活动障碍，皮肤感觉障碍；X线片可见下肢短缩及力线异常，足踝关节畸形（图10-3-1）。

（三）治疗原则

延长短缩的小腿，等长肢体，矫正骨性畸形，恢复下肢负重力线；矫正足踝部畸形，平衡肌力，稳定关节，改善站立、行走功能。

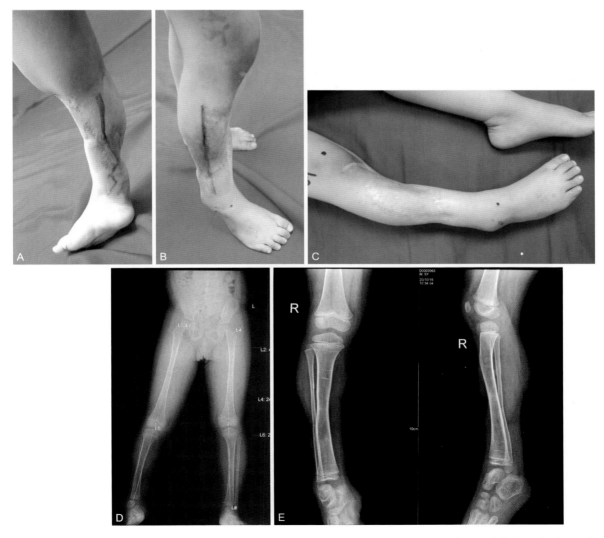

图10-3-1 男，5岁，2岁半时手扶电梯夹伤右小腿致离断，断肢再植成功后出现右小腿短缩及马蹄内翻足畸形。A.右足站立内侧观；B.右足站立前外侧位观；C.右小腿及足卧位观；D.站立位下肢全长正位X线片；E.右胫腓骨正、侧位X线片

二、创伤后膝关节僵直

（一）病因

大腿及膝关节外伤，包括股骨远端骨折、髌骨骨折、胫骨平台骨折等，均可引起膝关节纤维僵直。

（二）临床表现

膝关节屈伸功能障碍，活动度不同程度减小。多数患者膝关节僵直于伸直位，屈曲活动受限；少部分患者膝关节僵直于屈膝位，屈膝畸形角度和膝关节活动度依据损伤程度而异。X线片可见股骨远端、髌骨、胫骨近端陈旧骨折，膝关节间隙狭窄（图10-3-2）。

（三）治疗原则

个体化治疗，肌肉肌腱松解、延长，膝关节松解，必要时行股骨髁上截骨，恢复关节活动度，保留肌肉力量，恢复站立、行走功能。

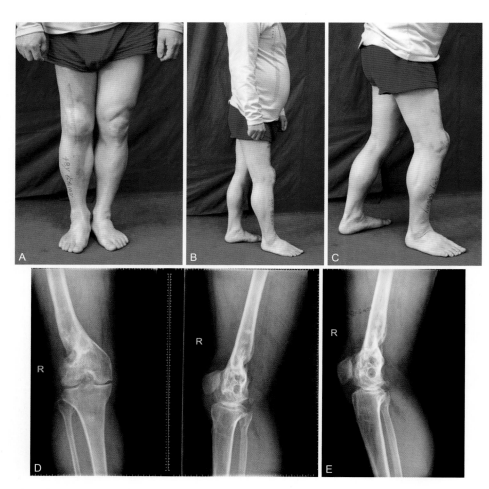

图10-3-2　男，48岁，右股骨远端骨折后膝关节僵直。A.双下肢站立正面观；B.站立位右膝关节伸直侧位观；C.站立位右膝关节最大屈曲侧面观；D.右膝关节最大伸直正位X线片；E.右膝关节最大屈曲侧位X线片

三、创伤后胫骨、腓骨缺损

（一）病因

严重创伤造成胫骨或腓骨的开放性粉碎性骨折，常伴有软组织缺损、神经损伤、骨缺损、骨感染等严重并发症，从而造成胫骨或腓骨骨缺损，长期发展后造成伤肢的严重畸形。

（二）临床表现

小腿可见创伤后皮肤瘢痕，伴有或不伴有肢体畸形，胫骨缺损患者，因不能负重需扶拐行走（图10-3-3）；单纯腓骨缺损患者，一般不影响肢体负重行走功能（图10-3-4）。小腿X线片可见胫骨或腓骨不同程度的缺损。

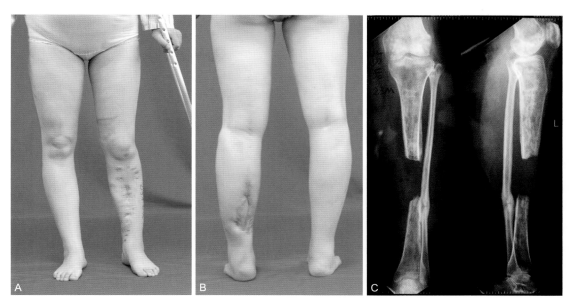

图10-3-3　女，38岁，左小腿外伤，胫骨中段粉碎性骨折，先后经 6 次手术治疗，造成胫骨中段缺损约 10 cm。A.站立位正面观；B.站立位背面观；C.左小腿正、侧位 X 线片

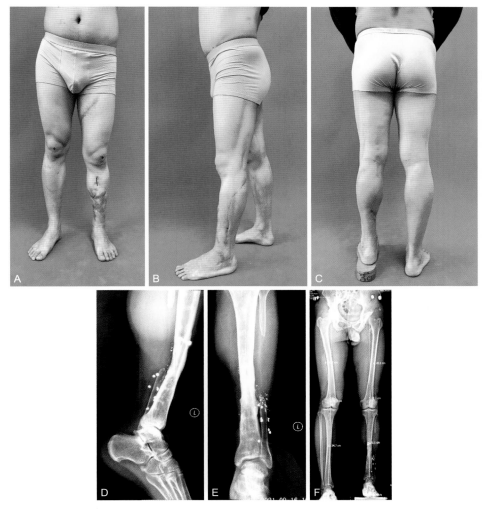

图10-3-4　男，34岁，16岁时小腿枪弹伤致胫骨缺损清创后腓骨移植，致左侧腓骨缺损，并小腿短缩畸形。A.站立位下肢正面观；B.站立位下肢侧位观；C.站立位下肢后面观；D.左胫骨侧位 X 线片；E.左胫骨正位 X 线片；F 站立位下肢全长 X 线片

（三）治疗原则

根据骨缺损类型，行植骨、骨搬移等治疗，修复骨缺损，促进骨愈合，恢复肢体长度及下肢力线，同时矫正足踝部合并畸形，恢复行走功能。

四、幼年创伤感染缺血性肌挛缩致下肢畸形

（一）病因

小腿软组织创伤、感染或医源性等原因造成缺血、缺氧、水肿、压力升高，从而形成骨筋膜室综合征，导致肌肉缺血坏死，神经功能障碍，晚期形成关节固定性畸形和功能障碍。

（二）临床表现

小腿可见大面积皮肤瘢痕，肌肉萎缩，软组织缺损，甚至大面积贴骨性瘢痕，踝关节马蹄僵硬，足部高弓内翻或外翻畸形、足趾呈爪形趾畸形等。幼年外伤可致骨发育障碍，肢体短缩，X线片可见骨萎缩，踝关节重度马蹄，距骨向前脱位，足弓增大，跖趾关节过伸，爪形趾（图 10-3-5 ）。

（三）治疗原则

根据畸形的情况制订个体化的手术方案。松解挛缩的软组织，肌腱松解、延长，平衡肌力。发生骨性畸形改变者，实施截骨术或者关节融合术，矫正足踝部畸形，稳定关节，恢复肢体形态和功能。

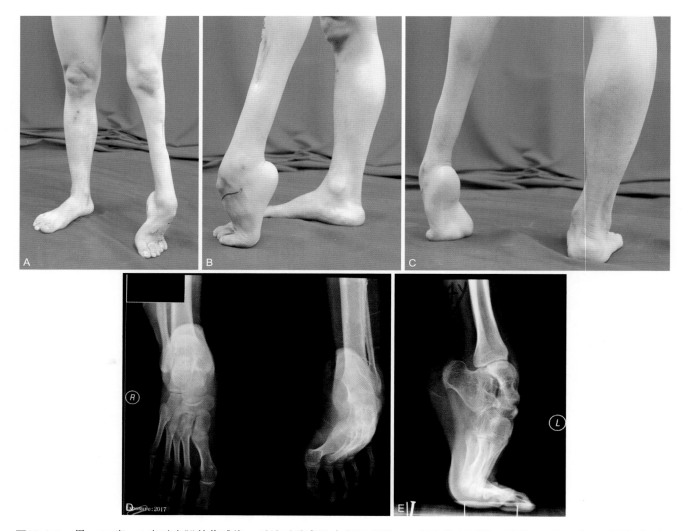

图10-3-5　男，24 岁，6 岁时小腿外伤感染，后遗马蹄高弓内翻足畸形。A.站立位双下肢正面观；B.站立位双下肢侧位观；C.站立位双下肢后面观；D.足踝关节正、侧位 X 线片；E.负重下足踝关节侧位 X 线片

五、创伤后跟骨骨缺损

（一）病因

因创伤、感染等诸多因素导致跟骨压缩、畸形愈合、骨缺损，多伴局部软组织缺损及局部瘢痕，遗留功能障碍。

（二）临床表现

由于骨缺损，足底异常应力导致疼痛、骨凸处摩擦产生皮肤溃疡；足跟局部皮肤瘢痕或软组织缺损，骨外露；X线片显示跟骨形态不完整，跟骨体部分缺失，短缩，急性创伤治疗后可遗留内固定物或骨水泥等异物，残留跟骨内翻或外翻畸形（图10-3-6）。

（三）治疗原则

根据有无感染及软组织情况采取个体化治疗方案，有效的软组织覆盖，修复骨缺损，恢复跟骨形态，主要方法包括自体骨（或肌皮瓣）移植技术、Ilizarov骨搬移技术、Masquelet膜诱导技术等。

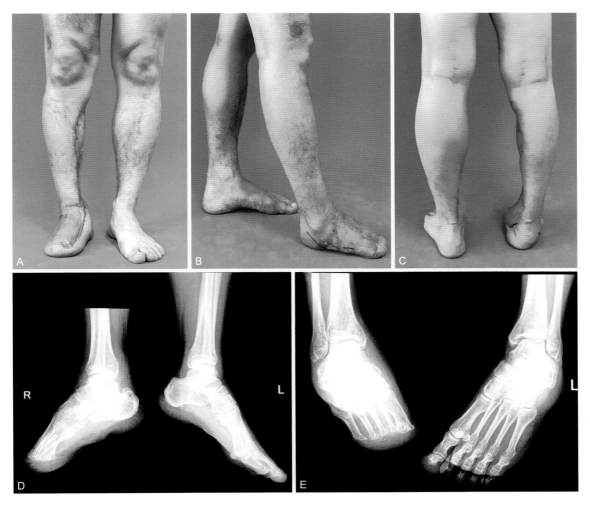

图10-3-6　男，35岁，右足车祸伤致跟骨骨折后压缩缺损内翻，前足缺失。A.站立位下肢正面观；B.站立位下肢侧位观；C.站立位下肢后面观；D.双侧足侧位X线片；E.双侧足正位X线片

六、小腿截肢后残端不良

（一）病因

小腿截肢后，患肢残端肌肉有不同程度的失用性萎缩，在截肢手术时胫腓骨残端处理、包埋和长度处理不妥当，残端皮肤伴有瘢痕挛缩等，给假肢适配和安装带来困难，增加患者痛苦。

（二）临床表现

与健侧皮温相较通常低3℃左右，较多患者伴有幻肢痛，其关节通常也较为僵硬，同时瘢痕挛缩致关节僵硬，残端疼痛，残端反复破溃形成窦道、渗液，残端畸形无法佩戴假肢等也给患者带来很大的痛苦，也对安装假肢带来诸多不利的影响，少数残端综合征患者病情加重，由此引发严重的精神障碍（图10-3-7）。

（三）治疗原则

治疗采取因人而异、对症治疗的原则，保守可行康复理疗，适配合适假肢；可行残端修整获得良好接触面；可行残肢延长，增加残肢长度，以便于装配假肢。

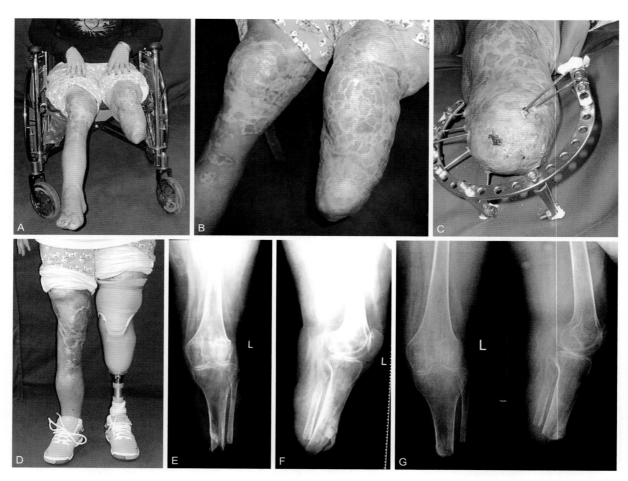

图10-3-7　右小腿截肢后残端不良。A.坐轮椅双下肢站立正面观；B.左小腿截肢后膝屈曲挛缩残端不良外观；C.左小腿残端修复筋膜克氏针固定术后外观；D.左小腿残端修复后佩戴假肢站立正面观；E、F.小腿截肢残端不良膝关节正、侧位X线片；G.小腿截肢残端不良修复后膝关节正、侧位X线片

（秦泗河　郑学建　赵　俊）

第四节 儿童骨骺损伤致下肢畸形

一、股骨远端骺损伤致膝关节畸形

（一）病因

幼年或青少年期，摔伤、车祸导致股骨远端骨骺损伤，引起部分骨骺早闭，在患儿生长发育过程中，股骨远端不均匀生长，可引起膝内翻、膝外翻、屈膝或膝反屈畸形，其中以膝内、外翻最常见。

（二）临床表现

股骨远端内侧骺早闭可引起膝内翻畸形，外侧骺早闭引起膝外翻畸形，前侧骺早闭引起膝反屈畸形，后侧骺早闭引起屈膝畸形，同时伴有股骨扭转和大腿短缩畸形（图10-4-1）。由于畸形在发育过程中逐渐形成，患者早期无膝关节疼痛不适，仅表现为行走跛行，长时间骨盆倾斜、腰椎侧弯，可引起腰、髋部不适。

（三）治疗原则

矫正股骨远端畸形，恢复正常下肢机械轴和膝关节线，同期或分期行股骨延长，使双下肢等长，改善行走功能。

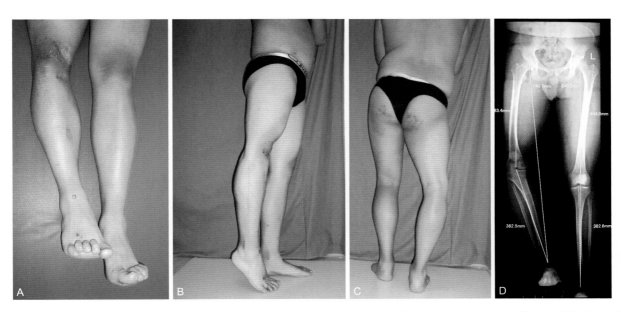

图10-4-1 男，23岁，3岁时右膝内侧外伤，逐渐出现右膝内翻畸形。A.站立位下肢正面观；B.站立位下肢侧位观；C.站立位下肢后面观；D.站立位下肢全长正位X线片

二、胫骨近端骺损伤后遗畸形

（一）病因

摔伤、车祸伤等因外力导致的儿童或青少年胫骨近端骨骺损伤，可引起损伤部位骨骺提前闭合，从而在生长发育过程中，胫骨近端生长不均匀，逐渐继发胫骨近端的畸形改变。

（二）临床表现

胫骨近端内侧骺早闭可引起膝内翻畸形，外侧骺早闭引起膝外翻畸形，前侧骺早闭引起膝反屈畸形，后侧骺早闭引起屈膝畸形；可同时伴有小腿短缩畸形和腓骨相对过度生长而出现的腓骨头高位现象（图10-4-2）。

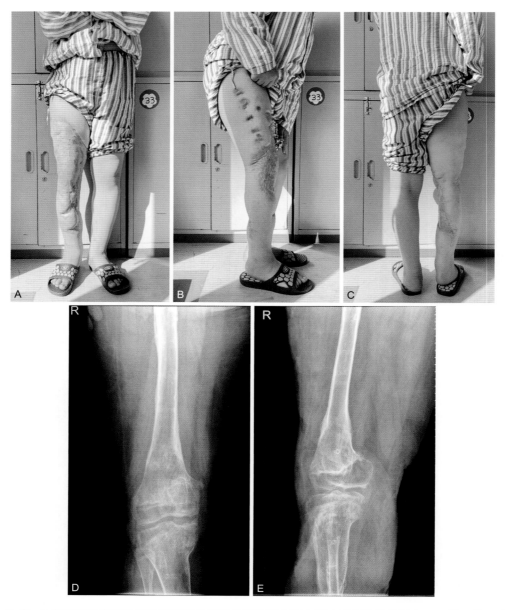

图10-4-2 男，12岁，9岁时车祸伤致股骨远端和胫骨近端骨折遗留小腿内翻畸形和膝关节僵直。A.站立位下肢正面观；B.站立位下肢侧位观；C.站立位下肢后面观；D.右膝关节正位 X 线片；E.右膝关节侧位 X 线片

（三）治疗原则

胫骨近端截骨矫正胫骨畸形，可同时进行小腿延长，恢复下肢负重力线，等长肢体，改善行走功能。

三、胫骨远端骺损伤致踝关节畸形

（一）病因

儿童或青少年胫骨远端骨骺闭合前，或外伤引起胫骨远端骨骺不均匀损伤，导致骨骺部分闭合，在患儿生长发育过程中，逐渐出现踝内翻或踝外翻畸形，同时伴有小腿短缩。

（二）临床表现

踝关节损伤 3 个月到半年后，逐渐出现踝足内翻或者外翻畸形，随生长发育畸形逐渐加重，并出现小腿短缩，双下肢不等长。X 线片显示胫骨远端内侧或者外侧骺板闭合，踝关节面倾斜（图 10-4-3 ）。

（三）治疗原则

儿童患者，骺板未闭合者，行骨骺阻滞，同时行踝上截骨矫正踝关节内翻畸形，同期行胫骨结节下截骨延长，恢复肢体长度。

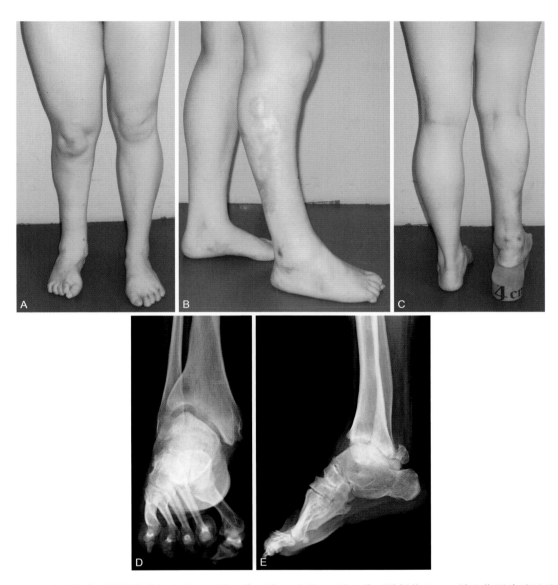

图10-4-3 胫骨远端骺损伤致踝关节外翻畸形。A.站立位下肢正面观；B.站立位下肢侧位观；C.站立位下肢后面观；D、E.右足踝关节正、侧位 X 线片

四、多发性骨骺损伤致下肢畸形

（一）病因

儿童或青少年骨骺闭合前，因自身遗传因素、多发外伤等因素引起骨骺发育不全或不均匀损伤，导致骨骺部分闭合，在患儿生长发育过程中，逐渐出现肢体畸形。

（二）临床表现

严重创伤导致肢体大面积瘢痕，多为贴骨瘢痕，

骨骺损伤部位关节内翻或者外翻畸形，随生长发育畸形逐渐加重，并出现肢体短缩，肢体不等长。X线片显示骨骺损伤部位骺板闭合，关节面倾斜（图10-4-4）。

（三）治疗原则

儿童患者，骺板未闭合者，行骨骺阻滞，同时行截骨矫正关节内翻畸形，同期行截骨延长，恢复肢体长度。

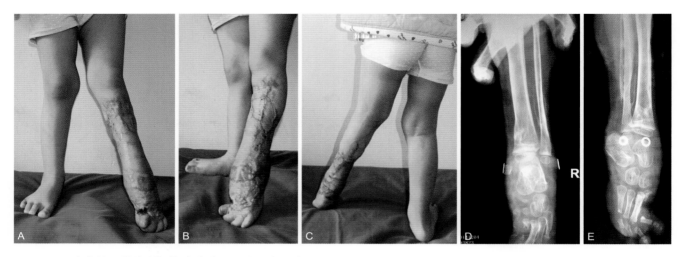

图10-4-4　多发性足踝骨骺损伤致畸形。A.站立位下肢正面观；B.站立位下肢侧位观；C.站立位下肢后面观；D、E.足踝关节正、侧位X线片

（秦泗河　张其海）

第五节　烧烫伤瘢痕挛缩致四肢畸形

大面积Ⅱ度及以上烧烫伤，皮肤移植供区不足，瘢痕愈合挛缩，持续牵拉关节导致固定畸形。

一、上肢–手烧烫伤瘢痕挛缩性畸形

（一）病因

手部烧伤、烫伤致皮肤、关节囊挛缩，对神经、骨骼、肌腱、血管等造成影响，随着时间发展，造成手部失用性畸形。

（二）临床表现

皮肤瘢痕挛缩，关节僵硬，手腕、手指固定性屈曲或背伸畸形，手指屈侧可形成瘢痕翼蹼，关节活动障碍，无法完成对掌、抓握动作；X线片可见关节固定于挛缩位置，可有失用性骨质疏松（图10-5-1、图10-5-2）。

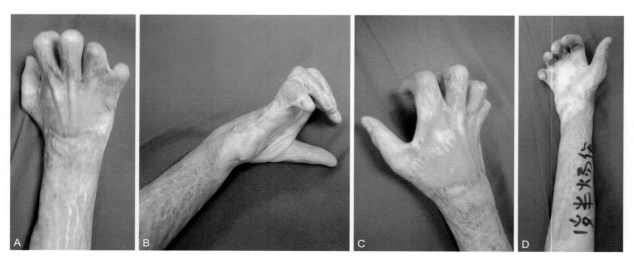

图10-5-1　女，7岁，1岁半时右手及前臂烫伤继发屈指畸形。A.手的背面观；B、C.手的侧面观；D.手的掌面观

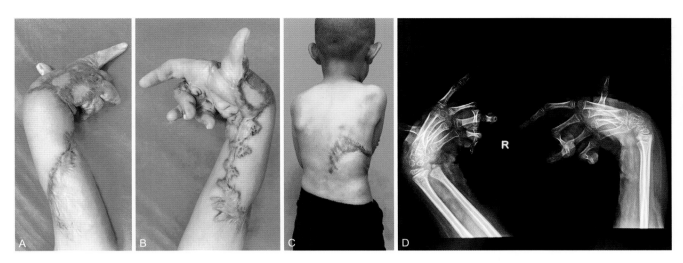

图10-5-2　男，8岁，10个月大时右手烫伤致手指屈曲挛缩畸形。A.手的背面观；B.手的侧面观；C.背部植皮供区外观；D.手腕指关节 X 线片

（三）治疗原则

　　个体化治疗，瘢痕松解、皮片移植、皮瓣修复，Ilizarov 技术瘢痕牵伸软化，矫正关节挛缩畸形，配合合适的支具辅助矫形，最大程度恢复手的对掌、抓握功能和外观形态。

二、膝关节烧烫伤瘢痕挛缩致关节畸形

（一）病因

　　因膝部烧伤、烫伤，早期处理不当，随着时间发展出现烧伤部位周围组织粘连、关节囊挛缩，引起膝关节屈曲、内外翻畸形。

（二）临床表现

　　关节受伤部位可见瘢痕挛缩，皮肤凹陷，瘢痕牵拉关节导致畸形。幼年受伤，瘢痕可限制骨骺生长，形成股骨远端、胫骨近端的内外翻，旋转、短缩畸形，关节活动障碍，跛行；X 线片示膝关节关节间隙变窄，内外翻、屈膝、过伸、旋转、短缩等畸形改变（图 10-5-3）。

膝关节烧烫伤瘢痕挛缩致关节畸形

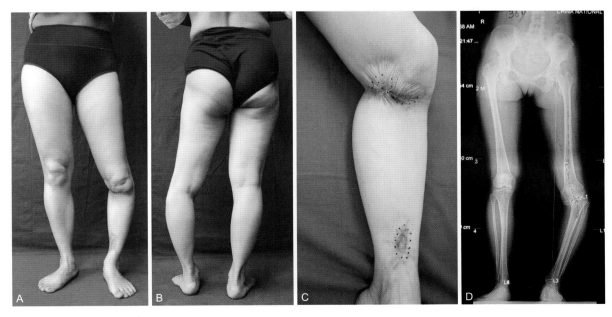

图10-5-3　男，36岁，6岁时左小腿上段烧伤继发膝内翻畸形。A.站立位下肢正面观；B.站立位下肢后位观；C.膝、小腿内侧面观；D.站立下肢全长正位 X 线片

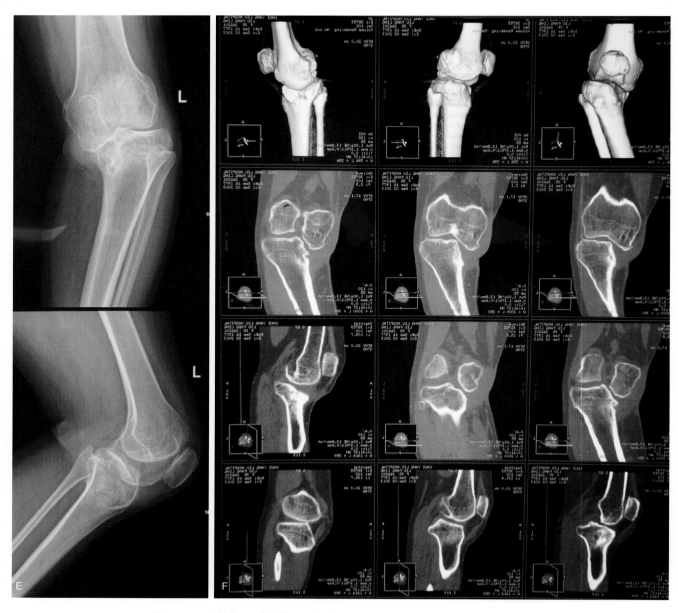

图10-5-3 （续）E.膝关节正、侧位X线片；F.膝关节CT三维重建影像

（三）治疗原则

个体化治疗，根据畸形情况，瘢痕软组织松解，骨性畸形截骨矫正，恢复下肢负重力线，恢复关节线，重建关节动力和静力平衡，等长肢体，增加关节活动度，恢复行走功能。

三、小腿烧伤瘢痕挛缩致足踝畸形

（一）病因

足踝部Ⅱ度及以上烧烫伤，早期处理不当，创面瘢痕愈合，瘢痕挛缩牵拉关节，引起足踝部畸形。

（二）临床表现

由于足踝部关节多，运动轨迹复杂，所以不同部位的烧烫伤瘢痕挛缩引起的畸形复杂多样。烧烫伤发生在背侧，多引起足背伸挛缩，形成跟行足畸形；发生在外侧，引起足外翻、外展畸形；发生在内侧，引起足内翻、内收畸形（图10-5-4）；由于足后侧烧烫伤概率小，所以由此引起的马蹄足少见。

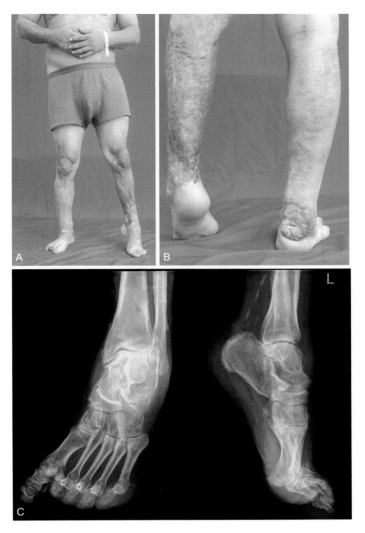

图10-5-4 男，48岁，18岁时左小腿烧伤继发左马蹄内翻足畸形。A.站立位下肢正面观；B.站立位下肢后面观；C.左侧足踝关节X线片

（三）治疗原则

个体化治疗，根据畸形情况，瘢痕软组织松解，骨性畸形截骨矫正，恢复下肢负重力线，恢复关节线，重建关节动力和静力平衡，等长肢体，增加关节活动度，恢复行走功能。

四、电击伤致下肢畸形

发生在下肢的电击伤，引起下肢皮肤、筋膜、肌肉坏死，纤维瘢痕替代，由于瘢痕组织挛缩，牵拉远端关节，从而继发骨关节的畸形。

（一）病因

电击区域局部组织坏死，纤维化。痊愈后，纤维瘢痕挛缩牵拉关节，成年人可形成关节挛缩畸形，

儿童可导致骨骺发育受阻，在生长发育过程中出现骨性畸形改变。

（二）临床表现

电击伤幸存者可表现为肢体电流入点和出点处皮肤烧伤瘢痕，瘢痕附近的关节纤维僵硬、挛缩、活动障碍；如在儿童期受伤，可能导致骨骺发育受阻，在生长发育过程中出现骨性畸形改变，肢体不等长，行走功能障碍（图10-5-5）。

（三）治疗原则

松解挛缩的瘢痕组织，矫正骨关节畸形，恢复下肢负重力线及关节走行线，改善肢体血运，促进骨不连愈合，改善行走功能。

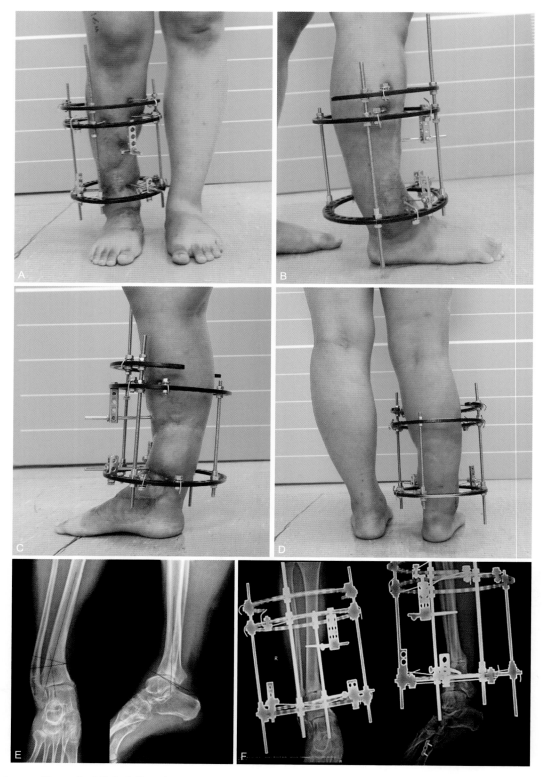

图10-5-5 女，29岁，7岁时受电击伤，在生长过程中出现右踝内翻、反屈，小腿短缩畸形，在当地医院行踝上截骨环架固定矫形延长术。A.站立位下肢正面观；B.站立位下肢外侧面观；C.站立位下肢内侧观；D.负重小腿及足踝后面观；E.电击伤后踝关节内翻畸形术前X线片；F.右踝关节正、侧位X线片示踝上截骨矫形术后

（秦泗河）

第六节　罕见伤害致肢体畸形

一、猛兽伤致下肢畸形

（一）病因

猛兽伤人可对人体肌肉、神经、血管、韧带甚至骨骼造成破坏，遗留肢体畸形和功能障碍。

（二）临床表现

猛兽抓伤或咬伤后会遗留瘢痕，根据受伤严重程度、受伤部位出现相应症状。图10-6-1 患者为少年时臀部被熊抓伤，局部皮肤、肌肉、筋膜等软组织缺失，遗留大面积瘢痕及臀部软组织缺损，由于坐骨神经损伤，小腿足踝部分肌肉瘫痪、肌力不平衡，导致足部皮肤感觉障碍、跟行内翻畸形，行走障碍（图10-6-1）。

（三）治疗原则

以预防为主，在受伤时进行彻底清创，并进行恰当的功能锻炼；早期治疗失误，已经形成畸形者，切除创面，游离皮瓣移植，修复瘢痕组织后，再行矫正畸形，平衡关节，恢复功能。

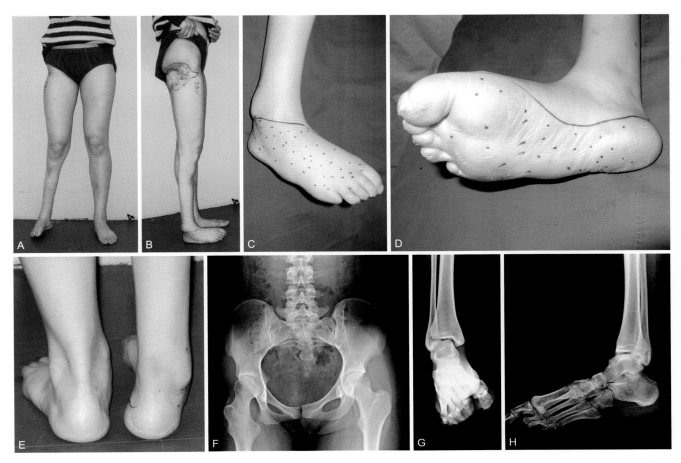

图10-6-1　熊抓伤臀部致坐骨神经损伤后，继发足跟行内翻畸形。A. 站立位下肢正面观；B. 站立位下肢侧面观；C. 右足侧面观；D. 右足底外观；E. 站立位双足踝后面观；F. 骨盆正位X线片；G、H. 右足踝关节正、侧位X线片

二、毒蛇咬伤致下肢畸形

（一）病因

被毒蛇咬伤可引起急性全身性中毒反应和局部皮肤坏死、溃疡，神经损伤和局部软组织瘢痕挛缩均可致肢体畸形。

（二）临床表现

毒蛇咬伤临床表现大致分神经毒、血液毒、混合毒三类。人被毒蛇咬伤存活后，中枢神经损害可致肢体痉挛性瘫痪，周围神经麻痹可致肢体弛缓性瘫痪，咬伤局部皮肤软组织破溃可遗留深度瘢痕，在幼年期受伤，因瘢痕组织牵拉限制骨关节发育，可出现肢体畸形，导致功能障碍。图 10-6-2 中 61 岁男性，6 岁时被毒蛇咬伤足背，局部皮肤大面积溃烂，深部组织坏死，遗留重度瘢痕，在生长发育过程中出现足外翻畸形（图 10-6-2）。

（三）治疗原则

个体化治疗。根据肢体畸形情况，矫正畸形，松解瘢痕，恢复下肢负重力线，平衡肌力，稳定关节，等长肢体，改善肢体功能。

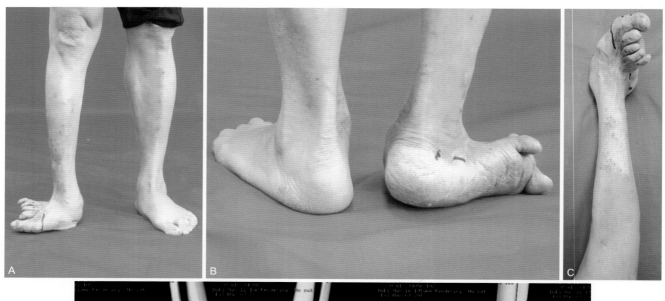

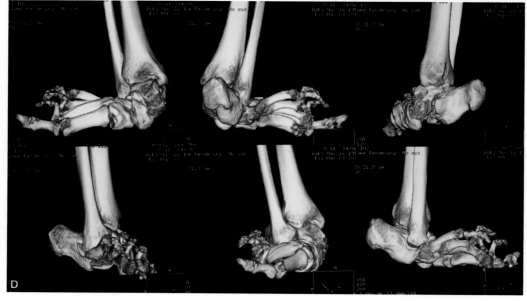

图10-6-2　毒蛇咬伤致足外翻畸形。A. 站立位下肢正面观；B. 站立位下肢后面观；C. 右足踝非负重正面观；D. 右足踝关节三维重建 CT 图像

三、盘腿打坐练功致膝关节屈曲畸形

（一）病因

因强迫性姿势如盘腿打坐，长时间髋、膝关节处于过度蜷缩状态，关节周围血液循环障碍、肌腱挛缩、肌群萎缩、神经压迫及营养障碍，出现肢体畸形。

（二）临床表现

关节由于长期处于被迫非自然状态，肌腱拉伤、挛缩，神经损伤，关节僵硬、活动受限，膝关节屈曲、挛缩，不能伸直，行走困难，功能障碍；膝关节 X 线片可无明显异常骨性畸形改变（图 10-6-3）。

（三）治疗原则

消除致畸外因，关节康复功能锻炼，身心治疗，必要时行矫形手术，松解挛缩软组织，恢复下肢负重力线及关节平衡稳定。

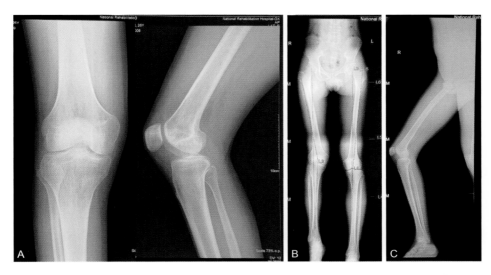

图10-6-3　男，26 岁，25 岁时盘腿打坐练功，致膝关节屈曲畸形，伸直受限。A. 右膝关节正、侧位 X 线片；B. 下肢站立全长正位 X 线片；C. 右下肢站立侧位全长 X 线片

四、胎儿宫内损伤致下肢畸形

（一）病因

孕期不得已行宫内治疗或检查，操作不当或失误，造成胎儿宫内损伤，影响发育，造成肢体畸形。

（二）临床表现

因损伤情况不同，临床表现无规律可循，应仔细询问分析孕期宫内检查、注射等病史，结合临床查体判断，厘清肢体畸形发生的原因和机制。图 10-6-4 中女性患者，21 岁，自诉其母在妊娠 8 个月时进行宫内注射治疗（具体不详），出生后发现右小腿损伤，随生长发育逐渐出现右小腿肌肉萎缩、瘢痕条索形成，成年后小腿短缩内翻，右足重度马蹄足畸形，行走障碍（图 10-6-4）。

（三）治疗原则

个体化原则。具体情况具体分析，根据畸形特点进行矫正，重建软组织平衡和关节平衡稳定，恢复下肢负重力线和肢体形态，尽最大可能恢复关节功能，改善行走能力。

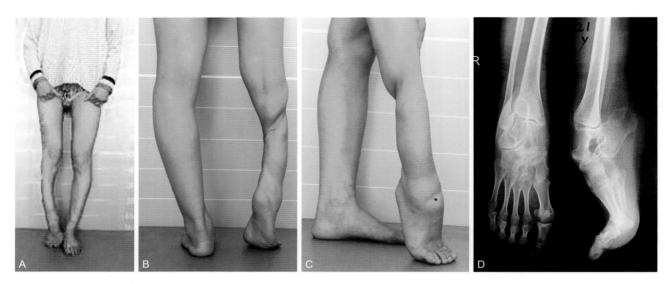

图10-6-4　宫内注射致马蹄足畸形。A.站立位下肢正面观；B.站立位下肢后面观；C.站立位下肢侧面观；D.右侧足踝关节正、侧位 X 线片

五、婴儿脐带感染败血症致膝关节僵直

（一）病因

由于婴儿出生时脐带处理不当，引发败血症，骨关节化脓感染导致畸形。

（二）临床表现

临床表现无规律可循，各具特点，应仔细询问病史，结合临床查体判断，厘清肢体畸形发生的原因和机制。图 10-6-5 中女性患者，31 岁，自诉出生时"脐带风"致发热，幼儿时畸形不明显，随生长发育逐渐出现左膝关节反屈，成年后左膝关节僵直于反屈位，下蹲、行走障碍，严重影响日常生活。X 线片可见膝关节结构异常，髌骨明显上移，股骨远端前面与胫骨近端形成关节，间隙狭窄，骨质增生（图 10-6-5 ）。

（三）治疗原则

个体化治疗原则，具体情况具体分析，根据畸形特点进行矫正，重建软组织平衡和关节平衡稳定，恢复下肢负重力线和肢体形态，尽最大可能恢复关节功能，改善行走能力。

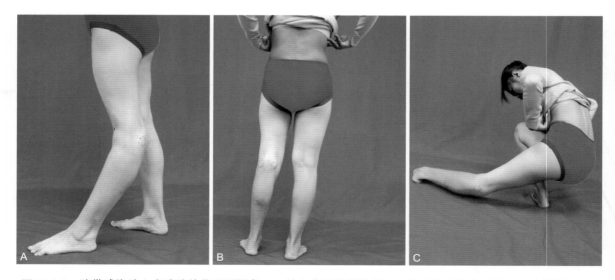

图10-6-5　脐带感染败血症致膝关节反屈僵直。A.站立位下肢侧位观；B.站立位下肢后面观；C.下蹲位侧面观

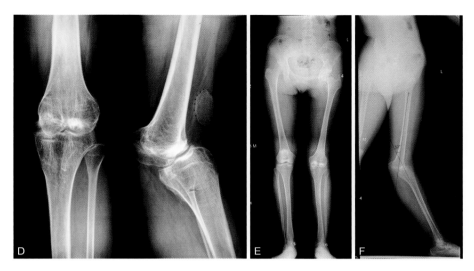

图10-6-5 （续）D.膝关节正、侧位 X 线片；E、F.双下肢站立正位及左下肢站立侧位全长 X 线片

六、幼儿臀部注射感染性瘢痕挛缩致下肢畸形

（一）病因

主要因婴幼儿或学龄前儿童臀部反复肌内注射青霉素等苯甲醇溶媒药物引起局部无菌性炎症或感染，臀肌及筋膜变性、挛缩，导致髋关节功能受限及肢体畸形。

（二）临床表现

根据臀肌挛缩程度不同表现各异，轻度仅表现为不能跷二郎腿，外八字步态，关节弹响，下蹲时膝关节不能并拢等；重度挛缩表现为臀部瘢痕粘连、凹陷、肌肉萎缩，可触及挛缩臀肌坚硬如板状，髋关节内收、内旋受限，患者不能正常坐和蹲，Ober征阳性。X 线片可见髋关节不能内收，间隙狭窄，股骨近端颈干角和前倾角异常（图 10-6-6、图 10-6-7）。

（三）治疗原则

根据臀肌挛缩部位、程度、深度，进行开放手术或关节镜下挛缩组织的松解。关节结构改变需行股骨近端截骨矫形，辅以术后的功能锻炼，恢复髋关节功能。

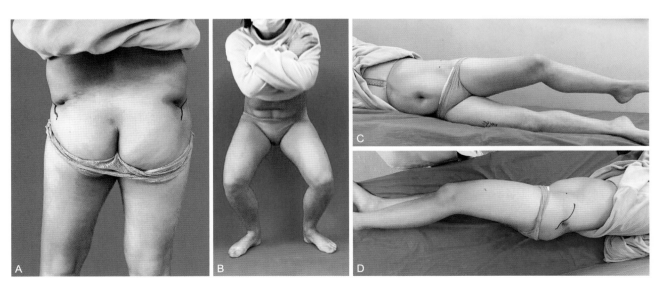

图10-6-6 女，30岁，幼年臀部注射感染致双侧臀肌挛缩。A.站立位下肢臀部外观；B.下蹲时正面观；C.患肢在上侧卧位正面观；D.患肢在上侧卧位侧面观

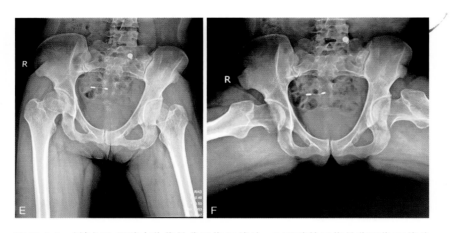

图10-6-6　（续）E.双髋内收位骨盆正位 X 线片；F.双髋外展位骨盆正位 X 线片

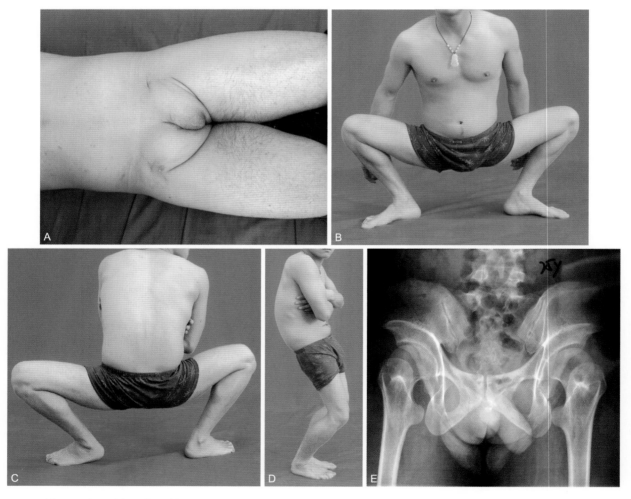

图10-6-7　男，25 岁，幼年臀部注射致双侧臀肌重度挛缩。A.俯卧位臀部外观；B.下蹲时正面观；C.下蹲时后面观；D.站立位侧面观；E.骨盆正位 X 线片

（秦泗河）

参考文献

[1] 秦泗河, 夏和桃, 蔡刚, 等. Ilizarov技术矫正合并皮肤瘢痕挛缩的僵硬型足踝畸形[J]. 中华创伤骨科杂志, 2007, 9(12): 1106-1110.

[2] 秦泗河, 孙磊, 郑学建. 微创牵拉技术治疗小腿缺血性肌挛缩后遗重度踝足畸形[J]. 中华外科杂志, 2006, 44(8): 547-550.

[3] 秦泗河. 足踝畸形矫正现代概念[J]. 中国矫形外科杂志, 2007, 15(9): 719-720.

[4] 秦泗河, 郑学建, 蔡刚, 等. Ilizarov技术矫正足踝畸形的器械研究与临床应用[J]. 中国矫形外科杂志, 2007, 15(8): 566-568.

[5] Pailhé R, Cavaignac E , Murgier J, et al. Triple osteotomy of the pelvis for Legg-Calve-Perthes disease:a mean fifteen year follow-up[J]. International Orthopaedics, 2016, 40(1): 115-122.

第十一章 综合原因致肢体畸形

第一节 肌肉筋膜挛缩性下肢畸形

一、臀肌及筋膜挛缩症致下肢畸形

（一）双侧臀肌挛缩症

臀肌挛缩症是臀部肌肉及筋膜发生纤维化挛缩，继发引起髋关节外展、外旋畸形，严重者出现髋关节屈曲障碍。

1. 病因

（1）幼年反复多次的臀部肌内注射史，尤其是反复注射青霉素类抗生素。主要包括针头的机械性损伤和药物的化学损伤。

（2）遗传及特发因素：大约有近 10% 的患者没有反复多次的臀部肌内注射史，还有一些病例从未接受过臀肌注射。但他们有该病家族的高发病史，这使人们认为这些患者的发病与遗传有一定关系。还有少数患儿既无臀肌注射史，也无家族发病史，为特发性。

（3）易感因素：臀肌挛缩大都发生在儿童，儿童是该病的易感人群。但接受长期反复肌内注射的儿童只有一部分患病，说明儿童对本病的易感性存在较大差异。瘢痕体质者接受臀肌注射后更易发病。

2. 临床表现

（1）姿势和步态：患者站立位，双下肢并拢时显得费力，严重者双足脚尖触不到一起，行走时呈外八字步态。迈步向前时，膝关节指向前外侧，无法将膝关节提向正前方，表现出绕圈步态，跑步时尤为明显。下蹲活动时轻者蹲时双膝先分开，然后下蹲后再并拢（划圈征）；重者只能在外展、外旋位下蹲，蹲下时双髋关节呈外展、外旋姿势，双膝不能靠拢，足跟不着地，呈蛙式样（图 11-1-1）。

（2）臀部检查：患者臀部外侧凹陷，失去正常臀部的膨隆圆滑之形态，髂嵴后部及大粗隆处显得较为凸出，臀部凹陷以外上 1/4 最为严重，此处可触及皮下较硬的纤维条索硬片，质韧无压痛，失去了臀部肌肉的正常弹性。被动将髋内收、内旋时，

臀外侧的纤维索条更加坚韧、明显。

（3）髋关节运动范围检查：①并膝下蹲试验阳性：双膝并拢不能完成下蹲动作；②"跷二郎腿试验"阳性：坐位时，不能完成跷二郎腿动作；③屈髋试验阳性：不能完成中立位屈髋动作；④一侧臀肌挛缩或双侧臀肌挛缩程度不同时，可表现为双下肢不等长。

（4）其他检查：X 线片检查一般无异常，但少数病例骨盆及髋关节有继发性改变。X 线片可见髋臼指数增加；颈干角和前倾角增大；臀肌挛缩严重者继发髋关节半脱位。

3. 分型 Shrestha 等根据屈髋 90°、屈膝 90° 时髋关节内收角度将臀肌挛缩症分为 4 型：Ⅰ型（髋关节内收 -5°~-20°）、Ⅱ型（髋关节内收 -20°~-40°）、Ⅲ型（髋关节内收 -40°~-60°）及Ⅳ型（髋关节内收 >-60°）。

4. 治疗原则 一旦确诊，如果无明确的手术禁忌证，均应尽快进行手术治疗，手术松解挛缩臀肌是有效的治疗措施。

（二）单侧臀肌挛缩-骨盆倾斜

1. 病因 臀部外伤、臀部肌内注射、脊髓灰质炎后遗症等因素，均可引起单侧臀肌挛缩。

2. 临床表现 单侧臀肌挛缩症表现为不同程度的骨盆倾斜和假性双下肢不等长。患侧臀肌挛缩，牵拉髋关节呈外展位畸形，站立时，髋关节内收牵拉骨盆下倾（图 11-1-2）；行走步态中，患侧负重时骨盆下倾导致患侧肢体相对变长，出现类似肢体不等长的跛行步态。骨盆 X 线片表现为患侧髋关节外展畸形，双下肢全长片可见骨盆倾斜，但双下肢长度等长，甚至患侧下肢长度较健侧略短。

3. 治疗原则 松解挛缩的臀肌筋膜，严重者需要结合股骨粗隆下截骨矫正骨盆倾斜。

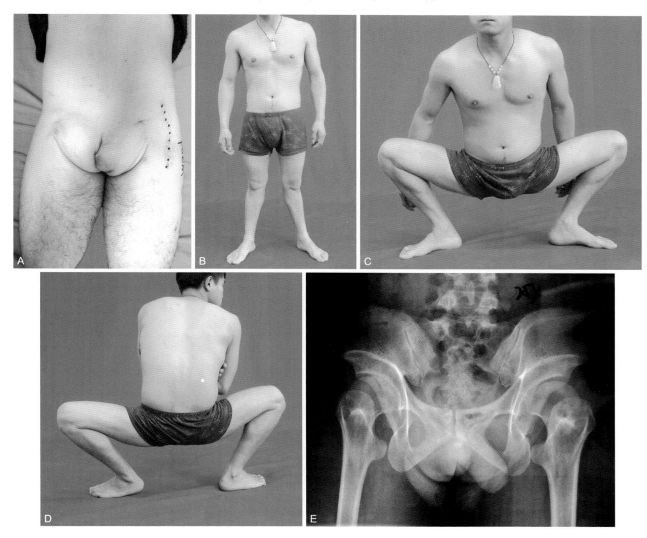

图11-1-1 男，25岁，幼年臀部反复肌内注射，继发双侧臀肌挛缩：A.臀部外观，双侧臀肌轮廓消失，尖臀畸形，右臀部可见手术切口瘢痕；B.站立位外观，双下肢外旋；C.下蹲时，双髋关节极度外旋；D.下蹲位背面观；E.骨盆正位X线片

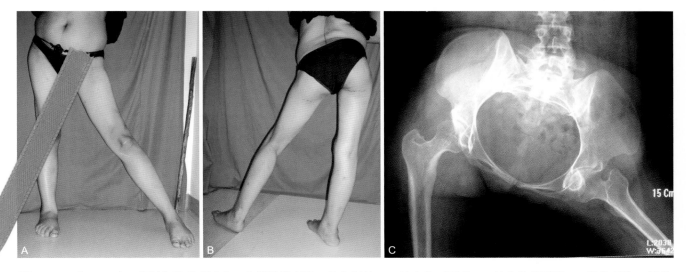

图11-1-2 女，27岁，脊髓灰质炎后遗症，左侧臀肌挛缩，骨盆倾斜。A.站立位正面观；B.站立位背面观；C.骨盆正位X线片

腓肠肌挛缩症

二、腓肠肌挛缩症致下肢畸形

腓肠肌挛缩指由多种原因引起腓肠肌及其筋膜弹性下降，使之长期处于短缩状态或某种特定位置，进而引起踝关节背伸受限所表现的特有步态、体征的临床症候群。

（一）病因

外伤，神经肌肉性疾病如脑瘫、脊髓灰质炎后遗症，血管瘤等引起腓肠肌挛缩。

（二）临床表现

马蹄足畸形，膝关节伸直位踝关节背伸受限，不能达中立位，屈膝位踝关节背伸不受限，可达中立位。Silverskiold 试验阳性：即在伸膝关节和屈膝关节状态下，分别被动背伸踝关节，如果屈膝时踝关节背伸可达中立位，而伸直膝关节出现马蹄足畸形，踝关节背伸不能达 0°，表明腓肠肌有挛缩；而如果无论是否伸屈膝关节，马蹄足畸形均无改善，则表明有跟腱挛缩（图 11-1-3）。

（三）治疗原则

确诊后，行腓肠肌腱膜延长术，矫正马蹄足畸形。

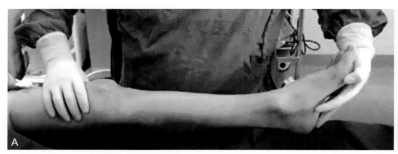
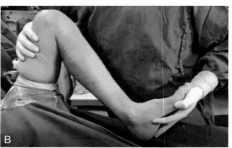

图 11-1-3　腓肠肌挛缩。A.伸膝位出现马蹄足畸形，踝关节不能背伸到中立位；B.屈膝位，踝关节可背伸到中立位

三、进行性骨化性肌炎致肢体畸形

进行性骨化性肌炎（myositis ossificans progressive，MOP）又称进行性骨化性纤维发育不良，是一种罕见的遗传性、进行性结缔组织疾患，以先天性拇指畸形和进行性横纹肌骨化为特征。

（一）病因

本病病原尚未彻底了解，基本因素是结缔组织某些成分遗传方面的缺陷引起的继发性钙化与骨化，属于显性遗传。

（二）临床表现

男性多见，多数在 6 岁以前发病，偶可见筋膜和肌腱内病变在出生前即已存在，多数病儿合并各种先天性异常，拇指或踇趾细小畸形尤为多见。

典型病变首先出现于颈部、躯干的背侧与肩部，最后才是肢体的近侧端。病变区肿胀，范围较小，有时可达鸡蛋大小，早期急性期局部呈软泥样肿胀，疼痛，有触痛和轻度发热，可伴有全身性低热。肿物常紧贴深筋膜，局部皮肤可松动，皮肤的潮红与肿胀可有可无，经过数天或数周后，局部肿胀消退，遗留比较坚实的结节，2~8 个月后，局部形成骨性组织（图 11-1-4）。

（三）治疗原则

如果无明显症状，可不处理；如果出现疼痛不适，影响关节活动，可行手术切除以改善肢体功能。

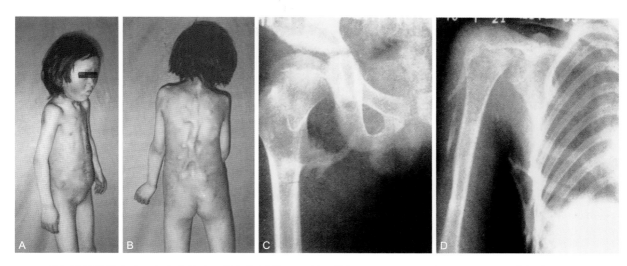

图11-1-4 进行性骨化性肌炎，全身多处出现软组织骨化。A.站立位侧面观；B.站立位后面观，可见背部多处骨化灶；C.右髋关节正位X线片；D.右肱骨正位X线片，可见肱骨外侧"长条样"骨化灶

四、Charcot无痛性关节病致肢体畸形

1868年Charcot首先描述了神经性关节病，故也称为Charcot关节病。此类疾病为无痛觉所引起，故又有无痛性关节病之称。

（一）病因

中枢神经系统梅毒、脊髓空洞症、糖尿病性神经病、脊髓脊膜膨出等引起的感觉神经损伤，先天性痛觉缺如（无痛无汗症）等原因，引起的痛觉减退或消失，肩、肘、颈椎、髋、膝、踝、趾等关节由于没有痛觉的保护机制导致关节过度使用、撞击发生反复性损伤，最终发生关节破坏，畸形改变。

（二）临床表现

神经性关节病关节逐渐肿大、不稳、积液，关节可穿刺抽出血样液体。肿胀关节多无疼痛或仅轻微胀痛，关节功能受限不明显。关节疼痛和功能受限与关节肿胀破坏不一致为本病之特点。晚期，关节破坏进一步发展，可导致病理性骨折或病理性关节脱位（图11-1-5）。

夏柯氏无痛性关节病

（三）治疗原则

①病变关节，上肢避免用力工作，下肢尽量减轻负重。②破坏较重的关节（如膝、肘和脊柱部位）可用支架保护。③足部病重且溃疡不愈者可做截肢

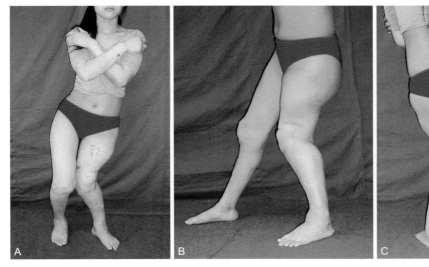
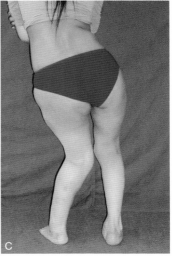

图11-1-5 女，19岁，Charcot关节病致关节畸形。A.站立位正面观；B.站立位左侧面观；C.站立位背面观

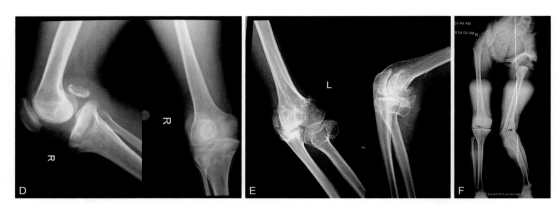

图11-1-5（续） D.右膝关节正、侧位 X 线片，膝关节后侧可见巨大游离体；E.左侧肘关节正、侧位 X 线片，可见关节破坏；F.站立位双下肢全长 X 线片，可见左侧髋关节严重破坏，左侧膝关节融合于外翻位

术。青壮年患者膝、踝关节破坏严重者可做关节融合术，但邻近关节可再发生此病。减少活动和支架保护是多用的有效方法。④对于关节半脱位或关节面塌陷造成肢体负重力线偏移的患者，可行截骨矫形手术，恢复下肢负重力线可减缓关节破坏进展。

（秦泗河　臧建成）

第二节　医源性肢体畸形

医源性肢体畸形是指由于手术操作失误如止血带应用时间过长、关节镜误伤、外固定穿针损伤及其他失误等引起的肢体畸形。譬如止血带损伤致肢体畸形即由于手术时止血带应用时间过长引起缺血性肌挛缩导致肢体畸形。由于上肢或下肢的血液供应不足，肢体肌群缺血而坏死，终致机化，形成瘢痕组织，逐渐挛缩而形成特有畸形。缺血性肌挛缩一旦发生则难以治疗，效果极差，常致严重残疾。典型的畸形是爪形手和爪形足。

根据秦泗河病例数据库（时间：1978.05.25—2018.12.31；总病例数：35 075 例）统计，总共治疗医源性缺血性肌挛缩致肢体畸形患者 70 例，其中男性患者 26 例，女性患者 44 例，平均年龄 25.22 岁。

肢体和血管损伤后组织缺血是筋膜间室内组织压升高的主要原因，继之可出现血液循环障碍，血流动力学改变，微循环功能受损，发生缺血再灌注损伤，血液间液体平衡失调及功能障碍等现象。如不及时处理，这一恶性循环可周而复始，导致肌肉发生进行性坏死。

早期主要临床表现为"5P"征，即 Pain（疼痛），Paresthsia（感觉异常），Paralysis（麻痹），Pulseless（无脉），Pale（苍白）。晚期形成典型的爪状畸形、僵硬性马蹄内翻足畸形等。

一、产伤致肢体畸形

（一）病因

产伤是指分娩过程中因机械因素对新生儿造成的损伤。近年来由于加强了产前检查及产科技术提高，产伤发生率已明显下降，但仍是引起新生儿死亡及远期致残原因之一。

（二）临床表现

产伤种类繁多，可累及软组织（如头皮）、骨（如颅骨、锁骨、肱骨、股骨等）、神经（包括脑神经和周围神经）等。产伤种类不同，临床症状不同。由产伤引起的肢体畸形主要包括 3 类：①产伤引起颅脑、脊髓等中枢神经损伤，可导致肢体痉挛性瘫痪，症状与脑性瘫痪类似，表现为相应肢体肌张力增高，腱反射亢进，部分患者可出现痉挛性骨关节畸形；②产伤引起周围神经损伤，最常见的为臂丛神经损伤，表现为不同程度的上肢肌肉瘫痪，并继发垂腕等畸形（图 11-2-1）；③产伤引起的骨折：产伤骨折的好发部位依次为锁骨、肱骨干、股骨干、颅骨、肱骨或股骨的骨骺分离，产伤骨折如果发现及时，处理得当，很少有后遗症发生，一般不会引起肢体功能障碍。

（三）矫形外科治疗原则

矫正继发的肢体畸形，上肢以改善手功能为目标，下肢以恢复跖行足改善行走功能为目标。

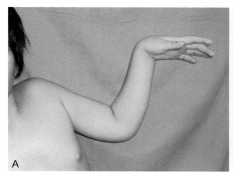
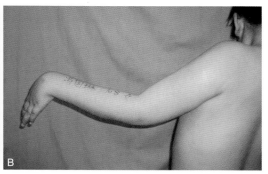

图11-2-1 女，10岁，产瘫致左上肢功能障碍。A.做肩关节外展、腕关节背伸功能丧失；B.背面观

二、石膏固定不当致缺血性肌挛缩足踝畸形

（一）病因

石膏固定不当引起的缺血性肌挛缩，多发生于前臂和小腿。小腿急性创伤骨折后，采用石膏固定，尤其是管型石膏固定后，小腿软组织发生创伤反应性肿胀，体积增加，石膏内部空间不能随肿胀而增加，肿胀的组织受压，血液循环障碍，更加重组织肿胀，形成恶性循环，如果不能及时解除软组织压迫，发生肌肉坏死；继续发展甚至引起肢体坏死，不得不截肢。如果在肌肉坏死期及时解除压迫，可避免发生肢体坏死，但坏死的肌肉会发生纤维化、挛缩，牵拉踝足关节引起畸形改变，多表现为马蹄内翻足畸形。

（二）临床表现

小腿缺血性肌挛缩多继发马蹄内翻足畸形，表现为小腿变细，一般前外侧可见切口瘢痕，僵硬性马蹄内翻足畸形，足背伸、外翻受限，严重者背伸、外翻肌群完全瘫痪；腓总神经损伤者，可伴有足背外侧皮肤感觉麻木或丧失；屈趾屈蹈长肌挛缩，引起爪形足畸形（图 11-2-2）。

（三）治疗原则

松解挛缩的足跖屈内翻肌腱，采用 Ilizarov 技术缓慢牵拉矫正足踝部畸形；病程较长引起骨性畸形者，同期行距下关节或三关节融合术。

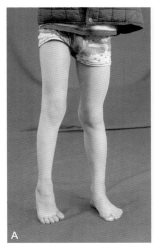
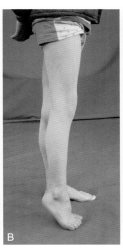
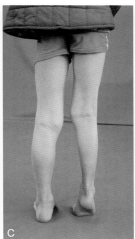
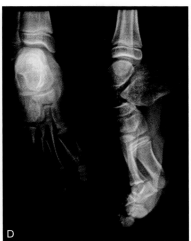

图11-2-2 男，8岁，3岁时左侧小腿下段骨折，行石膏固定后，由于石膏过紧，出现肢体缺血，急诊拆除石膏，后逐渐继发了马蹄内翻足畸形。A.站立位外观，左足马蹄足畸形；B.侧面观，左足尖触地；C.背面观；D.左足 X 线片

三、骨折内固定术后骨感染、骨缺损

骨折内固定术后感染（infection after internal fixation）是指骨折内固定物置入后由于致病微生物污染或患者自身免疫力低下所致的与内置物接触的、伴或不伴周围软组织感染的骨组织感染。

（一）病因

①开放骨折局部清创不彻底，骨折端或内固定物周围微生物残留；②闭合骨折行切开复位或者闭合复位置入内固定物时，病原微生物污染切口或者内固定物；③患者身体虚弱，抵抗力低下，术后皮肤常驻菌经切口侵入骨折端或者内固定物周围；④病原微生物通过血液循环到达内固定物周围，并附着于内固定物繁殖，引起感染。

（二）分期与临床表现

根据骨折内固定术后感染发病时间的不同分为3期：①早期感染（<2周）：多因高毒力致病菌（如金黄色葡萄球菌等）感染所致，此期致病菌可能已初步形成生物膜，但其尚处于未成熟阶段，骨组织及周围软组织炎症变化并不明显；②延迟期感染（2~10周）：多由毒力稍弱的致病菌（如表皮葡萄球菌等）感染所致，此期致病菌形成生物膜逐步成熟，对抗生素及宿主免疫有更强的抵抗力，骨组织出现溶解进而不愈合，软组织出现进一步坏死；③慢性期感染（>10周）：多由低毒力致病菌感染所致，此期骨与软组织感染进一步加重，出现以骨质炎症性破坏伴新骨形成为特点的慢性骨髓炎。

早期感染多由高毒力致病菌所致，患者感染症状较为典型（图11-2-3），主要表现局部红、肿、热、痛，伤口愈合欠佳，可伴有全身症状，如发热、乏力等；延迟期感染表现兼有早期和慢性期的临床症状，如局部血肿（早期）、窦道/瘘管（慢性期）；慢性期感染症状多不典型，可表现为肢体功能障碍、局部肿胀、压痛、红斑以及窦道/瘘管形成，但常缺乏全身症状。

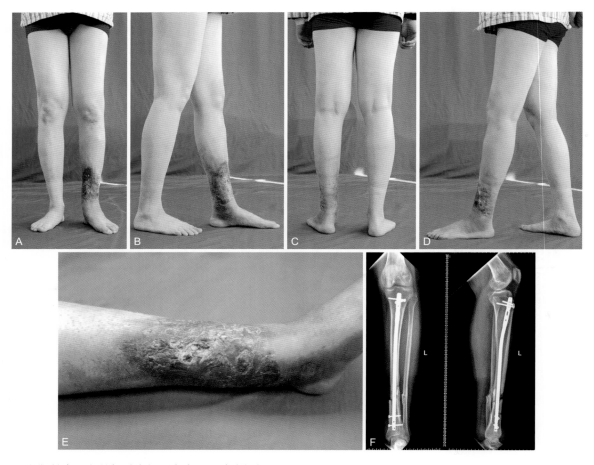

图11-2-3　左胫骨中下段骨折髓内钉固定术后骨感染缺损。男，37岁，伤后1年。A.站立位外观，右小腿中下段前内侧皮肤色素沉着，有窦道，骨外露；B.站立位左下肢内侧观；C.站立位背面观，左小腿下段轻度外翻；D.左侧面观；E.左小腿创面、窦道、骨外露；F.左小腿正、侧位X线片

（三）分型

骨髓炎 Ciemy-Mader 分型：Ⅰ型——髓内型：感染仅累及髓腔；Ⅱ型——浅表型：通常有原发软组织的感染，感染累及骨皮质外层；Ⅲ型——局限型：感染侵袭骨皮质内层，累及一侧骨皮质和髓腔，有边缘明确的皮质死骨形成，骨结构尚稳定；Ⅳ型——弥散型：累及整个骨皮质和髓腔，骨结构不稳定。

（四）治疗原则

彻底清创，取出内固定物，清除感染骨段，采用 Ilizarov 技术修复骨缺损。

四、注射药物致肌肉坏死变性

（一）病因

幼年因病臀部注射药物（具体不详）后，发生注射区肌肉坏死、纤维化、挛缩引起髋关节畸形改变。

（二）临床表现

臀部皮肤凹陷，肌肉弹性消失，髋关节外展、外旋畸形，内收内旋功能障碍（图 11-2-4）。

（三）治疗原则

松解臀部挛缩的软组织，改善髋关节活动。

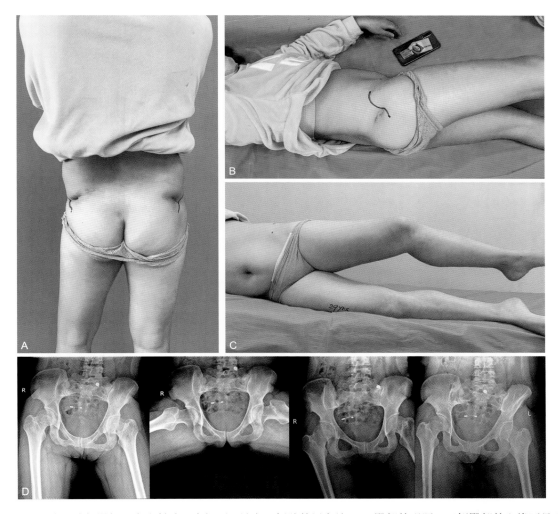

图11-2-4 女，30岁，幼年臀部肌内注射致肌肉坏死，继发双侧髋外展挛缩。A.臀部外观照，双侧臀部外上缘可见皮肤凹陷；B.右侧臀部外观；C.侧卧位，髋关节不能内收，右下肢不能自然放下；D.骨盆 X 线片

五、应用皮质激素致多发性骨坏死

（一）病因

激素性骨坏死 (steroid-induced osteonecrosis, SION) 发病机制尚不十分清楚。一般认为激素在体内长期蓄积造成血液黏稠度增加，血脂增高，脂肪栓塞，脂肪肝，造成骨的微细血管阻塞、缺血、骨质合成减少、钙吸收障碍、骨质疏松及微细骨折的积累，最后导致激素性骨坏死。

（二）临床表现

激素性骨坏死多发生于股骨头，早期临床症状不明显，仅见于大腿部肌肉无力和内收肌疼痛，个别患者有远离部位的肢体疼痛，部分患者在劳累后可出现髋关节间歇性疼痛，双髋交替性疼痛或伴轻度跛行。临床检查时，可见髋部及腹股沟区轻微压痛，4 字试验和托马斯征均可阳性。由于早期无典型临床症状、体征及 X 线片表现，因而误诊率较高。

中晚期症状：激素性股骨头坏死多为间歇性、隐袭性发病，随着中晚期病情演变，以发展缓慢的髋关节疼痛为主要临床症状，活动时加重，休息时不明显。约有 1/4 的患者呈间歇性发作，其发作时表现为突然剧痛，又突然消失，在髋关节疼痛发作期间，个别患者常规止痛剂无效。髋关节疼痛发作有以下特点：①疼痛部位：多数患者疼痛发作的部位以腹股沟、股内侧为主，其次为股前、臀后某部位，亦有部分患者存在两个以上的部位，因而往往与放射痛或牵涉痛较难区别。②疼痛性质：临床常见的疼痛发作可为急性剧痛，或慢性隐痛，典型发作的疼痛为针刺样放射性疼痛，有的局限于髋部，有的还放射至膝关节。

早期 X 线片可没有阳性发现，随病情进展，于负重区出现骨小梁紊乱、中断，以后股骨头软骨下骨囊性变、夹杂硬化。CT 检查：早期，股骨头负重面骨小梁紊乱，部分吸收，杂以增粗、融合、囊性吸收、部分硬化；CT 可显示新月征为三层结构：中心为死骨，且被一透亮的骨吸收带所环绕，最外围则是新生骨硬化骨，晚期股骨头出现塌陷变形，中心有较大低密度区，关节软骨下出现壳状骨折片，髋臼盂唇化突出，可有关节变形（图 11-2-5）。MRI 可早期发现骨坏死灶，能在 X 线片和 CT 片发现异常前做出诊断。

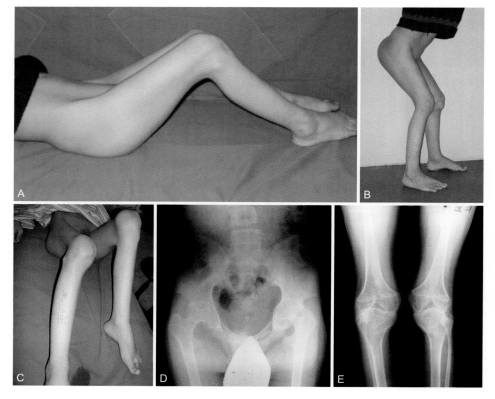

图11-2-5　男，18 岁，因风湿病使用激素 10 余年，出现双侧股骨头坏死。A. 双侧屈髋屈膝畸形；B. 搀扶下站立时外观；C. 卧位双下肢外观；D. 骨盆正位 X 线片；E. 双膝关节正位 X 线片

（三）治疗原则

①早发现，早诊断，早治疗。②改善局部微循环，减少局部受力，避免坏死区塌陷变形。③已经出现坏死区域塌陷变形者，根据患者年龄、骨关节变形程度实施骨重建或关节置换术。

六、药物中毒致脊髓损伤后遗下肢畸形

（一）病因

因使用药物中毒致使脊髓高平面损伤，引起损伤平面以下不全瘫，并逐渐继发下肢畸形。

（二）临床表现

双下肢痉挛性瘫痪，肌张力增高，腱反射亢进，双侧屈髋、屈膝、跟行外翻足畸形，行走困难（图11-2-6）。

（三）治疗原则

松解挛缩的软组织，矫正屈髋、屈膝畸形，恢复下肢负重力线；骨性畸形改变者，行截骨术矫正。

药物中毒致脊髓损伤后遗下肢畸形

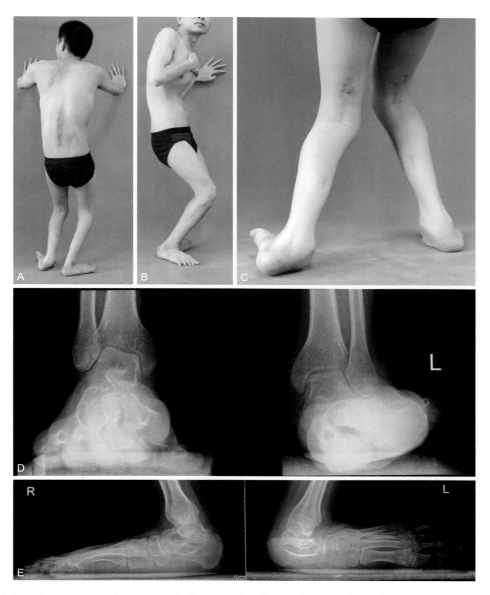

图11-2-6 药物中毒致脊髓高平面损伤，继发下肢痉挛性瘫痪。男，26岁，4岁时因应用药物损伤脊髓。A.站立位背面观，双侧屈髋、屈膝、跟行外翻足畸形；B.侧面观；C.背面观；D.负重位双踝足正位X线片；E.负重位双踝足侧位X线片

七、下肢手术误伤大血管后遗畸形

（一）病因

膝关节疾病行关节镜治疗，误伤腘动脉，未能及时发现，引起小腿缺血性肌挛缩，继发僵硬性马蹄内翻足畸形。

（二）临床表现

主要表现为僵硬性马蹄足或者马蹄内翻足畸形，足背伸及外翻功能受限，小腿远端后侧及足底胫神经支配区域皮肤感觉障碍，根据肌肉缺血损伤程度不同，可有不同程度的肌力减弱（图11-2-7）。

（三）治疗原则

软组织松解，平衡肌力，矫正马蹄内翻足畸形。

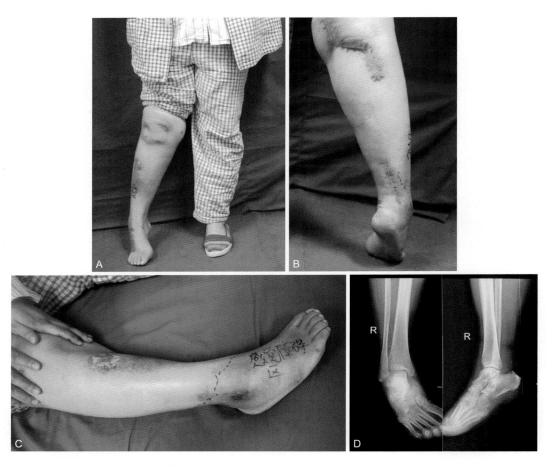

图11-2-7　女，40岁，右膝关节镜手术误伤腘动脉，致右小腿缺血性肌挛缩，继发马蹄内翻足畸形。A.站立位外观，右足马蹄内翻畸形；B.背面观，腘窝可见修补腘动脉的手术切口；C.足背皮肤感觉障碍；D.右足X线片示右足骨关节马蹄内翻畸形改变

八、膝关节长期制动致纤维僵直

（一）病因

股骨骨折、胫腓骨骨折、髌骨骨折、半月板或交叉韧带、侧副韧带等膝关节周围软组织损伤后，行手术或保守治疗时，不恰当的膝关节长期固定，未能及时、正确指导患者进行膝关节屈伸功能锻炼，导致膝关节屈伸活动度明显减小，严重影响膝关节屈伸功能。膝关节活动度减小的直接原因可分为关节内原因和关节外原因。关节内原因包括关节滑膜粘连、交叉韧带粘连或挛缩、侧副韧带粘连或挛缩；关节外原因包括股四头肌粘连、挛缩、纤维化等。

（二）分度及临床表现

正常膝关节活动度为 0°~130°，膝关节活动度小于 120° 被认为存在膝关节僵直，主要表现为膝关节活动度不同程度减小（图11-2-8）。当膝关节屈伸角度小于 0°~30°（最大屈曲角度小于 30°），常速行走时即可出现步态异常，为重度膝关节僵直；膝关节最大屈曲角度 30°~70°，患者常速行走步态基本正常，但跑步时会影响速度和步态，为中度膝关节僵直；膝关节最大屈曲角度 70°~90°，对患者步态影响不大，但影响患者下蹲及坐矮凳，为轻度膝关节僵直；最大屈曲角度大于 90°、但小于 120° 者，对患者日常生活影响不大，尚不能归于膝关节纤维僵直，仅属于膝关节轻度屈曲受限。

（三）治疗原则

膝关节纤维僵直首选保守治疗，正确指导患者进行膝关节屈伸功能练习；保守治疗 2 年以上，仍有中、重度僵直者，根据患者膝关节僵直原因及僵直程度恰当选择选择股四头成形术或股四头肌有限松解结合 Ilizarov 技术缓慢牵伸治疗。

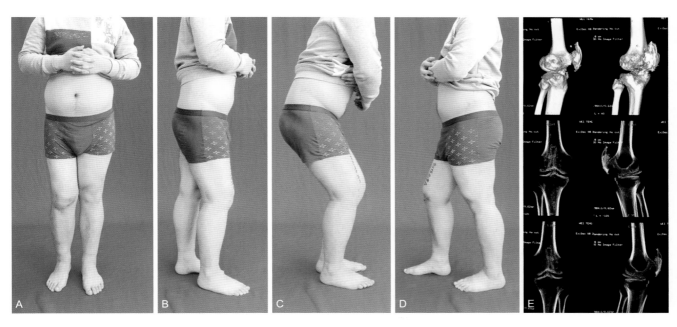

图11-2-8 男，19 岁，右侧髌骨骨折术后 14 个月，右膝关节纤维僵直。A.站立位正面观；B.右侧面观，右膝最大伸直位，轻度屈膝畸形；C.右膝最大屈曲位，仅能屈曲约 30°；D.右膝最大屈曲左侧面观；E.右膝关节 CT 三维重建

九、腰椎手术损伤腰骶丛致下肢畸形

（一）病因

因腰椎滑脱，行手术复位钉棒内固定，术中不慎损伤左侧骶丛神经，引起左下肢不全瘫。

（二）临床表现

右侧足下垂，踝足部肌力减弱，尤以足背伸及外翻肌力减弱更重，胫前肌肌力为 0 级，伸踇、伸趾肌力及腓骨长短肌肌力 2 级；其他肌力 4 级；足底皮肤感觉略减弱（图 11-2-9）。

（三）治疗原则

稳定足踝部关节，重建足背伸功能。

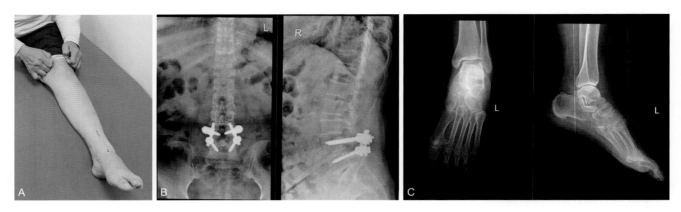

图11-2-9　女，64岁，62岁时因腰椎滑脱行手术治疗，误伤腰骶丛神经，逐渐继发左侧马蹄内翻足畸形。A.左足下垂，背伸无力；B.腰椎正侧位 X 线片，腰骶部可见内固定；C.足踝正、侧位 X 线片

十、小腿缺血性肌挛缩

缺血性肌挛缩是骨筋膜室综合征早期处理不当或未处理，晚期所形成的合并症，是骨筋膜室综合征的不良结果。

（一）病因

胫腓骨骨折、小腿血管损伤、软组织严重挫伤或医源性损伤，处理不当，皆可引起四肢骨筋膜室内的软组织缺血、缺氧、水肿、压力升高，形成骨筋膜室综合征。若在发病早期未及时发现并正确处理，导致小腿肌肉缺血坏死，纤维化，挛缩，牵拉踝足部关节，而形成踝足关节的固定性畸形和功能障碍。

（二）临床表现

严重的缺血性肌挛缩，肢体的所有组织包括血管、神经、关节囊、韧带皆发生不同程度的病理改变，缺血与挛缩还能造成未成年患者的足踝部骨骺发育障碍。与肌肉伴行的神经纤维由于缺血、缺氧也发生不同程度的变性，后期受到瘢痕组织对神经、血管的压迫，患足血液循环和神经营养状况较差，皮下脂肪变薄，皮肤的弹性降低，甚至足的负重区出现不易愈合的皮肤溃疡；纤维化并挛缩的肌肉牵拉踝足关节，引起马蹄内翻足畸形（图 11-2-10）。

（三）治疗原则

松解挛缩的肌腱，同时做距下关节或者三关节融合术稳定足部关节，采用 Ilizarov 技术逐渐牵拉矫正足踝部畸形。

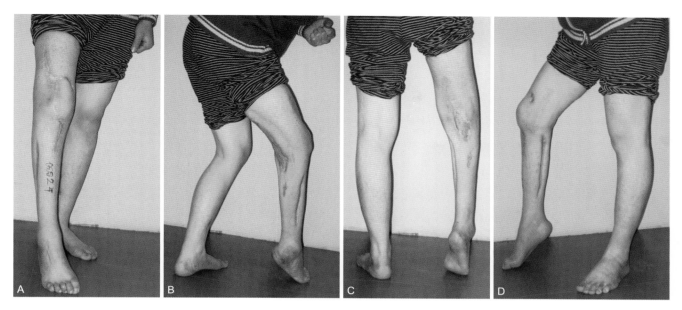

图11-2-10　右小腿缺血性肌挛缩。男，19岁，2年前车祸致股骨远端骨折，压迫腘动脉，出现左小腿骨筋膜室综合征，行筋膜室切口减压，后逐渐继发了马蹄内翻足畸形。A.站立位外观，左足马蹄内翻畸形；B.侧面观，左足外缘触地；C.背面观，左足内翻，左小腿近端后侧皮肤瘢痕；D.左足局部观，呈马蹄内翻足畸形改变

十一、𧿹外翻矫形过度致𧿹内翻畸形

（一）病因

因𧿹外翻畸形，行矫形手术治疗，选择术式不当，或手术截骨、软组织松解过度，术后固定于过度矫形位时间过长，未能及时发现并纠正。以上一种或多种因素综合作用，引起𧿹内翻畸形。

（二）临床表现

表现为𧿹趾跖趾关节内翻畸形，关节僵硬，活动度减小，尤其是外展活动受限；第2～4趾继发内翻畸形；前足增宽，影响穿鞋；走路时，向前推进力量减弱，部分患者伴有跖趾关节疼痛。X线片表现为第一跖骨短缩，跖骨头变窄，跖趾关节向内侧半脱位，关节间隙变窄（图11-2-11）。

（三）治疗原则

轻度𧿹内翻畸形，不影响行走功能者，保守治疗。畸形严重，或者影响行走功能者，再次行矫形手术治疗。

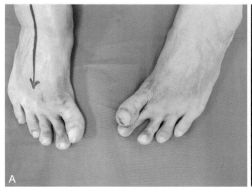
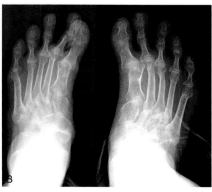
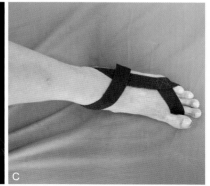

图11-2-11　男，60岁，𧿹外翻矫形过度引起𧿹内翻畸形。A.双足外观，双侧𧿹内翻畸形；B.双侧前足正位X线片；C.用弹力布带矫正足趾内翻畸形

（秦泗河　吕泽平）

第三节　中毒性原因致肢体畸形

一、磷酸三邻甲苯酯中毒致肢体畸形

（一）病因

磷酸三邻甲苯酯（TOCP）属于有机磷酸酯类中磷酸三甲苯酯的邻位异构体。食入中毒后除因抑制胆碱酯酶而产生急性中毒症状外，主要产生迟发性神经毒性，或称迟发性多发性神经病。

（二）临床表现

TOCP中毒致迟发性神经病的临床表现：①出现神经症状前均有潜伏期（12~20天），潜伏期越短，中毒表现越重。②均以腓肠肌疼痛为首发症状，腓肠肌压痛明显。③急性期均有胆碱酯酶活力下降，但很快恢复正常。神经受损症状不随活力恢复而恢复。④下肢瘫重于上肢，肢体远端重于近端。⑤运动障碍重，感觉障碍轻，感觉障碍表现手套、袜套样浅感觉障碍，深感觉不受损。⑥上运动神经元损害和锥体束损害引起的中枢性瘫，出现下肢肌张力增高，腱反射亢进，病理征阳性，行走呈剪刀步态，病程长者，继发股内收、屈膝、马蹄内翻足等固定性畸形（图11-3-1）。

（三）治疗原则

形成固定性痉挛性畸形患者，行软组织松解、截骨术或关节融合术矫正下肢畸形，改善步态。

二、有机磷农药中毒致肢体畸形

（一）病因

有机磷农药主要包括敌敌畏、对硫磷（1605）、甲拌磷（3911）、内吸磷（1059）、乐果、敌百虫、马拉硫磷（4049）等，是我国使用广泛、用量最大的杀虫剂。急性有机磷农药中毒是指有机磷农药短时大量进入人体后造成的以神经系统损害为主的一系列伤害。

（二）临床表现

临床上主要包括急性中毒患者表现的胆碱能神经兴奋或危象、其后的中间综合征以及迟发性周围神经病。有机磷农药急性中毒一般无后遗症。个别患者在急性中毒症状消失后2~3周可发生迟发性神经病，主要累及肢体末端，且可发生下肢瘫痪、四肢肌肉萎缩等神经系统症状。迟发性周围神经病会

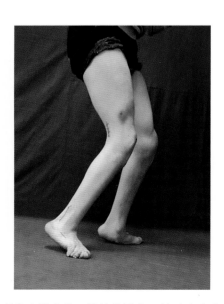

图11-3-1　患者站立表现为右股内收、膝关节屈曲、足下垂畸形，左侧马蹄外翻足畸形

导致肢体肌肉改变，引起肢体畸形改变和功能障碍，如马蹄内翻足等（图 11-3-2）。

（三）治疗原则

矫正肢体畸形，改善患者的行走功能。

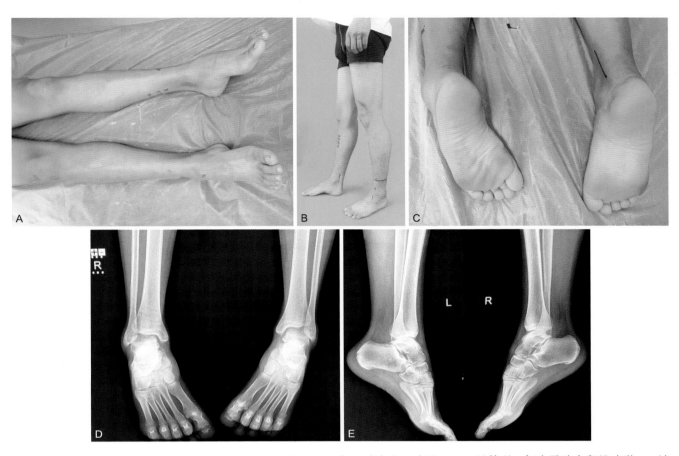

图11-3-2　男，22 岁，8 岁时误服有机磷农药，后逐渐出现双侧马蹄内翻足畸形。A. 双足外观，轻度马蹄内翻足畸形；B. 站立位侧面观；C. 背面观，左足畸形较右侧略重；D. 双足踝正位 X 线片；E. 双足踝侧位 X 线片

三、一氧化碳（煤气）中毒致肢体畸形

（一）病因

一氧化碳（CO）与血红蛋白的亲和力比氧与血红蛋白的亲和力高 200~300 倍，一氧化碳与血红蛋白结合，形成碳氧血红蛋白，使血红蛋白丧失携氧的能力和作用，造成组织窒息。对全身的组织细胞均有毒性作用，尤其对大脑皮质的影响最为严重。

（二）临床表现

中毒期临床表现主要为缺氧，其严重程度与 HbCO 的饱和度呈比例关系。HbCO 饱和度达 30%~40%，重者呈深昏迷，伴有高热、四肢肌张力增强和阵发性或强直性痉挛。HbCO 饱和度 >50%，患者多有脑水肿、肺水肿、心肌损害、心律失常和呼吸抑制，可造成死亡。部分急性 CO 中毒患者于昏迷苏醒后，经 2~30 天的假愈期，会再度昏迷，并出现痴呆木僵型精神病、震颤麻痹综合征、感觉运动障碍或周围神经病等精神神经后发症，又称急性一氧化碳中毒迟发脑病，后期患者会出现肢体畸形改变和功能障碍，进入后遗症期。

后遗症期表现与神经系统受损严重程度密切相

关，表现为肢体肌张力增高，肌力减弱，腱反射亢进，并继发肢体畸形。上肢可见屈肘、前臂旋前、垂腕等畸形（图 11-3-3）；下肢多见屈膝、马蹄内翻足等畸形改变。

（三）治疗原则

松解挛缩的软组织，降低肌张力，矫正肢体畸形，改善肢体功能。

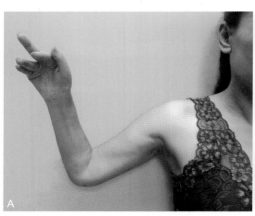
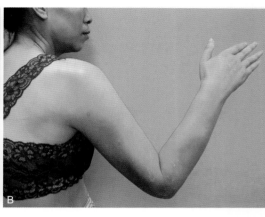
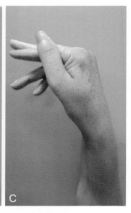

图11-3-3　女，47岁，41岁时因一氧化碳中毒出现右上肢痉挛性瘫痪，并逐渐出现右屈肘及前臂旋前畸形。A.右上肢正面观；B.右上肢背面观；C.右手部畸形改变

四、铅中毒致肢体畸形

（一）病因

海洛因脑病肢体僵直畸形

铅很容易通过胎盘和发育中脑的血脑屏障，因而铅对发育中的中枢神经系统的损害尤其明显。在脑发育早期，铅可以抑制神经元的增殖和分化，导致神经胶质细胞的提前分化，使胶质细胞和神经元之间的相互作用不能正常进行；铅还能直接破坏血脑屏障，也可损伤星形胶质细胞，使内皮细胞丧失屏障作用；铅还影响突触的形成。铅中毒时，脑脊液中 TTR（转甲状腺蛋白）的浓度降低，影响发育中的脑获取甲状腺素，从而影响脑、脊髓的发育与损害，引起相应的神经肌肉改变，产生相应的肢体畸形改变和功能障碍。

（二）临床表现

中枢神经受损，出现肢体肌张力增高，腱反射亢进，继发股内收、屈膝、马蹄内翻足等畸形改变，影响行走功能。

（三）治疗原则

松解挛缩的软组织，降低肌张力，矫正下肢畸形，改善行走功能。

五、海洛因脑病致肢体畸形

（一）病因

海洛因进入体内与某些酶、受体蛋白结合，产生性质活泼的氮自由基和其他类型自由基，引发氧自由基反应和脂质过氧化反应，引起脑损伤，脑组织受损引发髓鞘脱失。也有研究者认为该病可能与海洛因成分不纯有关，因为许多海洛因杂质内含对脑有明显损伤的毒性物质，如复方樟脑酊、吡苄明、滑石粉及巴比妥类等。两种机制均认为是海洛因本身或其内含的其他杂质引起了脑组织的损伤，从而产生相应的临床症状，引起相应肢体的畸形改变和功能障碍。

（二）临床表现

主要为中枢神经系统受损症状，包括肢体肌张力增高、腱反射亢进、病理征阳性、肌力减弱，并继发肢体畸形改变，如屈髋、屈膝、股内收、马蹄内翻足等畸形（图 11-3-5）。

（三）治疗原则

松解挛缩的软组织，降低肌张力，矫正下肢畸形，改善行走功能。

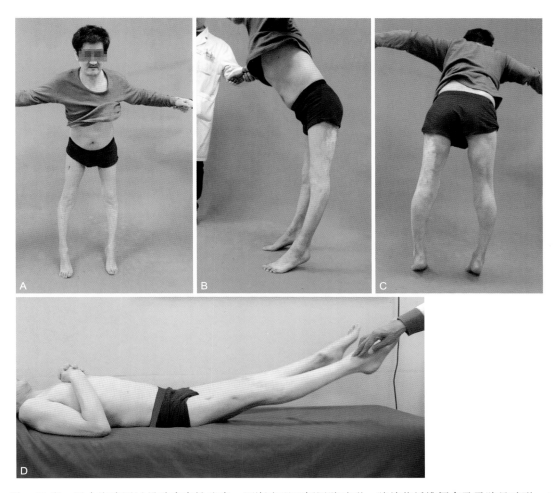

图11-3-4　男，59岁，吸食海洛因过量致中毒性脑病，逐渐出现双侧屈髋畸形、膝关节纤维僵直及马蹄足畸形。A.不能独自站立，搀扶下勉强站立；B.站立位侧面观，双侧屈髋，马蹄足；C.站立位背面观；D.平卧位，双侧屈髋，双下肢不能放下

六、食用霉变甘蔗中毒脑病致肢体畸形

食用霉变甘蔗中毒是常见的真菌性食物中毒，在我国淮河以北地区比较多见。由于食甘蔗者主要为3~16岁的人群，鉴别力和警觉性均较低，故中毒多发生于儿童和青年，每年2~3月为高发季节，可危及生命或遗留神经系统后遗症，病死率在10%以上。

（一）病因

目前认为引起甘蔗变质的霉菌为节菱孢菌，该菌为世界性分布的一种植物腐生菌，其产生的毒素为3-硝基丙酸。3-硝基丙酸为一种神经毒素，是引起霉变甘蔗中毒的主要毒性物质，进入人体后迅速吸收，短时间内引起广泛性中枢神经系统损害，干扰细胞内酶的代谢，增强毛细血管的通透性，从而

引起脑水肿、脑疝等。严重者导致缺血坏死，出现各种有关的局灶症状，有些损害为不可逆性。如果脑运动中枢出现损害，继发肢体运动功能障碍，引起肢体不同程度的痉挛性瘫痪，并继发骨关节畸形改变。

（二）临床表现

1.急性期　食用霉变甘蔗后，出现一时性胃肠道功能紊乱（恶心、呕吐、腹痛等，无腹泻），并可出现神经系统症状（头痛、头晕、眼前发黑、复视），严重者频繁恶心、呕吐，并可发生昏睡，重度患者很快出现抽搐、昏迷。抽搐表现为阵发性痉挛性，每次发作1~2分钟，每日可多次发作。抽搐发作后便呈昏迷状态，且眼球向上看，瞳孔散大。尚可发生急性肺水肿和血尿，体温初期正常，3~5天后可升高。一般在5~10天后疾病开始恢复。可有神经

系统后遗症如全身性痉挛性瘫痪、去大脑皮质综合征等。

2.后遗症期　经积极治疗后，遗留肢体肌张力增高，运动不灵活，肌力不同程度降低，并由于肌力不平衡，继发四肢骨关节畸形，如屈膝畸形、踝足部畸形等畸形改变（图11-3-5）。

（三）治疗原则

1.急性期：催吐、导泻等祛毒治疗，补充水、电解质、消除脑水肿、改善脑循环等对症治疗。

2.后遗症期：降低肌张力，功能锻炼，预防肢体畸形；出现肢体固定性畸形后，可以实施矫形手术，改善肢体运动功能。

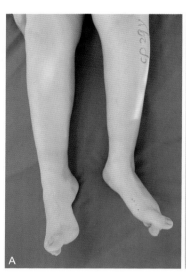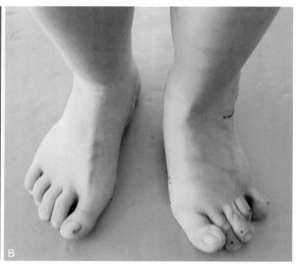

图11-3-5　女，29岁，3岁时因食用霉变甘蔗中毒，高热昏迷，后逐渐出现左下肢畸形。A.双小腿及足部外观照片，双下肢肌张力增高，左足呈痉挛性平足外翻改变；B.站立位双足外观，左足外翻，姆外翻畸形

（秦泗河　吕泽平）

参考文献

[1] 夏榕圻, 楼跃, 范毓华, 等.儿童臀肌挛缩症的手术治疗[J].临床骨科杂志, 2002, 5(3): 217-218.

[2] 秦泗河, 彭爱民, 陈建文, 等.重度臀肌挛缩症继发骨与关节畸形[J].中国矫形外科杂志, 2003, 11(15): 1078-1079.

[3] 秦泗河, 吴鸿飞, 李文玲, 等.马蹄足畸形的分型和手术方案制定[J].中国矫形外科杂志, 2000(04): 4-6+105.

[4] 何大为, 沈嗣秀, 顾雄华.局限性骨化性肌炎特征探讨[J].中国组织工程研究, 2004, 8(002): 338-339.

[5] 白新文.骨化性肌炎的研究新进展[J].世界最新医学信息文摘, 2015(27): 2.

[6] 王明千, 杨择晋, 马长生, 等.Ilizarov技术治疗外伤后肘关节屈伸障碍合并骨化性肌炎[J].中国骨与关节损伤杂志, 2012(01): 75-76.

[7] 严广斌.夏科氏关节病[J].中华关节外科杂志(电子版), 2012, 6(3): 1.

[8] 朱晓中, 付凯, 李星玮, 等.神经性关节炎诊疗进展[J].国际骨科学杂志, 2015, 36(6): 397-400.

[9] 栾德广, 路淮英, 张保正.神经性关节病的X线片诊断[J].中国中西医结合影像学杂志, 2006, 4(002): 138-139.

[10] 尹宏军.探究神经性关节病利用X线片诊断的临床价值[J].中国卫生标准管理, 2015, 6(7): 2.

[11] 张咸中.产瘫分类与治疗的评估[J].实用手外科杂志, 2010(3): 3.

[12] 吴其常.应用Ilizarov技术治疗上肢畸形[J].中国矫形外科杂志, 2007, 15(8): 613-614.

[13] 魏星, 雷金来, 王虎, 等.Ilizarov骨搬移技术在胫骨骨折术后骨感染骨缺损中的应用[J].中国骨与关节损伤杂志, 2016, 31(4): 4.

[14] 文良元, 黄公怡, 路奎元.激素型股骨头坏死的发病机制研究[J].中华外科杂志, 1998, 36(1): 39-41.

[15] 夏和桃, 彭爱民, 韩义连.Ilizarov髋关节重建术的临床研究及改良[J].中国矫形外科杂志, 2011, 19(23): 3-5.

[16] 秦泗河.下肢畸形外科[J].北京: 人民卫生出版社, 1998.

[17] 秦泗河. 关于矫正下肢畸形成角旋转中心的概念解析[J]. 中华外科杂志, 2007, 45(24): 1729-1730.
[18] 焦绍锋, 秦泗河, 王振军, 等. Ilizarov技术治疗四肢畸形并发症分析[J]. 中华骨科杂志, 2012, 32(3): 245-248.
[19] 高宏. 膝关节僵直原因及治疗[J]. 中国中西医结合外科杂志, 2010, 16(4): 510-513.
[20] 郑玉华, 李孝富, 陆仕忠, 等. 膝关节松解术治疗膝关节僵硬的临床应用[J]. 世界最新医学信息文摘, 2016(84): 2
[21] 蒋军, 沈海琦. 骨筋膜室综合征诊断和治疗研究新进展[J]. 中国骨与关节损伤杂志, 2007, 22(6): 3.
[22] 秦泗河, 孙磊, 郑学建. 微创牵拉技术治疗小腿缺血性肌挛缩后遗重度踝足畸形[J]. 中华外科杂志, 2006, 044(008): 547-550.
[23] 赵有奂. 食源性磷酸三邻甲苯酯中毒性周围神经病:附179例临床分析[J]. 中国实用内科杂志, 1993, 13(5): 290-291.
[24] 江德慧, 冷旭媚, 任永华, 等. 急性一氧化碳中毒后遗症20例临床分析[J]. 海峡预防医学杂志, 2002(02): 77-79.
[25] 厉有名, 姜玲玲. 铅中毒病理生理机制的若干研究进展[J]. 广东微量元素科学, 2001, 8(9):8-11.
[26] 边连防, 彭福华, 陆正齐, 等. 海洛因中毒性脑病的影像及临床研究[J]. 中国实用内科杂志, 2003(08): 43-44.

第十二章 脊柱脊髓畸形

第一节 上颈椎畸形

一、颅底凹陷症

颅底凹陷症（basilar invagination，BI）是由枕骨大孔周围颅底骨组织或寰枢椎向上移位内陷进入颅腔，造成枕骨大孔狭窄，后颅窝容积变小并引起脑干、延 - 颈脊髓腹侧、小脑、低位颅神经及周围血管受压产生各种症状和体征的一种枕颈部畸形。

（一）病因

自 1901 年 Homer 首次报道以来，国内外学者对颅底凹陷症进行了大量的研究，但到目前为止学术界仍对其发病机制缺乏足够的认识。

（二）临床表现

颅底凹陷症患者发病初期可无明显症状，难以诊断，部分患者因在 X 线片检查时发现有枕骨大孔区畸形、颅底凹陷，或因存在特征性外貌如身材矮小、短颈或斜颈、颈部活动受限、Sprengel 肩、发际低、颅形不正、面颊耳廓不对称等在体检或就诊时被发现。随着年龄增大症状逐渐出现。颈部外伤及极度屈伸活动也是诱发或加重颅底凹陷症的因素。颅底凹陷症患者脊髓、神经受压部位不同可表现出不同的临床症状。常见的局部表现有头颈肩部疼痛或放射痛、颈僵或颈部活动受限、站立及行走不稳、大小便障碍、眩晕、耳鸣等。当锥体束受累时轻者出现乏力，重者可出现肢体痉挛性瘫痪、四肢肌张力增高、腱反射亢进、病理征阳性；颅神经损伤者有吞咽困难、构音障碍、呛咳、咽反射减弱等球麻痹症状，也可出现小脑共济失调和水平型眼球震颤。脊髓空洞症是颅底凹陷症常见的并发症之一，其形成与小脑扁桃体疝出导致第四脑室和延髓中央导水管交通支部位受到挤压、脑脊液回流阻力增加有关。合并 Chiari 畸形和脊髓空洞症时，因疝出的小脑扁桃体压迫延髓和上颈髓可出现四肢乏力、呼吸困难、手指精细动作障碍、位置觉消失等表现及分离性感觉障碍，还可出现椎动脉供血障碍及颅内压增高症状。

影像学检查是诊断颅底凹陷症的重要手段。Chanberlain 于 1939 年首次描述了颅底凹陷症的经典影像学表现。颅 - 颈侧位 X 线片是诊断颅底凹陷症最简单的方法，但由于 X 线片存在的固有显像缺陷，在临床应用中存在一定的局限性。CT 多平面重建能清晰地显示颅底结合部骨质结构的细节，有助于颅底交界区的病理学诊断；MRI 的良好软组织分辨率使其在显示颈枕区软组织结构和神经系统异常，如 Chiari 畸形和脊髓空洞等方面有明显优势。影像学检查诊断颅底凹陷症常用的指标包括 Chamberlain 线、Mc Gregor 线、Bull 角、基底角、二腹肌沟连线、延髓 - 颈髓角等。

（三）分型

2004 年 Goel 等提出的分型是现今国内外最常用的分型，其将颅底凹陷症根据有无颅底交界区的不稳分为两型：A 型，又称为齿状突型颅底凹陷症，其寰齿间距增大，后颅窝斜坡角度和容积无明显变化，常合并寰枕融合；B 型，可称为斜坡型颅底凹陷症，其齿状突上移引起后颅窝容积减小，但寰齿间距无明显增大，常伴有脊髓空洞。

（四）治疗原则

目前对于颅底凹陷症的手术治疗方式尚未形成统一的标准，但治疗原则和目的不存在争议，即有效解除脊髓和神经压迫、重建颈枕区序列结构稳定性和脑脊液正常循环通路。临床治疗时根据脊髓神经受压部位和疾病形成机制，具体选择最合适的手术方式（图 12-1-1、图 12-1-2）。

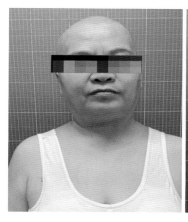 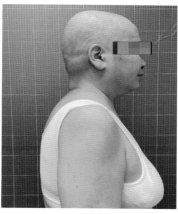 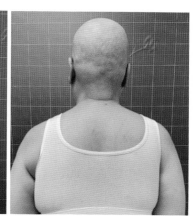

图12-1-1　颅底凹陷征大体照

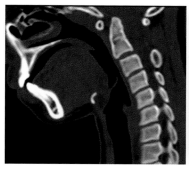 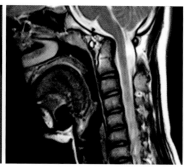 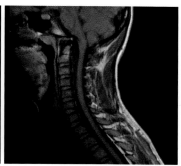

图12-1-2　颅底凹陷征 CT 影像及 MRI 影像

二、Chiari 畸形

Chiari 畸形（Chiari malformation，CM）又称小脑扁桃体下疝畸形，是小脑扁桃体向下延伸，经枕骨大孔突入颈椎管的一种先天性发育异常，是一种常见的颅颈交界区畸形。

（一）病因

目前 CM 的发病机制仍不清楚，大多数学者认为 CM Ⅱ 型、Ⅲ 型、Ⅳ 型是因神经外胚层发育的缺陷所致，而对 CM Ⅰ 型的发病机制尚无一致说法。

（二）临床表现

本病临床表现多样且复杂，患者可出现短颈等外貌改变，部分患者亦可出现呼吸困难及声音的改变。主要有以下 5 类。①脑脊神经受压型：由于小脑扁桃体、第四脑室下疝或伴有颅底凹陷，相应的后组颅神经及上颈段神经根被牵拉成角，出现颈枕部疼痛、颈肩部疼痛、面部麻木、视物模糊、角膜反射迟钝、声嘶、咽反射迟钝等症状。②脊髓中央受损型：因延髓上颈段受压、脊髓空洞等，以肩胛区痛觉分离型感觉障碍、偏瘫、四肢瘫痪及肌萎缩为主要表现。③锥体束型：其症状及体征包括肌肉僵直和（或）痉挛，反射亢进等。④小脑受损型：表现为步态不稳、共济失调、眼球震颤等。⑤颅内压增高型（可为发作性）：脑组织受压引起脑水肿，可以有头痛、呕吐、眩晕、颈项强直（运动、咳嗽时加重）等。该病临床症状受个体因素影响差异较大。

MRI 是 CM 影像学诊断的首选方法，常规的 T_1 和 T_2 加权成像可以提供关于脑解剖及其生理变化的高质量图像。MRI 亦可用于评估 CM Ⅰ 型患者的脊髓受压程度，T_2 加权成像可清晰显示脊髓内水肿，T_1 加权成像可显示颅颈交界区异常情况。颈部正侧位、双斜位及动力位 X 线片可显示相关的颅底和颈椎异常，用于评估术前颅颈交界区的稳定性。CT 能显示小脑扁桃体低位，但其敏感性低于 MRI，而 CT 的优势在于可精巧地对骨骼结构进行演示，对术前规划（多参数重建和三维体绘制）很有帮助。

（三）分型

　　CM Ⅰ型最为常见，诊断标准为单侧小脑扁桃体下端疝入枕骨大孔平面 5 mm 以上，或双侧 3 mm 以上，而延髓和第四脑室位置正常。Ⅱ型是在Ⅰ型基础上，有延髓、脑桥下部向下移位，第四脑室下移延长，大多数患者合并脊髓空洞和脑积水。Ⅲ型是最严重的一型，其主要表现为小脑、延髓及第四脑室疝入枕部或膨出的上颈段的硬膜囊中，多见于新生儿及婴儿。Ⅳ型主要表现为严重的小脑发育不全或缺如，脑干发育小，后颅窝充满脑脊液，但不向下膨出，多于婴儿期发病。Ⅲ型和Ⅳ型在临床中相对罕见。

（四）治疗原则

　　目前对 CM 治疗的争议很大。常用的手术方式有后颅窝减压术（posterior fossa decompression，PFD）、PFD + 硬膜修补扩大成形术（PFDD）、PFD + 小脑扁桃体电灼或切除术（PFDRT）、去除寰枕筋膜 + 硬膜外层敞开、松解第四脑室正中孔和脊髓中央管上口的粘连、内固定术、神经内镜寰枕减压术、脊髓空洞 - 蛛网膜下腔分流术等。近年来，随着 CM 的临床及基础研究的深入，手术方式也在不断改进，主要体现在由单一手术方式转变为多种术式的联合应用，由单一的监测手段转变为多种监测技术相配合的模式。联合术式的应用可明显改善患者的症状和体征，缩小脊髓空洞，减少不良事件和并发症的发生率。而手术中神经电生理监测、术中 MRI、术中 B 超等新技术的应用又为提高手术安全性及有效性提供了保障（图 12-1-3、图 12-1-4）。

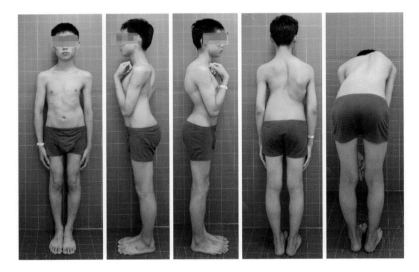

图 12-1-3　Chiari 畸形大体照

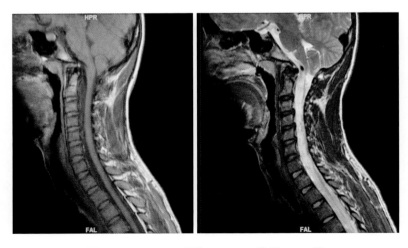

图 12-1-4　Chiari 畸形 MR T_1WI 像及 T_2WI 像

三、齿突小骨

齿突小骨（Os odontoideum）又称齿状突游离小骨，最早由 Giaromini 于 1886 年报道其为枢椎畸形，常造成寰枢关节不稳，最初患者多是在颈部外伤时被发现，有些患者合并有 2 种或 2 种以上解剖结构变异畸形。临床症状是由于寰枢关节不稳、移位、脊髓受压所致，可表现为部分或完全性四肢瘫痪，甚至死亡。

（一）病因

外伤和先天畸形是齿突小骨的主要病因。

（二）临床表现

①部分病例可终身无症状，仅在体检时发现。②可发现颈部不适、疼痛、颈强直、颈枕部疼痛伴斜颈、阵发性头晕、视物模糊、猝倒。③脊髓受压可出现四肢瘫痪。

有作者报道，发作有 3 种形式：①无诱因或受轻微外伤后出现一过性或阵发性下肢或上肢放射性疼痛、麻木或跛行，但可恢复正常。②自发性缓慢发作，首次症状虽轻微，但出现后并不消失且逐渐加重。③突然发作，立即出现明显的临床症状，严重者甚至发生四肢瘫痪。

齿突小骨 X 线检查包括拍摄颈椎开口位、侧位、屈伸动力性侧位片，必要时拍摄断层片以确定诊断：①齿突小骨是否合并上颈椎及颅底部畸形。②寰枢椎不稳定性程度及形态学测量。X 线表现齿突小骨呈游离状与枢椎椎体不融合，断层扫描可表现为寰椎环内 2 枚圆形骨影或有多数点状钙影。

（三）分型

基于齿突尖的位置，可分为两种类型：原位型及异位型。

（四）治疗原则

齿突小骨一经明确诊断，其治疗选择主要视其寰枢椎不稳定程度及脊髓压迫情况而定。仅有局部症状，影像学表现寰枢关节较稳定者可采取非手术治疗；有潜在不稳定者应采取积极手术治疗（图12-1-5、图 12-1-6）。

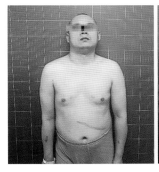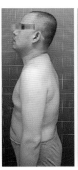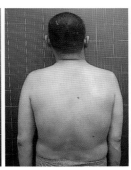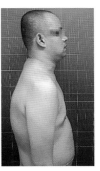

图12-1-5　齿突小骨畸形大体照

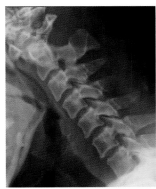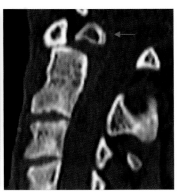

图12-1-6　齿突小骨畸形（箭头所示）X 线片及 CT 影像

（庄乾宇　仉建国　彭　越　白卓松）

第二节　颈部畸形

一、先天性斜颈

先天性斜颈多数为先天性肌性斜颈（congenital muscular torticollis，CMT），特点是患侧的胸锁乳突肌增厚、紧张并缩短，表现为头颈转向患侧，脸和下颌转向对侧，最终导致颈部活动受限；另外少部分为先天性骨性畸形导致，如颈椎半椎体。

（一）病因

小儿斜颈的病因尚不明确，多数学者认为，由于胎儿宫内胎位不正，阻碍一侧胸锁乳突肌供血，导致肌纤维水肿、变性、炎症，反应性肉芽组织增生，而后逐渐纤维化，出现胸锁乳突肌挛缩而致肌性斜颈。也有学者认为与损伤有关，分娩时一侧胸锁乳突肌因产道或产钳挤压受伤出血，血肿机化形成肌肉挛缩。但明确的是胸锁乳突肌不同程度的变性是由新生儿期颈部肿块逐步纤维化最终失去正常弹性所致。

（二）临床表现

主要表现为一侧胸锁乳突肌挛缩，导致头和颌的不对称畸形，头倾向患侧，下颌转向健侧，头项活动不利。本病诊断比较容易，小儿出生后数日至满月后在胸锁乳突肌上部、中部或下部发现肌性肿块，伴头颈倾斜畸形，即可确诊。

（三）治疗原则

患儿一经诊断，应当尽早治疗。婴儿期采用非手术治疗，部分患儿可治愈；儿童或成人期多数采用手术治疗（图 12-2-1、图 12-2-2）。

二、颈椎后凸畸形

颈椎后凸畸形（cervical kyphosis）是多种病因导致的颈椎生理性前凸消失、形成弧形或角状后凸畸形，颈椎正常序列被破坏，并引起局部症状和（或）神经症状及体征的临床综合征。

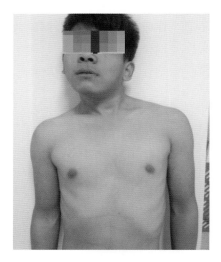

图12-2-1　先天性肌斜颈大体照片

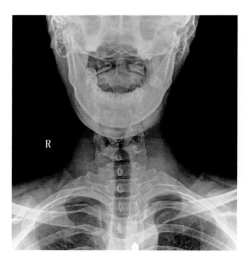

图12-2-2　先天性肌斜颈 X 线片

（一）病因

导致儿童颈椎后凸畸形的病因复杂，包括先天性、感染性（结核等）、医源性（椎管内肿瘤切除术后、椎板切除术后等）、创伤性、综合征性等，均可引起不同程度的颈椎后凸畸形。

（二）临床表现

在儿童群体中，颈椎后凸畸形是一种罕见的畸形，后凸畸形可使椎管容积减小并对脊髓造成压迫，导致疼痛、四肢活动不同程度受限、吞咽及呼吸困难等脊髓受压症状。

　　X线检查：颈椎后凸畸形患者需拍摄颈椎正侧位、动力位甚至脊柱全长X线片，以全面评估全脊柱曲度情况及柔韧度。CT检查有助于了解颈椎骨性解剖结构，仔细观察关节突关节和椎板的形态，钩椎关节形态及是否发生骨性融合、椎动脉的走行通道和椎弓根发育情况等是否异常，甚至可以通过3D打印重建椎体，为术中置钉和截骨方案等提供帮助。MRI可显示后凸椎体对脊髓及神经根的压迫情况，

而后凸椎体顶椎或顶椎下位椎间盘水平对后方脊髓压迫最为严重（图12-2-3、图12-2-4）。

（三）治疗原则

　　后凸畸形呈进行性加重导致姿势障碍或者继发神经系统症状时，往往需要进行手术治疗。手术的目的包括神经减压、畸形矫正、恢复脊柱的稳定性、重建脊柱平衡。颈椎后凸畸形手术遵循的手术原则与其他部位的脊柱后凸畸形矫正手术是一致的，即以后纵韧带作为铰链、延长前柱、缩短后柱。

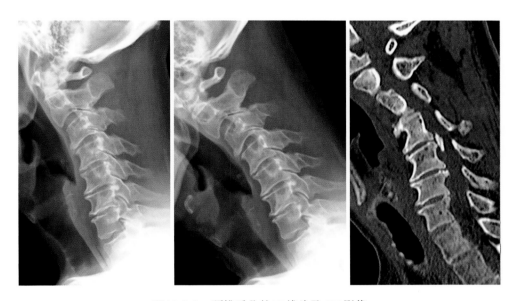

图12-2-3　颈椎后凸的X线片及CT影像

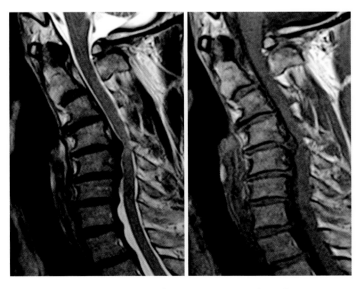

图12-2-4　MRI影像显示颈椎后凸，脊髓受压

三、Klippel–Feil综合征

Klippel-Feil综合征（Klippel-Feil syndrome，KFS）是一组以颈椎形成及分节障碍导致2个或以上椎体和（或）椎体附件融合为特征的先天性畸形，其发病率为1/42 000~1/40 000。

（一）病因

流行病学资料显示，KFS病例主要以散发出现，也有家族聚集现象，其发病与遗传因素高度相关。近年来，已有研究者报道与先天性颈椎融合畸形发病相关的致病基因，以上证据充分说明了遗传因素，尤其是基因突变在KFS患病中是不可忽视的。

（二）临床表现

KFS也称颈椎分节不良，患者多在出生后即出现畸形，但往往因表现出颈背痛、外观畸形或神经压迫症状时才得以就诊。虽然该疾病具有短颈畸形、后发际线低和颈部活动受限的典型临床三联征表现，但文献报道约50%的KFS患者未表现出这些典型临床特征，因此KFS的诊断主要根据影像学。

KFS的影像学表现比较典型，无论是X线片平片还是CT，均可显示2节或多节颈椎的融合，既可以是连续多节椎体受累，也可以是跳跃式的；可以是椎体的融合，也可以是附件的融合，或者两者同时发生。

（三）分型

KFS一般分为3种类型：Ⅰ型，为多个颈椎椎体融合；Ⅱ型，为仅1~2个椎间隙相邻的椎体发生融合；Ⅲ型，为颈椎融合同时合并胸段或腰段椎体的融合畸形。

（四）治疗原则

对于无症状性的KFS患者一般不需要治疗，但一旦出现神经症状，则需对症治疗，治疗包括改变日常活动的习惯与方式，防止颈部外伤，减少颈部活动或局部颈托固定及牵引治疗。若治疗不能好转，可采用相应的神经减压和稳定手术以避免神经症状进一步加重。

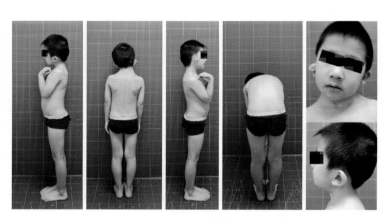

图12-2-5　Klippel-Feil综合征患儿大体照

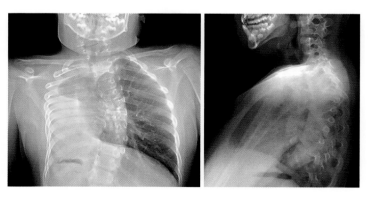

图12-2-6　Klippel-Feil综合征患儿颈部X线片

（庄乾宇　仉建国　彭　越）

第三节　脊柱侧凸

一、先天性脊柱侧凸

先天性脊柱侧凸（congenital scoliosis，CS）是早发性脊柱侧凸的一种常见类型，是由胚胎期脊柱发育异常所导致的一种常见的脊柱畸形。

（一）病因

其病因尚不明确，发病早，在胚胎期或者出生后早期即可被发现。

（二）临床表现

先天性脊柱侧凸是由于胚胎时期体节发育异常导致的一种早发性脊柱侧凸，其畸形多严重且呈进展性，通常伴发其他系统的畸形（肾、心脏或椎管内畸形）。

对先天性脊柱侧凸患者进行早期 X 线片检查确定其畸形，多余的椎弓根、椎间隙不对称或消失以及肋骨的融合或缺如都有助于确诊。先天性脊柱侧凸患者往往伴有脊髓畸形，因此 MRI 检查可得到更加精准的判断（图 12-3-1、图 12-3-2）。

（三）分型

Winter 等学者在 1968 年修订的先天性脊柱侧凸分型系统称为 Winter 分型，后为国际脊柱侧凸研究学会（Scoliosis Research Society，SRS）所接受，其主要将先天性脊柱侧凸分为三大类型：形成障碍、分节不良和混合畸形。椎体形成障碍的结局包括楔形椎、半椎体以及蝴蝶椎；分节不良包括形成阻滞椎或单侧椎体间骨桥；混合畸形往往同时合并椎体形成障碍和分节不良。该系统进一步将先天性脊柱侧凸分为 6 型：

Ⅰ型 - 无法分型：畸形融合了多种模式，难以分型；

Ⅱ型 - 肋骨融合畸形；

Ⅲ型 - 椎体单侧部分形成障碍：导致出现楔形椎或梯形椎；

Ⅳ型 - 椎体单侧完全形成障碍：导致出现半椎体；

Ⅴ型 - 椎体双侧分节不良：椎体间椎间盘完全缺如；

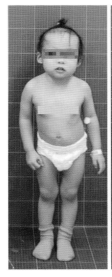
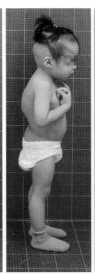
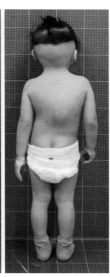
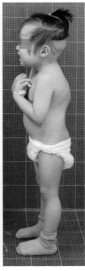

图12-3-1　先天性脊柱侧凸畸形患儿大体照

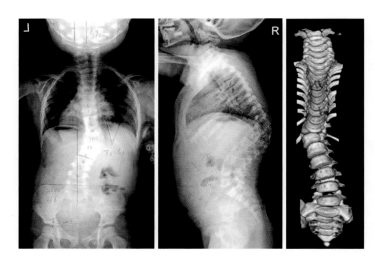

图12-3-2　先天性脊柱侧凸畸形患儿正、侧位 X 线片及 CT 三维重建，可见 T10、T11 半椎体

Ⅵ型 - 椎体单侧分节不良：两椎体或多椎体部分融合，可导致出现骨桥。

除了 Winter 分型，Nasca 等学者在 1975 年提出了另一种 CS 分型系统，具体内容如下：

A 型 - 单侧孤立半椎体并伴有额外的肋骨和椎弓根

B$_1$ 型 - 单侧椎体完全性形成障碍，形成单侧三角形半椎体

B$_2$ 型 - 单侧椎体不完全性形成障碍，形成楔形半椎体

C 型 - 圆形、卵圆形或楔形的多发半椎体

D1 型 - 多发孤立的半椎体合并凹侧骨桥形成

D2 型 - 多发椎体楔形变合并单侧骨桥形成

E 型 - 脊柱左右两侧同时形成半椎体，脊柱相对平衡

F 型 - 半椎体位于脊椎后方结构中。

（四）治疗原则

在为先天性脊柱侧凸患者选择治疗方案时，需要充分考虑患者的年龄、生长潜力、畸形的类型以及预后等因素。治疗方式分为保守治疗和手术治疗两大类。

对于畸形轻、进展风险低的先天性脊柱畸形，观察是主要的保守治疗手段。大多数先天性脊柱侧凸畸形呈进展性，需手术干预。

二、青少年特发性脊柱侧凸畸形

青少年特发性脊柱侧凸（adolescent idiopathic scoliosis，AIS）是一种于青少年时期发病的复杂的三维脊柱畸形。

（一）病因

该病病因尚不明确。AIS 病因学理论主要有基因相关学说、激素与代谢学说、生物力学学说、骨髓间充质干细胞学说、神经学说和环境学说等。

（二）临床表现

AIS 是发生于冠状面侧凸、矢状面后凸 / 前凸及水平面椎体旋转的复杂三维畸形，由于脊柱侧凸、扭曲，胸廓变形，直接影响了患者的外观、心肺功能及生活质量。

（三）分型

PUMC（协和）分型与既往所有的以侧弯部位进行分型的方法不同，首先按顶点的数量将 AIS 分为 3 型：1 个顶点（单弯）为 PUMC Ⅰ 型，2 个顶点（双弯）为 PUMC Ⅱ 型，3 个顶点（三弯）为 PUMC Ⅲ 型。在 3 个类型的侧凸中又根据其不同的三维畸形特点及侧凸顶点位置，相应分成各种不同的亚型，共计 13 个亚型。PUMC 分型对每一亚型都规定了具体的相应融合范围和手术入路，从而可以指导手术方案选择（图 12-3-3、图 12-3-4）。

（四）治疗原则

现行的治疗方案主要分为保守治疗与手术治疗，保守治疗是早期 AIS 患者最佳的治疗选择，一般患

者 Cobb 角＜40° 时建议非手术治疗，能够有效地延缓侧凸的进展，达到改善脊柱的畸形、最大程度保留脊柱功能及避免手术治疗的目的。通常认为当 AIS 患者 Cobb 角≥50° 时，无论患者是否发育成熟，均建议行手术治疗。有研究表明当 Cobb 角≥50° 时，每年大约进展 1°，而且当胸椎侧凸角度达到 70° 以上时，则影响肺部功能。当患者 Cobb 角 40°~49° 时，手术治疗也是可行的选择。

型别	顶点数	亚型	特点	示意图
I 单弯	1	I A	胸弯，顶点位于 T₃-T_{11、12} 椎间盘； **手术建议**：单胸弯融合。	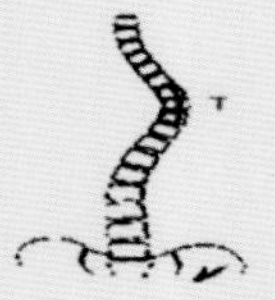
		I B	胸腰段弯，顶点位于 T₁₂-L₁； **手术建议**：单胸腰弯融合。	
		I C	腰弯，顶点位于 L_{1、2} 椎间盘 -L_{4、5} 椎间盘。 **手术建议**：单腰弯融合。	
II 双弯	2	II A	双胸弯 II A1 以下 3 条均符合： 　①上胸弯正位片＜30°； 　②上胸弯凸侧 Bending 相＜20°； 　③右肩高； **手术建议**：主胸弯 + 选择性融合。 II A2 上述 3 条有任何一条不满足，即为 II A2； **手术建议**：主胸弯 + 上胸弯融合。	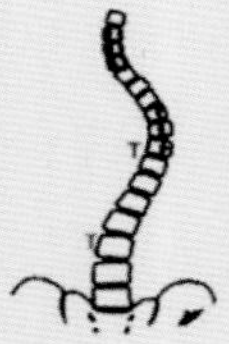
		II B	胸弯 + 胸腰弯或腰弯，胸弯＞胸腰弯 / 腰弯 10° 或 10° 以上： II B1 以下 4 条均符合： 　①无胸腰段或腰段后凸； 　②胸腰段 / 腰段 Cobb 角≤45°； 　③胸腰段 / 腰段旋转度＜II 度； 　④胸腰段 / 腰段柔韧性≥70°； **手术建议**：选择性胸弯融合。 II B2 上述 4 条有任何一条不满足，即为 II B2： **手术建议**：胸弯 + 腰弯非选择性融合。	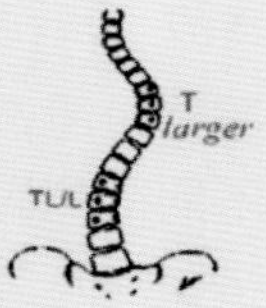
		II C	胸弯＜胸腰弯 / 腰弯 10° 或 10° 以上： II C1 胸弯凸侧 Bending 相≤25°； **手术建议**：选择性腰弯融合。 II C2 胸弯凸侧 Bending 相＞25°； **手术建议**：胸弯 + 腰弯非选择性融合。	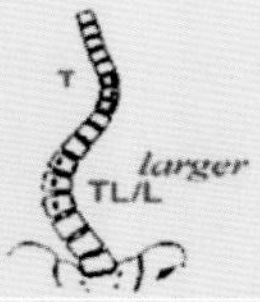
		II D	胸弯≈胸腰弯/腰弯，即二者 Cobb 角差小于 10°： II D1 胸弯柔韧性＜胸腰弯 / 腰弯柔韧性； **手术建议**：融合范围参照 II B 型。 II D2 胸弯柔韧性＞胸腰弯 / 腰弯柔韧性； **手术建议**：融合范围参照 II C 型。	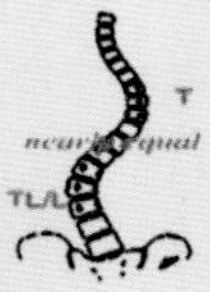
III 三弯	3	III A	远端弯符合 II A1 条件 III A1 近端上胸弯及双肩情况符合 II A1 标准； **手术建议**：选择性主胸弯融合。 III A2 近端上胸弯及双肩情况符合 II A2 标准； **手术建议**：主胸弯 + 上胸弯融合。	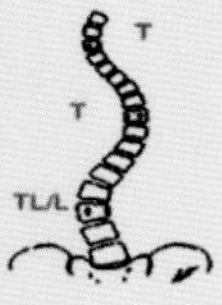
		III B	远端弯符合 II B2 条件 III B1 近端上胸弯及双肩情况符合 II A1 标准； **手术建议**：主胸弯 + 腰弯融合。 III B2 近端上胸弯及双肩情况符合 II A2 标准； **手术建议**：上胸弯 + 主胸弯 + 腰弯融合。	

图 12-3-3　青少年特发性脊柱侧凸改良版 PUMC 分型

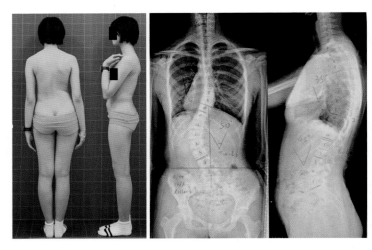

图12-3-4　女，12岁，诊断为青少年特发性脊柱侧凸（PUMC Ⅱ C1, Lenke 5CN）

三、神经肌肉型脊柱侧凸

神经肌肉型脊柱侧凸（neuromuscular scoliosis, NS）是一组由肌神经性疾病引起的冠状面的脊柱畸形。

（一）病因

引起神经肌肉型脊柱侧凸的原因很多，不同的患者及不同的病因其发病情况也不相同。但最基本的发病机制均是脊柱周围的肌力不平衡，作用于椎体终板。这些疾病可发生于大脑、脊髓、周围神经、神经-肌肉连接和肌肉等部位，导致头部失控、颈部和躯干的失平衡及不协调等。

（二）临床表现

神经肌肉型脊柱侧凸通常发病较早，在生长期呈快速发展，而在骨骼成熟后仍继续发展；弯曲多数较长，呈 C 形，并累及到骶骨，往往合并骨盆倾斜，脊柱后凸畸形也较常见；有时为脊柱坍塌，需双手支撑才能保持坐立平衡，并有背痛。由于患者活动的限制及原发病，多有营养不良、心肺功能障碍、胃肠道功能障碍、全身状况差，并多合并有髋脱位及下肢的畸形、运动功能丧失。

（三）分型

按照病因可分为：A. 神经源性；B. 肌源性。

（四）治疗原则

与青少年特发性脊柱侧凸治疗原则相类似（图12-3-5、图 12-3-6 ）。

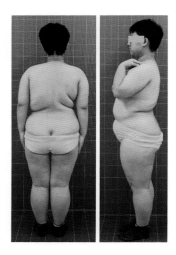

图12-3-5　女，14岁，神经肌肉型脊柱侧凸

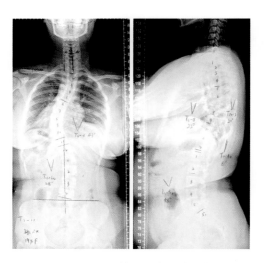

图12-3-6　女，14岁，神经肌肉型脊柱侧凸 X 线片

四、Ⅰ型神经纤维瘤病合并脊柱侧凸

Ⅰ型神经纤维瘤病（neurofibromatosis Ⅰ，NF1）是一种遗传性疾病，除了皮肤、视觉系统和神经系统方面出现改变外，还有 26%～50% 的患者会出现骨骼相关异常，如脊柱侧凸。

（一）病因

Ⅰ型神经纤维瘤病为一种常染色体显性遗传疾病，故病因多为家族性遗传。患者体内 NF1 肿瘤抑制基因发生突变，进而造成神经纤维瘤蛋白功能失活，导致肿瘤细胞异常增殖。而 NF1 的骨骼异常被认为和肿瘤造成的骨骼微环境改变有关，也有学者认为 NF1 患者骨细胞存在基因突变。

（二）临床表现

NF1 患者非骨骼相关的临床表现包括皮肤色素斑、周围神经鞘瘤、胶质瘤（视神经、脑干）、认知功能障碍及行为困难、Lisch 结节等。

NF1 骨骼相关的临床表现包括脊柱畸形（约占 30%）、长骨改变等。其中常见的脊柱畸形包括胸腰段脊柱侧后凸畸形、颈椎后凸畸形（图 12-3-7、图 12-3-8）。

（三）分型

NF1 相关脊柱侧凸主要分为营养不良性脊柱侧凸和类特发性脊柱侧凸。典型营养不良性 NF1 脊柱畸形患者的骨骼异常有许多特征性的临床表现，具体见表 12-3-1，患者病情常发展迅猛。

表 12-3-1　典型营养不良性 NF1 脊柱畸形各种骨骼异常

- "扇贝"样的椎体（椎体后缘凹陷，胸段椎体后缘凹陷至 3 mm，腰段椎体达到 4 mm）
- 铅笔样肋骨（肋骨宽度比第 2 肋最窄处更窄）
- 纺锤样的横突
- 椎体楔形变
- 椎旁软组织
- 侧凸累及节段短、旋转严重
- 扩大的椎间孔
- 椎弓根发育不良
- 椎弓根间距增宽

类特发性脊柱侧凸的临床表现与特发性脊柱侧凸类似。

（四）治疗原则

对于 NF1 相关营养不良性脊柱侧凸，当侧凸 <20° 时可采取保守治疗，否则应手术干预。当采取单纯后路融合内固定手术治疗时，应随访并关注脊柱力线相关并发症。生长棒技术或许能在相关早发患儿的治疗中取得一定优势。

对于 NF1 相关类特发性脊柱侧凸，其治疗方案和特发性脊柱侧凸类似。当侧凸 <40° 时可采取保守治疗，否则应进行手术干预。

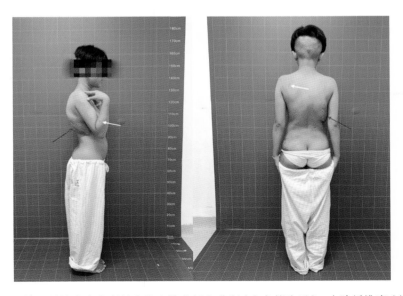

图12-3-7　Ⅰ型神经纤维瘤病患者的多发皮肤牛奶咖啡斑（白色箭头示）、皮肤纤维瘤（红色箭头示）

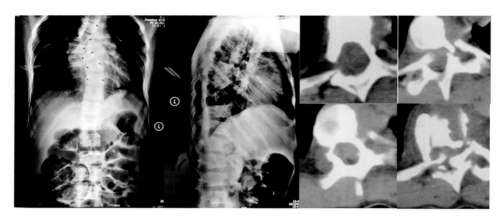

图12-3-8　男，20岁，诊断为 I 型神经纤维瘤病合并脊柱侧凸，可见椎体形态改变、椎弓根发育不良、铅笔样肋骨、肋骨进入椎管

五、马方综合征型脊柱侧凸

马方综合征（Marfan syndrome，MFS）是一种遗传性结缔组织病。可累及各种来源于中胚层的器官，如骨骼、心血管、视觉器官、呼吸系统等。马方综合征患者中，脊柱侧凸的发病率约占 60%。

（一）病因

马方综合征患者 fibrillin-1 基因（FBN1）突变导致的蛋白结构异常可能是造成结缔组织中弹力纤维功能异常的原因。这种结缔组织异常可能累及椎间盘，造成椎体旋转，从而引起和加重脊柱侧凸。

（二）临床表现

马方综合征可累及心血管系统，造成升主动脉根部扩张、夹层动脉瘤、二尖瓣关闭不全，进而造成相关症状；视觉器官方面，马方综合征可造成晶状体脱位、近视、视网膜脱离等。

骨骼系统方面，马方综合征患者常表现为体型瘦长、蜘蛛指、扁平足、漏斗胸/鸡胸、关节韧带松弛等。马方综合征型脊柱畸形可表现为脊柱侧凸、颈椎前凸、腰椎滑脱、椎体发育不良等，发病早，进展快。

（三）治疗原则

保守治疗方面，有学者认为支具对马方综合征患者的治疗效果不佳。若脊柱侧凸主弯大于 40° 或者进展迅速，特别是伴有明显后凸的患者，建议手术治疗（图 12-3-9～图 12-3-11）。

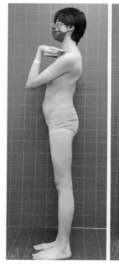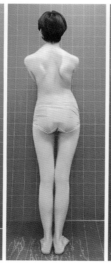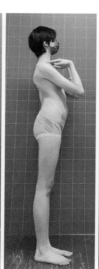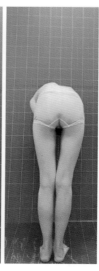

图12-3-9　女，12岁，诊断为马方综合征，可见体型瘦长及扁平足

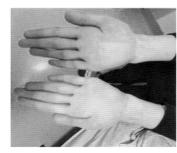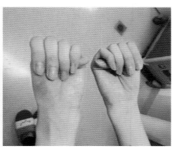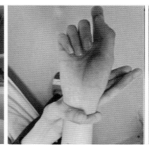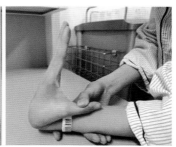

图12-3-10　女，12岁，诊断为马方综合征，可见蜘蛛指、指征、腕征及关节过度屈伸

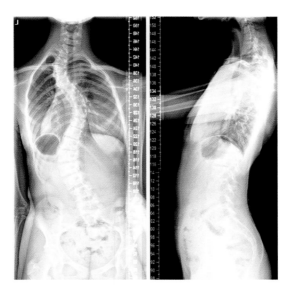

图12-3-11　马方综合征合并脊柱侧凸患者脊柱全长正、侧位 X 线片

六、软骨发育不全脊柱侧凸

软骨发育不全（achondroplasia，ACH）是骨骼发育不良（skeletal dysplasias，SD）合并脊柱畸形的疾病中最常见的一种，是一种遗传性疾病，患病率为 0.03‰~0.04‰，患者常出现胸腰椎后凸畸形和腰椎前凸过大。

（一）病因

软骨发育不全是一种常染色体显性遗传疾病，主要遗传自父亲，由成纤维细胞生长因子受体 -3（fibroblast growth factor receptor-3，FGFR3）新产生的基因突变导致。FGFR3 与生长板中的软骨细胞成熟有关，突变后影响生长板中的软骨细胞成熟，导致软骨内骨化和膜内骨化异常，最终导致全身骨骼发育异常，破坏了脊柱前后柱纵向生长平衡，从而出现胸腰段椎体楔形变形成局部后凸畸形。

（二）临床表现

ACH 患者在脊柱畸形方面主要表现为胸腰段后凸畸形、代偿性腰前凸增大和椎管狭窄。胸腰段后凸畸形常在患者 1 岁之内暂时性出现，在学会站立和行走后会自发缓解，10%~15% 的患者畸形持续至成年后，发展为固定的角状后凸并伴有椎体楔形变，继而造成脊髓损伤，出现神经系统功能障碍，如下肢无力、麻木，膀胱及直肠功能障碍等。绝大多数患者在学会坐起和行走后逐渐出现无症状性腰前凸过大。椎管狭窄以中央型为主，最常累及腰段，在 20%~30% 的患者中可见有间歇性跛行、肢体疼痛、麻木和感觉异常及二便功能障碍。椎管狭窄相关症状进展迅速，随着患者年龄增大，出现症状的概率也相应增加（图 12-3-12~ 图 12-3-14）。

（三）治疗原则

目前的治疗手段主要有行为干预、支具治疗和手术治疗。治疗手段的选择需要根据患者的年龄、后凸程度及是否有其他并发症进行综合考虑。行为干预一般适用于婴儿期患者，主要通过在坐位时提供支撑实现。支具治疗适用于 Cobb 角≥30°的婴幼儿和儿童患者，应该尽早进行胸腰骶支具（TLSO）

治疗；Cobb 角≥40°时支具疗效不佳。手术治疗方面，主流观点认为适用于 10~12 岁以上的胸腰段后凸患者；但也有观点认为患者在 4~8 岁出现保守治疗失败时应尽早进行手术干预。Cobb 角＜30°时，若出现神经系统症状，可采用椎管减压内固定植骨融合术；当胸腰段后凸畸形持续存在且 Cobb 角≥30°时，建议行胸腰段后凸矫形术，无论是否合并神经系统症状。Cobb 角≥40°时可采用截骨矫形。

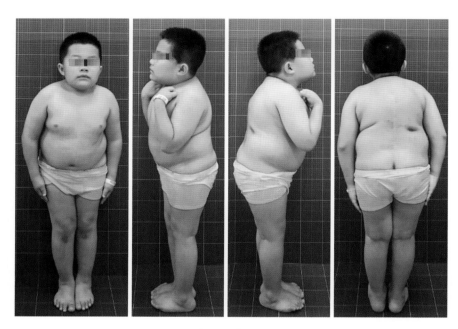

图12-3-12　软骨发育不全患者大体照

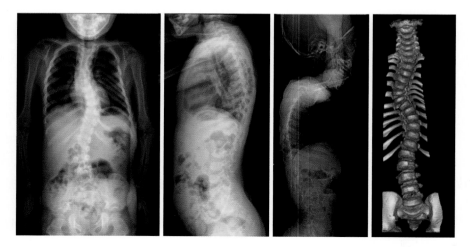

图12-3-13　软骨发育不全合并脊柱侧凸 X 线片及三维 CT 重建影像。患者男性，4 岁，脊柱侧凸合并巨颅、漏斗胸，诊断为软骨发育不全脊柱侧凸

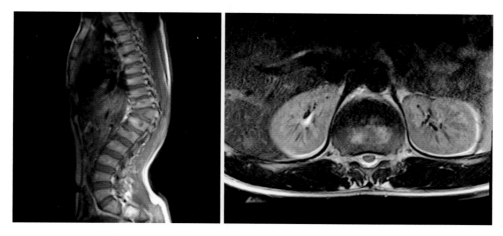

图12-3-14　软骨发育不全合并脊柱畸形脊柱 MRI 示胸腰段脊柱后凸及椎管狭窄

七、休门氏病伴脊柱后凸

（一）病因

休门氏病病因不明，该病在 1920 年由丹麦的 Scheuermann 第一次报道。Scheuermann 最早认为是因为椎体骺环血管的坏死使椎体生长发育停止，从而导致前部椎体发生楔形改变。Schmorl 则认为病因是椎体软骨终板存在先天性的薄弱，导致椎间盘突出到终板进而对其产生持续性的损伤，最终导致生长的停止和后凸畸形。此外，对休门氏病的家系研究认为，该病为常染色体不完全显性并拥有多种表型。其他病因假说还有：力学异常、维生素 A 缺乏、高强度体力劳动、脊髓灰质炎、肿瘤、软骨骺炎、生长激素过度释放、长时间坐立、骨软骨病、青少年骨质疏松等。

（二）临床表现

休门氏病常表现为脊柱的后凸畸形，可分布于胸椎、胸腰段以及腰椎，其中以胸椎最为常见，可伴有腰背疼痛，神经系统异常较为少见。目前临床上多采用 Sorensen 在 1964 年提出的定量诊断：至少 3 个相邻椎体的楔形变均大于 5°。尚有其他的一些标准，如：胸段后凸，椎间隙狭窄，终板不规则，至少有一个楔形变的椎体；后凸角度大于 45°，2 个或以上的楔形变椎体；特征性的影像学发现（Schmorl 结节、终板不规则、椎体的楔形变、后凸畸形）等（图 12-3-15、图 12-3-16）。

（三）分型

休门氏病除了常见的发生于胸椎或胸腰椎外，还存在腰椎休门氏病，有人称之为Ⅱ型休门氏病，该病通常发生于运动量大的男性青少年或经常负重的人。

（四）治疗原则

非手术治疗主要包括随访观察、支具、石膏、运动和理疗等。对于畸形轻、尚未达到骨性成熟的患者，应每 6 个月进行定期规律复查以观察畸形的进展情况。对畸形度数在 55°~70°、骨骼尚未发育成熟的患者可以应用石膏或者支具治疗。畸形小于 60° 的青少年患者应接受物理疗法或者运动锻炼治疗，并进行规律的影像学复查直至骨性成熟。

休门氏病的手术适应证存在争议。一般来说，休门氏病的手术适应证包括：未达到骨性成熟、严重且进行性发展的胸椎后凸（＞75°~80°）；石膏或者支具治疗后畸形继续进展；严重胸腰段后凸（＞50°~55°）伴腰背疼痛，保守治疗效果不佳；存在畸形所致的神经功能损害；外科医生、患者和家属认为畸形外观不可接受。矫形手术可通过分期或者一期前路松解、后路矫形内固定植骨融合术来进行。严重畸形可采用后路经椎弓根截骨或者全脊椎切除术。

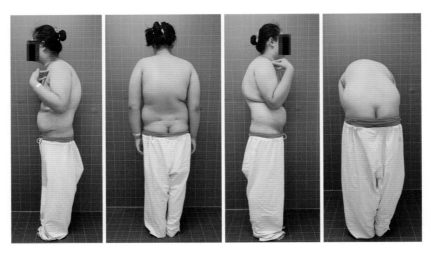

图12-3-15　休门氏病伴脊柱后凸大体照片

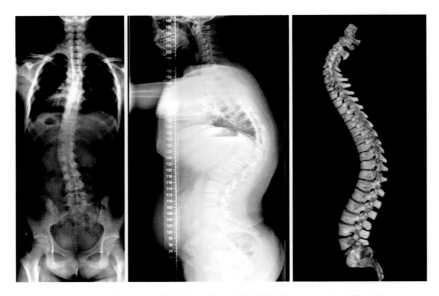

图12-3-16　休门氏病伴脊柱后凸患者影像学检查，可见椎体楔形变

八、脊柱滑脱

脊柱椎体滑脱（spondylolisthesis）是指患者脊柱上方椎体相对下方椎体向前滑移。

（一）病因

由于人体脊柱存在自然的腰椎前凸，所以骶骨上终板为一斜面。在正常情况下，椎体后方骨性结构、后方韧带以及椎间盘共同作用，阻止骶骨上终板斜面向前滑移。体操运动员等反复进行腰椎过度伸展、旋转运动的人群中的高发病率提示机械应力是该病发病机制中的重要因素。现有研究还提示了腰椎前凸、不平衡剪切力、强迫性旋转、屈曲负荷过重以及遗传因素与脊柱滑脱的相关性。

（二）临床表现

活动时、久坐或久站时出现疼痛为本病的主要症状，疼痛可放射至臀部及大腿后、外侧。轻度滑脱（滑脱距离小于滑脱椎体长度的50%）患者的步态和姿势一般无异常，但疼痛和肌肉痉挛可引起腰椎活动性下降甚至丧失。重度滑脱（滑脱距离大于滑脱椎体长度的50%）患者可出现肌无力、麻木、步态障碍以及大小便功能障碍等马尾受压症状。进行体格检查时，滑脱部位可存在局部压痛并可在滑脱水平的棘突之间触及"台阶感"。

站立位腰椎X线片可显示腰椎序列和滑脱程

度，存在峡部裂的患者则可在左右斜位平片中出现"狗带项圈征"。CT 矢状面重建有助于发现先天性发育异常。对于有神经系统症状的患者，均需进行 MRI 检查以显示可能存在的神经压迫。SPECT 可用于区分慢性峡部裂和新鲜的活动性病变。

（三）分型

根据头侧椎体相对于尾侧椎体向前移位的程度，Meyerding 分类将脊柱滑脱分为五级：Ⅰ级指头侧椎体 0~25% 的前移；Ⅱ级 25%~50% 的前移；Ⅲ级 50%~75% 的前移；Ⅳ级 75%~100% 的前移；Ⅴ级指头侧椎体的脱垂。

（四）治疗原则

对处于快速生长期前或快速生长期的患儿须定期进行检查直至快速生长期结束，可根据初次滑脱的程度和患儿年龄选择每 6~12 个月拍摄一次腰椎侧位片。对于轻度脊柱滑脱患者主要采用减少体育活动程度、加强腹部及背部肌肉等非手术治疗措施。对于严重滑脱患者，则无论患者有无明显症状均建议进行手术治疗防止病情进展，手术决策应综合考量患者的个人情况及医生经验做出（图 12-3-17、图 12-3-18）。

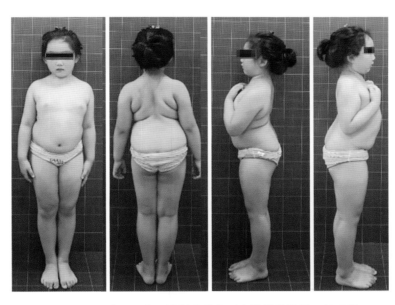

图12-3-17　女，6岁，诊断为发育不良性脊柱滑脱，外观照

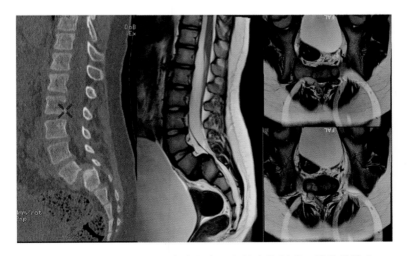

图12-3-18　女，6岁，诊断为发育不良性脊柱滑脱，影像学检查

（庄乾宇　仉建国　彭　越　白卓松）

第四节　脊髓畸形

一、脊髓空洞症

脊髓空洞症（syringomyelia）是脊髓的一种慢性、进行性病变。其特点是脊髓内形成囊肿样改变。

（一）病因

目前对脊髓空洞症形成的原因和确切发病机制仍不明确，针对不同的类型有不同的假说。

（二）临床表现

脊髓内形成囊肿样改变后，随时间由内向外不断扩大，压迫并损伤脊髓神经组织。导致四肢力量逐渐减弱，背部、肩部、手臂及腿部僵硬，并出现慢性疼痛；也可出现头痛、温度感觉消失、膀胱及括约肌功能丧失等表现。大部分患者呈缓慢进展，但也可能因咳嗽或者紧张等导致急性症状。MRI对于诊断脊髓空洞症具有重要价值，并可指导其分型（图12-4-1、图12-4-2）。

（三）分型

依据MRI可分为3型：Ⅰ型，交通型脊髓空洞；Ⅱ型，非交通型脊髓空洞；Ⅲ型，萎缩型脊髓空洞。

（四）治疗原则

对于偶然发现的无症状的脊髓空洞症是否手术目前没有定论，但一旦出现症状，建议早期手术。

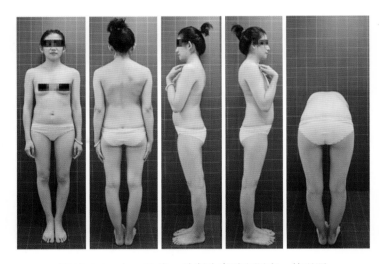

图12-4-1　女，30岁，诊断为脊髓空洞症，外观照

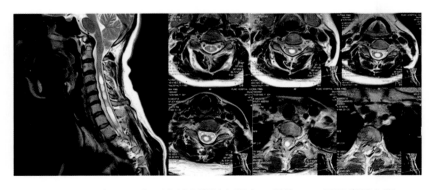

图12-4-2　女，30岁，诊断为脊髓空洞症，颈椎MRI可见脊髓空洞

二、脊髓纵裂畸形

脊髓纵裂畸形（split cord malformation，SCM）是脊髓先天性发育异常的一种，用来描述各种原因导致的双脊髓，目前国内外大多数学者用此命名。

（一）病因

脊髓纵裂的发病机制至今尚未明确。有几种胚胎学相关的假说：异常神经管、双脊髓、异常神经原肠管等。

（二）临床表现

脊髓纵裂畸形的病变部位多发于下胸段和腰段。多数病例至少合并一个引起脊髓拴系的相关疾患（如终丝增粗、脊髓或脊膜膨出、脊髓低位、皮毛窦、硬膜下蛛网膜囊肿、终丝脂肪瘤）。脊髓纵裂在儿童和成年患者中的神经损伤表现不同，儿童多为行走不稳、摇摆和双下肢无力以及脊柱侧凸、腰背部有皮肤特征性的改变；而成人则表现为疼痛、患肢长期无力等。

CT 及 MRI 对于诊断具有重要价值，MRI 为首选检查方法（图 12-4-3、图 12-4-4）。

（三）分型

根据 Pang 的分类，本病可分为 3 个类型。Ⅰ型：两个半侧脊髓，均有自己独立的硬脊膜管，中间被骨性或软骨中隔所分隔；Ⅱ型：两个半侧脊髓，拥有 1 个共同的硬脊膜管，但被 1 个纤维性中隔所分开；Ⅲ型：复合型，脊髓纵裂畸形有两处以上，同一个患者合并不同类型的脊髓纵裂。

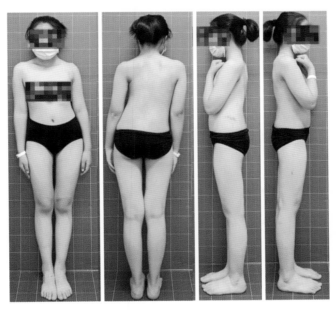

图12-4-3　女，14 岁，诊断为脊柱侧凸合并脊髓纵裂畸形，外观照

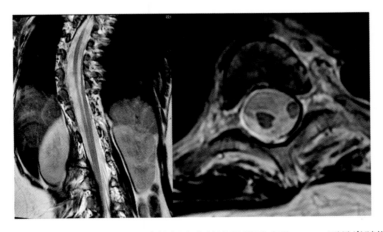

图12-4-4　女，14 岁，诊断为脊柱侧凸合并脊髓纵裂畸形，MRI 可见脊髓纵裂

（四）治疗原则

手术治疗是当前唯一有效的方法。但是手术不能使已发生的神经功能损伤改善，仅能阻止原来的神经功能缺失加重，防止产生新的症状。

三、脊髓脊膜膨出

脊髓脊膜膨出（myelomeningocele，MMC）是一种先天性神经系统发育畸形，是新生儿致残和致死的重要原因之一。

（一）病因

脊髓脊膜膨出主要由于胚胎发育过程中神经管缺陷造成，主要在孕18~21周神经管闭合折叠时发生。大多数学者认为是多因素参与发病，包括从环境到遗传等各种病原学假说，但主要集中在基因-环境相互作用方面。

（二）临床表现

临床表现最突出的是婴儿出生时背部中线的局部囊性肿物，多伴有囊基底部周围皮肤多毛（图12-4-5）。腰骶部膨出的脊膜和脊髓构成脊髓拴系，可随年龄与身高的增长因脊髓脊神经牵拉缺血缺氧而导致严重的神经损害症状，远远多于颈胸部病变。这些症状包括大小便障碍、双下肢及会阴部感觉及运动障碍、肌肉萎缩、下肢不等长、脊柱侧弯及足内翻、足外翻畸形等。

（三）治疗原则

国内外学者主张多学科综合干预治疗；在显微镜下同时行椎管扩大探查、脊髓脊神经松解和脊膜修补术，但是手术时机的选择争议较大，大部分学者认为宜早手术，手术年龄越小术后效果越好。

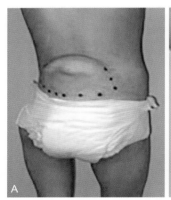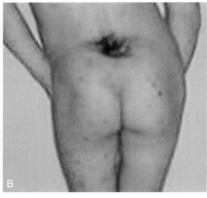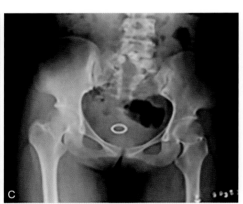

图12-4-5　脊髓脊膜膨出临床表现。A.腰骶部隆起；B.腰骶部毛发；C.X线片示腰椎椎板闭合不全

四、脊髓拴系综合征

脊髓拴系综合征（tethered cord syndrome，TCS），为先天性或后天获得性脊柱、椎管、脊髓异常，终丝变异、变短、增粗、紧张而使脊髓圆锥受到牵拉，处于低位，而出现一系列神经功能障碍的症候群。

（一）病因

引起脊髓拴系综合征的原因较多。先天性致病因素最常见，如终丝发育异常、变短、增粗、紧张；脊柱畸形；椎管闭合不全；脊髓纵裂；椎管内畸胎瘤、脂肪瘤等引起，称为原发性脊髓拴系。后天因

素，多见于脊髓脊膜膨出修补术或其他椎管内手术后，手术区出现脊髓与硬脊膜粘连或瘢痕形成所致，称为继发性脊髓拴系。

（二）临床表现

由于脊髓拴系综合征的病因、病理变化和牵拉程度不同，所出现神经损伤症状的年龄、症状的轻重差别很大。其主要临床表现如下：①腰骶正中皮肤异常，如有软组织包块、丛毛、皮肤下陷或色素斑等，但约半数皮肤是正常的；②下肢畸形、感觉及运动障碍：如有下肢短缩，肌萎缩、肌无力甚至瘫痪，足发育落后、马蹄内翻足畸形，或鞍区、足

皮肤感觉减退、负重区溃疡等（图12-4-6）；③括约肌功能障碍：如有扩张性大膀胱、滴流性尿失禁，痉挛性小膀胱、压力性尿失禁或有遗尿症，大便失禁等。

X线片检查，脊柱多有畸形；CT检查能帮助判断脊髓拴系综合征是否合并有骨性脊髓纵裂、是否为脂肪性异常增粗的终丝；MRI检查不仅可显示有无脊髓病变，而且能明确脊髓圆锥最低位置和终丝的走向、形态及其与椎管内其他组织的关系。

（三）分型

可分为原发型和继发型。

（四）治疗原则

脊髓拴系松解术是治疗TCS的主要方法。

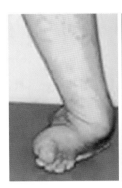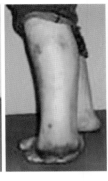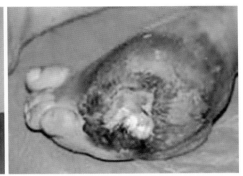

图12-4-6　马蹄内翻足伴足部负重区溃疡

（庄乾宇　仉建国　彭　越　白卓松　秦泗河）

第五节　先天性颈椎过度后伸畸形

秦泗河团队诊疗一例先天性颈椎过度后伸畸形病例，应该归类于颈椎发育畸形范畴，由于未见文献报道，故作为一个新病种介绍。

（一）病因

病因不明。

（二）临床表现

出生后即可发现婴儿头后仰角度大，颈部前屈度较正常婴儿小，随着生长发育颈部反屈畸形加重，成年后基本固定。由于脖颈极度后仰，脸面无法看到脚下以前的地面，严重影响外观、行走、日常生活及学习工作。

查体：颈部极度反屈，枕骨基本上贴在后颈部，导致脸面朝上，无法看到足下及前部的地面，故行走迈步时异常小心。颈部有微小的旋转活动，被动推拉头后部略微有屈颈活动，但不能主动屈曲。颈背部软组织僵硬。患者无家族史，身体其他部位无畸形（图12-5-1）。

X线片检查：侧位片颈椎反屈角77°，寰椎-枢椎关节之间有缝隙，其他颈椎棘突之间没有间隙，证明枢椎以下的颈椎棘突在发育过程中就存在反屈位固定。

（三）治疗原则

矫形原则，秦泗河采用特制头-颈-胸推拉矫形器，以枕骨作为持续推拉的着力点，推拉34天后反屈的颈椎获得了矫正反屈畸形30°的效果。

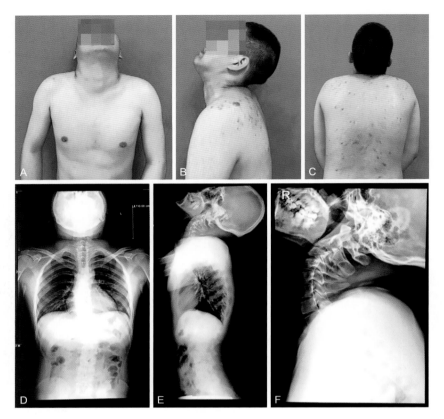

图12-5-1 先天性颈椎过度后伸畸形。A.颈椎正面观可见颈部过度后伸；B 颈部侧面观；C.颈部后面观；D.脊柱全长正位片；E.脊柱全长侧位片；F.颈椎侧位片

（秦泗河 石 磊 赵 俊）

第六节 强直性脊柱炎伴极重度脊柱后凸（折叠人）畸形

强直性脊柱炎（ankylosing spondylitis，AS）是一种累及骨与韧带的慢性非特异性炎症性疾病，常由骶髂关节开始，向上逐步累及脊柱、韧带及椎间关节，最终引起脊柱强直性改变。

（一）病因

除了骶髂关节及腰背疼痛，随着 AS 的进展，胸腰椎将出现进行性的后凸畸形。部分晚期 AS 患者常合并重度僵硬性胸腰椎后凸畸形（Cobb 角＞100°），导致脊柱矢状面失衡、外观畸形、双眼不能平视，影响患者平躺、行走、站、坐等日常生活及心理健康，更有极少数患者脊柱与骨盆、下肢折叠在一起，导致胸腹腔内脏器受压，影响患者心、肺和消化功能。

（二）临床表现

患者主要表现为胸腰段显著后凸畸形，躯干与下肢折叠，头部部埋于双膝之间活动，全脊柱及全身各大关节（髋关节、膝关节、肩关节）活动受限（图 12-6-1）。

（三）治疗原则

三平一正一改善：肩平、背平、髋平，血气正常，肺功能改善（图 12-6-2）。外科治疗决策：多学科合作；分期矫形。

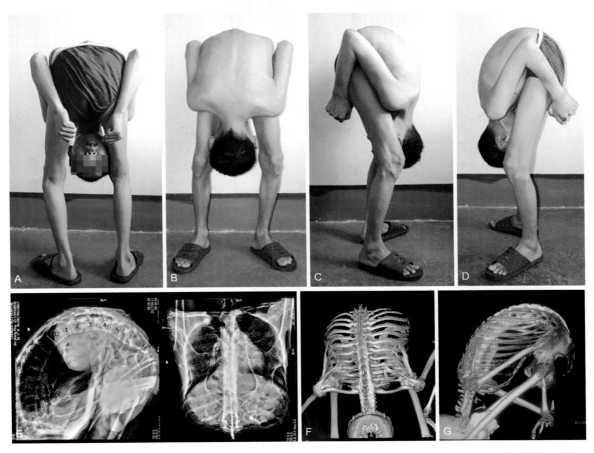

图12-6-1 强直性脊柱炎伴极重度脊柱后凸畸形（术前）；A.站立位后面观；B 站立位前面观；C、D.站立位侧面观；E.脊柱全长正、侧位片；F、G.脊柱全长三维重建片

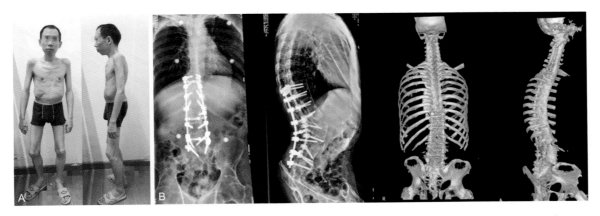

图12-6-2 患者术后情况。A.术后站立正、侧面全身照；B.术后脊柱全长正、侧位X线片及三维重建片

（梁益建）

第七节　极重度脊柱侧弯后凸畸形

（一）病因

主要原因是脊柱畸形早期阶段，未能实施合理的预防措施与矫形治疗，致使畸形自然发展至成年阶段。

（二）临床表现

后背部不平，脊柱明显后凸畸形，伴胸廓畸形，明显肺功能受损（图 12-7-1）。

（三）治疗目标

三平一正一改善：肩平、背平、髋平，血气正常，肺功能改善。外科治疗决策：多学科合作；分期矫形。

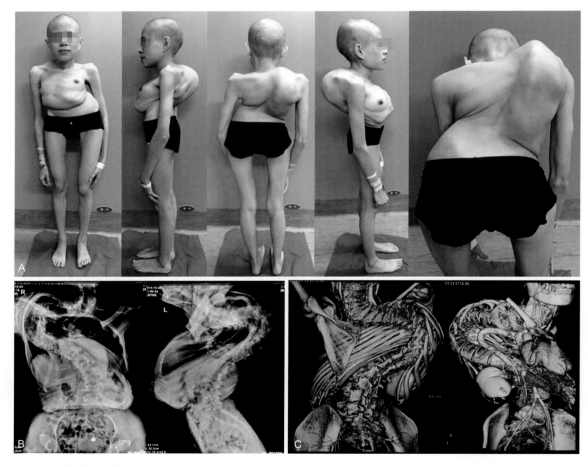

图12-7-1　A.站立位前后及侧面全长观：双眼平视，右肩较左肩稍高，胸背部检查见脊柱呈右后凸起改变，伴严重剃刀背畸形，左侧髂嵴较右侧稍高；胸腰段脊柱明显活动受限；B、C.脊柱全长正、侧位 X 线片及三维重建片，脊柱重度侧弯后凸畸形

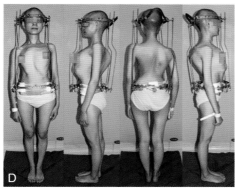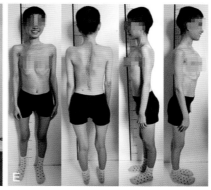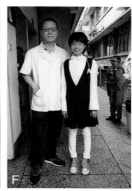

图12-7-1（续） D.行头-盆环外固定牵引后站立全身照；E.患者术后外观照，基本达到三平一正的目标，效果满意；F.患者术后与术者合影留念，身心俱佳

（梁益建）

参考文献

[1] Goel A. Treatment of basilar invagination by atlantoaxial joint distraction and direct lateral mass fixation [J]. J Neurosurg-Spine, 2004, 1(3): 281-286.

[2] Fielding JW, Hensinger RN, Hawkins RJ. Os Odontoideum [J]. Journal of Bone and Joint Surgery-American Volume, 1980, 62(3): 376-383.

[3] Do TT. Congenital muscular torticollis: current concepts and review of treatment [J]. Current Opinion in Pediatrics, 2006, 18(1): 26-29.

[4] Han K, Lu C, Li J, et al. Surgical treatment of cervical kyphosis [J]. European Spine Journal, 2011, 20(4): 523-536.

[5] Zhang YB, Zhang JG. Treatment of early-onset scoliosis: techniques, indications, and complications[J]. Chin Med J (Engl). 2020; 133(3): 351-357.

[6] Zhuang Q, Qiu G, Li Q, et al. Modified PUMC classification for adolescent idiopathic scoliosis [J]. Spine Journal, 2019, 19(9): 1518-1528.

[7] Granata C, Merlini L, Magni E, et al. Spinal muscular atrophy: Natural history and orthopaedic treatment of scoliosis[J]. Spine (Phila Pa1976), 1989, 14(7): 760-762.

[8] Ferner RE. Neurofibromatosis 1 and neurofibromatosis 2: a twenty first century perspective [J]. Lancet Neurol, 2007, 6(4): 340-351.

[9] Loeys B L, Dietz H C, Braverman A C, et al. The revised Ghent nosology for the Marfan syndrome[J]. Journal of Medical Genetics, 2010, 47(7): 476-485.

[10] Misra SN, Morgan HW. Thoracolumbar spinal deformity in achondroplasia[J]. Neurosurg Focus, 2003, 14(1): e4.

[11] Geck MJ, Macagno A, Ponte A, et al. The Ponte procedure-Posterior only treatment of Scheuermann's kyphosis using segmental posterior shortening and pedicle screw instrumentation [J]. Journal of Spinal Disorders & Techniques, 2007, 20(8): 586-593.

[12] Crostelli M. Ais and spondylolisthesis [J]. 2013, 22(2 Supplement): 172-184.

[13] Giner J, Perez Lopez C, Hernandez B, et al. Update on the pathophysiology and management of syringomyelia unrelated to Chiari malformation[J]. Neurologia, 2019, 34(5): 318-25.

[14] Cavalheiro S, da Costa MDS, Moron AF, et al. Comparison of prenatal and postnatal management of patients with myelomeningocele[J]. Neurosurg Clin N Am, 2017, 28(3): 439-448.

[15] Tuite GF, Thompson DNP, Austin PF, et al. Evaluation and management of tethered cord syndrome in occult spinal dysraphism: Recommendations from the international children's continence society[J]. Neurourol Urodyn, 2018, 37(3): 890-903.

第十三章 先天性与基因异常相关上肢-手畸形

第一节 先天性相关上肢畸形

一、先天性高肩胛症

先天性高肩胛症是一种肩胛带畸形，其特征是肩胛骨的下降异常、位置和解剖结构改变。因 1891 年 Sprengel 最先报道，又称 Sprengel 畸形。

（一）病因

病因不明，可能与遗传因素、孕期宫内压力过高、肌肉缺损、肩胛骨和椎体间的异常关节有关。

（二）临床表现

表现为患肩增高，呈耸肩短颈外形，患侧肩胛带肌肉萎缩，肩胛骨小，下角升高，纵径短，横径宽，肩关节外展、上举受限，大龄患者常合并脊柱及胸廓畸形。

X 线表现肩胛骨发育较小，正位片形状似方形或三角形，位置升高，可见肩胛骨与脊柱骨桥，或胸颈椎和肋骨的畸形（图 13-1-1）。

（三）治疗原则

畸形不重，不影响功能者，可保守、行功能锻炼。畸形严重，功能障碍明显时，可行肌肉松解，骨桥切除，肩胛骨部分切除、下移等手术治疗。

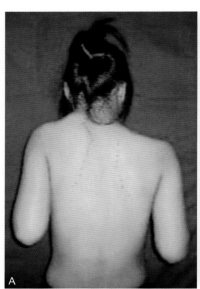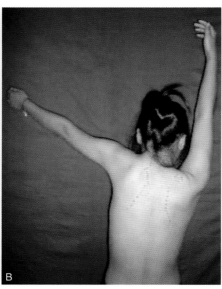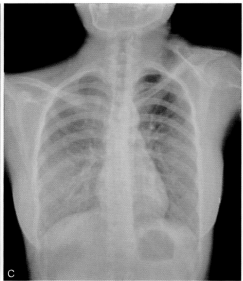

图13-1-1　先天性高肩胛症。A.患肩增高；B.肩关节外展上举功能受限；C.X线片表现左侧肩胛骨升高

二、先天性巨指（肢）

广义的先天性巨指（肢）指不同病因所致的先天性肢体过度生长，包括真性巨指（脂肪营养异常性巨指）、肌源性肥大综合征、神经纤维瘤病等，以及综合征性巨指（如海神综合征等）和先天性肿瘤疾患等。本畸形可严重影响手和肢体的外观及功能，给患者和家属造成极大的心理压力。

（一）病因

目前认为真性巨指（脂肪营养异常性巨指）和肌源性肥大综合征等属于 PIK3CA 相关性过度生长疾病（PIK3CA-related overgrowth spectrum，PROS），是体细胞 PIK3CA 基因嵌合突变的结果。其他与基因突变有关的先天性巨指/肢如神经纤维瘤病 1 型（NF1 突变）、海神综合征（AKT1 突变）等。

（二）临床表现及分型

巨指/肢的病因很多，但从形态学表现和手术治疗的角度看，可根据增生肥大组织类别进行分型（图 13-1-2~图 13-1-15）：①脂肪组织增生型；②神经脂肪组织浸溶型；③肌肉组织型；④脉管组织型；⑤骨关节肥大型；⑥肿瘤组织型；⑦其他类型。实际上，临床所见肢体肥大往往是由多种组织同时增生造成。除部分可以发现有明确的病因以外，多数巨指（肢）的病因学分类目前尚需大量研究工作来确认。

（三）治疗原则

需根据不同的临床表现来选择手术方式，但手术仅能一定程度地改善患手的外观及功能，且随患儿生长发育，畸形进展，可能需要多次手术。对于功能极差且外形又不佳者，可考虑截指。

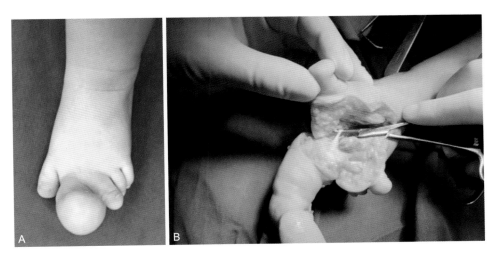

图13-1-2　A.左足第一至第三趾巨趾，尤其第二趾严重肥大，手术探查是可见；B.大量脂肪组织增生，但趾神经基本正常

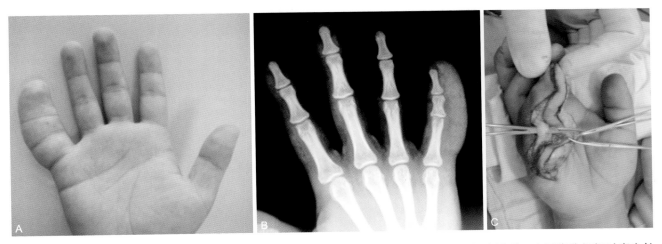

图13-1-3　A.右小指巨指；B.X 线片可见软组织阴影，骨关节结构未见肥大；C.手术中探查见到：皮下脂肪组织过度生长、尺侧指固有神经脂肪浸润增粗

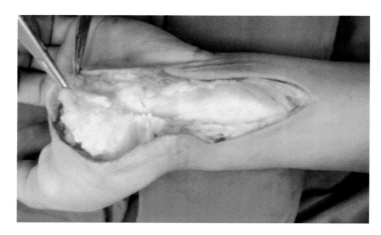

图13-1-4　左拇指、示指巨指，示指已截除，再次手术探查可见：正中神经大范围脂肪组织浸润，大鱼际部位皮下脂肪组织过度增生

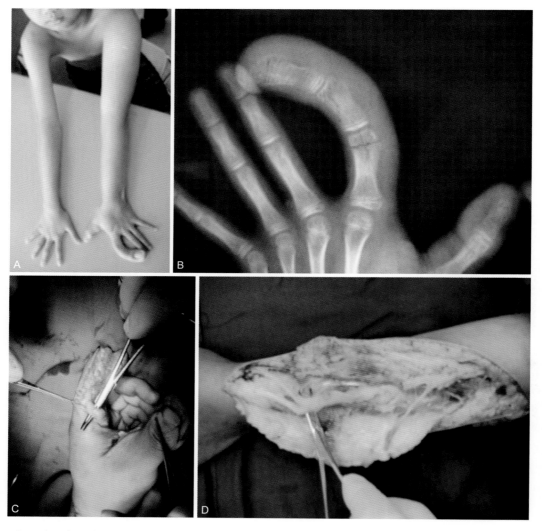

图13-1-5　A.左上肢巨肢，手指波及拇指、示指，B.X线片显示示指指骨肥大，指间关节偏斜，C.手术术中探查可见除局部脂肪组织过度增生外，指神经脂肪浸润，D.同时探查前臂桡神经感觉支局部性脂肪浸润

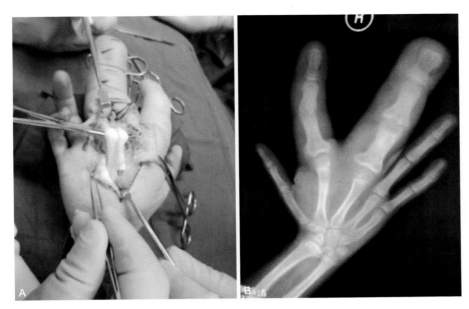

图13-1-6　A.右手示、中指巨指，手术探查发现除皮下脂肪组织过度增生外，指屈肌腱也增粗，B.X线片显示掌指骨粗大，尤以指骨明显粗大变形

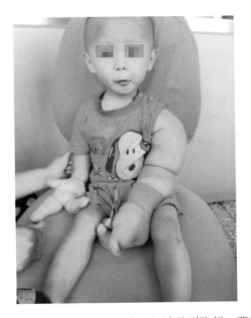

图13-1-7　双侧上肢巨肢，肥大组织波及到胸部，严重影响患儿肢体功能及外形，此例病因尚不清

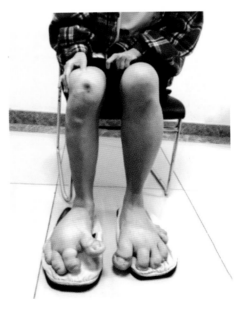

图13-1-8　双足巨趾，伴有双侧下肢血管畸形，该例为Klippel-Trenaunay 综合征

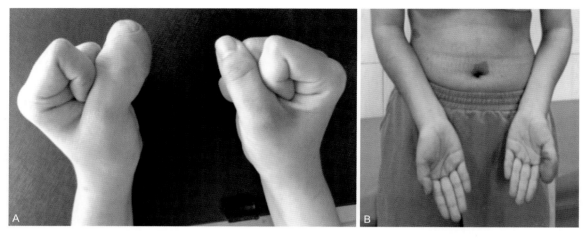

图13-1-9　A.左侧拇指肥大（伴有色素沉着）；B.躯干、腹部可见牛奶咖啡斑及色素雀斑，该例为神经纤维瘤病 I 型（NF1）

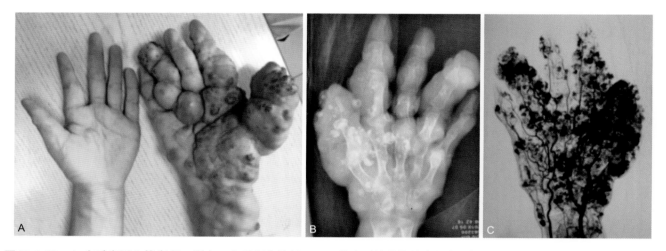

图13-1-10　A.右手广泛血管病变、肥大，左手病变较轻；B.X线片可见掌指骨多发内生软骨瘤及静脉石阴影；C.血管造影发现广泛弥漫的静脉畸形，该例为 Maffucci 综合征

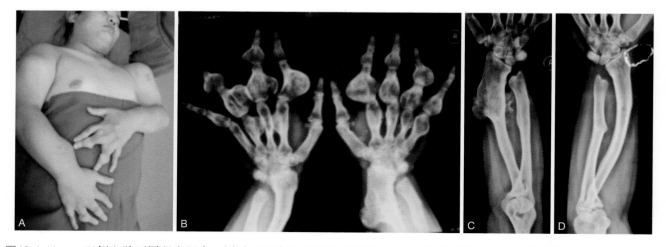

图13-1-11　A.双侧上肢不同程度肥大，同时可见多发局限性肿物隆起；B.X线片可见双手、双桡尺骨多发内生软骨瘤；C、D.肿瘤同时波及上臂，该例为 Ollier 病（多发内生软骨瘤病）

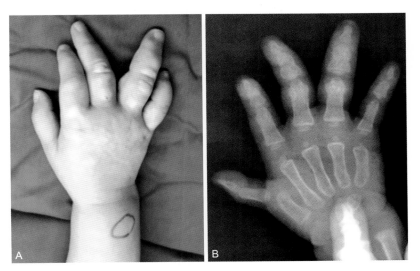

图13-1-12　A.右手巨指，示指至环指及手背可见脑沟回样损害；B.X线片可见指骨肥大、变形，该例为 Proteus 综合征（海神综合征）

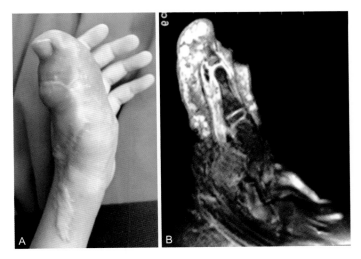

图13-1-13　A.左拇指肥大，肤色发紫；B.MRI 显示大量血流信号，该例病理检查证实为血管瘤

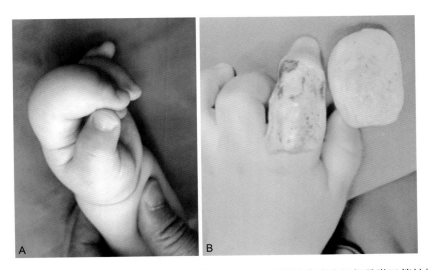

图13-1-14　A.左示指肥大，背侧肥大明显；B.手术切除指背肥大组织，可见致密脂肪组织及淋巴管结构，同时发现淋巴管内淡黄色透明液体流出，该例为血管淋巴瘤

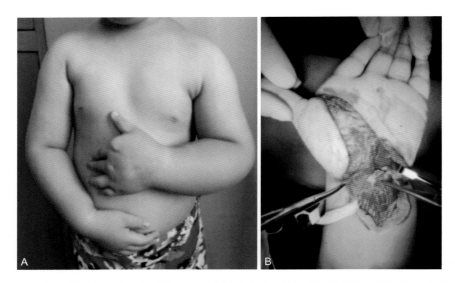

图13-1-15　A.左上肢肥大，手畸形严重；B.手术探查发现大量增生肌肉组织，该例为肌肉肥大综合征

三、先天性裂手畸形

裂手畸形（cleft hand）又称为分裂手畸形，是手部中央纵列形成障碍所致畸形。典型裂手畸形表现为手部中央"V"形深裂，可累及双手及双足，合并前臂或小腿的严重畸形。非典型裂手实际上是短指并指的一种特殊类型，本节不予讨论。

（一）病因

先天性裂手可以是遗传性和散发性的；可以是单发的，或是其他畸形或综合征临床表型的一部分，例如 Carpanter 综合征、缺指外胚层综合征等。目前根据潜在的遗传机制，裂手/足畸形可分为 7 个亚型，对应不同的致病突变，涉及的基因包括 *DLX5*、*TP63*、*WNT10B* 等。

（二）临床表现及分型

典型的裂手表现为手部中央深裂，双手表现通常不对称，深裂两侧手指常增粗，向中央偏斜或旋转，可伴并指、多指、指骨融合、赘生横行骨（交叉骨）、屈曲指畸形、Delta 骨等（图 13-1-16）。

Manske 及 Halikis 根据外科手术的需要将裂手畸形分为五型（1995），这是目前临床较常应用的分型。Ⅰ型：指蹼正常型（图 13-1-17）。Ⅱ型：指蹼狭窄型，可进一步分为ⅡA型（图 13-1-18）：拇指蹼轻度狭窄；ⅡB型：拇指蹼严重狭窄（图 13-1-19）。Ⅲ型：指蹼并指型，拇示指轴列并指，拇指蹼消失（图 13-1-20）。Ⅳ型：指蹼融合型，示指轴列发育受抑制，拇指蹼与手裂部分合并（图 13-1-21）。Ⅴ型：拇指缺如型，拇指发育受抑制，尺侧列仍存在，拇指蹼缺如（图 13-1-22）。

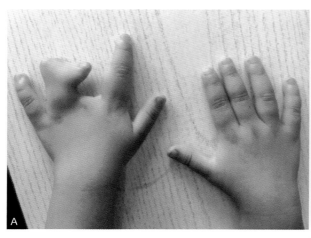
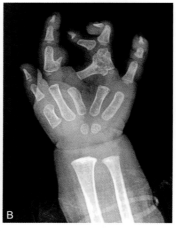

图13-1-16　A.右手裂手畸形，除了手部中央裂；B.X线片可见骨性并指、横行指骨

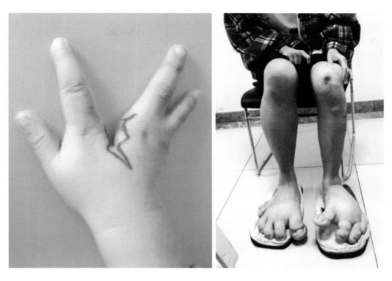

图13-1-17　右手分裂手Ⅰ型：拇指指蹼正常

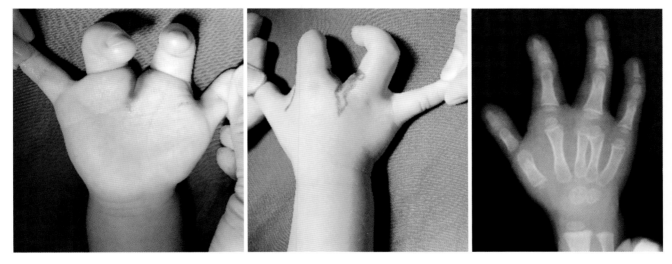

图13-1-18　右手分裂手ⅡA型：拇指蹼轻度狭窄

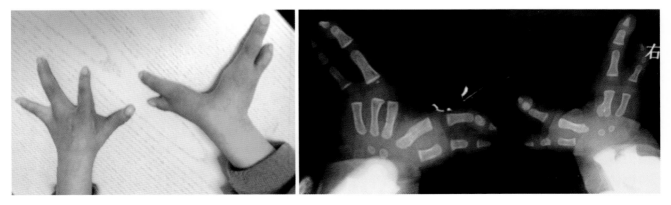

图13-1-19　双手分裂手，右手为ⅡB型：拇指蹼严重狭窄；左手为Ⅲ型指蹼融合型并指分指术后，X线片示左手术前拇示指并指

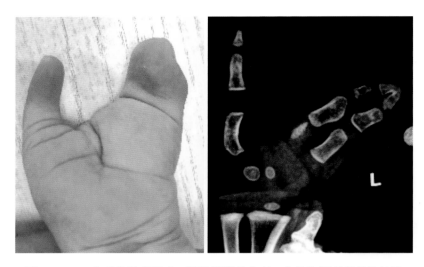

图13-1-20　左手分裂手Ⅲ型：拇指指蹼融合型，合并桡侧手指骨性并指

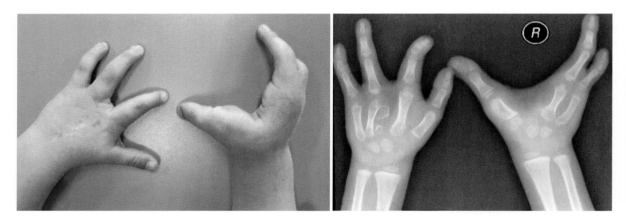

图13-1-21　左手为指蹼正常型，右手为Ⅳ型：指蹼融合型

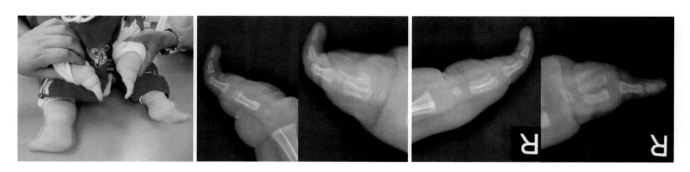

图13-1-22　双手均为Ⅴ型：拇指缺如型，小指仍存在

（三）治疗原则

手术的目的包括消除手部深裂以改善外形，改善虎口狭窄和屈曲指畸形，改善手指的旋转畸形等。裂手的手术治疗对外观的改善通常更加显著，可能会牺牲部分手部功能，因此若患儿年龄大，裂手功能尚好，可以建议不行手术治疗。

四、先天性累及手部的关节挛缩

先天性手部关节挛缩是一类表现为指腕关节强直、活动受限的先天性疾病，多表现为屈曲挛缩，累及多个关节可称为多发关节挛缩。临床较常见疾病类型包括单发的屈曲指畸形、扣拇畸形、先天性多发关节挛缩症、远端关节挛缩等。一些先天中枢或周围神经系统异常患儿也可有关节挛缩的表现。

（一）病因

目前超过300种先天性疾病可表现为手部关节挛缩，病因多样，包括遗传因素和环境因素。环境因素包括胎儿拥挤和压缩，如多胎或因肾发育不全及早期持续性羊水溢漏造成的羊水过少等，直接导致胎儿关节活动受限。

先天性多发关节挛缩症目前病因不清，可能是先天神经源性或肌源性病变所致，未发现具有遗传性；远端关节挛缩是一组与基因突变相关的多发关节挛缩，具有遗传性。

（二）临床表现

手部关节挛缩的临床表现通常与挛缩累及结构及病程长短有关，受累结构可包括皮肤、皮下组织、关节囊韧带、肌腱、肌肉、骨关节及神经血管束等。病程长且未经干预者，随患者的生长发育，挛缩畸形程度也可能进一步加重。

1. 屈曲指畸形多累及双侧小指，表现为近指间关节的屈曲挛缩（图13-1-23）。

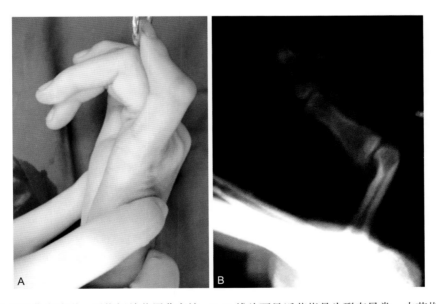

图13-1-23　A.左小指屈曲指畸形，近指间关节屈曲挛缩；B.X线片可见近节指骨头形态异常，中节指骨有掌侧脱位趋势

2. 扣拇畸形（图13-1-24）根据解剖特点和畸形严重程度可分为3型。Ⅰ型最轻，表现为拇短伸肌发育不良或缺如，拇指指间关节及腕掌关节活动通常无明显受限。Ⅱ型表现为拇指掌指关节和腕掌关节活动受限，但指间关节活动无明显受限。Ⅲ型则在Ⅱ型基础上，还存在指间关节的活动受限。

被动伸直掌指关节及外展拇指受限，指间关节被动伸直无明显受限，为Ⅱ型。

3. 多发关节挛缩患儿通常肢体瘦小，肌容量不足，皮肤纹异常。典型的多发关节挛缩表现为塌肩，肩关节内旋内收，肘关节伸直挛缩，前臂旋前，腕关节、指关节屈曲挛缩，拇指内收，下肢常同时并发关节挛缩（图13-1-25~图13-1-28）。

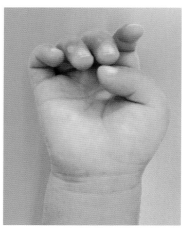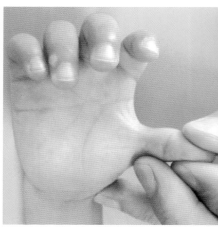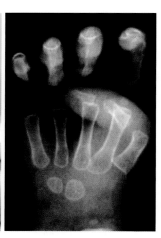

图13-1-24 扣拇畸形。静息态可见拇指掌指关节屈曲，提示拇短伸肌发育不良或缺如

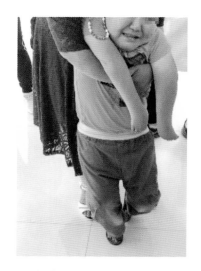

图13-1-25 较典型的多发关节挛缩上肢表现：肩关节内旋内收，肘关节伸直挛缩，前臂旋前，腕关节屈曲挛缩，同时合并下肢关节挛缩

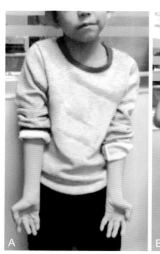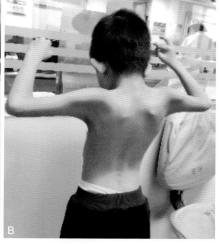

图13-1-26 A. 双侧手指关节屈曲挛缩，拇指内收；B. 背阔肌肌容量减少

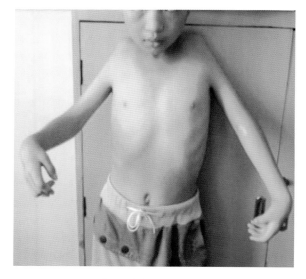

图13-1-27 双侧上肢关节挛缩，包括肩关节挛缩

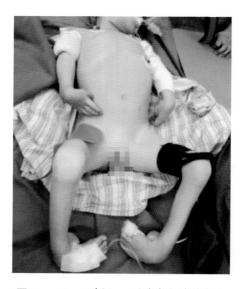

图13-1-28 双侧上、下肢多发关节挛缩

一些综合征型多发关节挛缩如 Freeman-Sheldon 综合征、Beals 综合征除了肢体关节挛缩的表现，可伴有面容及其他器官系统异常（图13-1-29~图 13-1-32）。

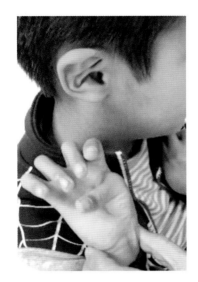

图13-1-29 手部畸形表现为细长蜘蛛指、屈曲指畸形和扣拇畸形，合并耳部畸形

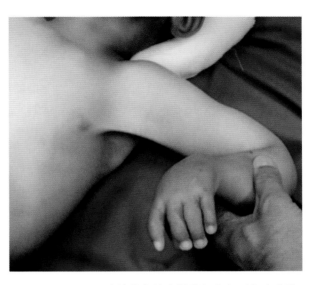

图13-1-31 左上肢关节挛缩合并胸肌发育不良及腋蹼

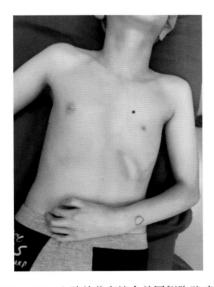

图13-1-30 上肢关节挛缩合并同侧胸壁畸形

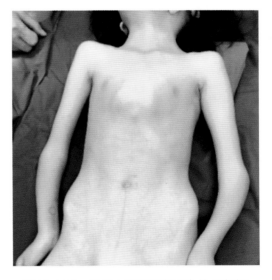

图13-1-32 双侧上肢关节挛缩合并"鸡胸"

（三）治疗原则

出生后可早期干预，包括牵拉按摩关节，应用矫形支具、系列石膏等，通常会使关节挛缩得到改善。后可根据具体畸形进行手术治疗，包括皮肤软组织松解植皮、关节囊松解，肌腱延长或移位，骨关节截骨矫正等手术。对于手部的手术治疗，术前需仔细评估抓握功能，避免手术损害原有的肢体功能。

（田 文 钟文耀）

第二节　先天性并指、多指畸形

一、先天性并指畸形

先天性并指畸形指两个或两个以上的手指的组织结构非生理性相连的病理状况，是最常见的先天性手畸形之一。

（一）病因

胚胎第 4 周时上肢肢芽的末端开始出现手指轮廓，至第 8 周完成手指分化。手指末端至近端指蹼的细胞凋亡、细胞外基质降解和手指间组织的分化是形成正常指间空间的基础，不同原因导致以上过程的发生及进行异常，都可能会诱发并指畸形，如基因突变、染色体变异等遗传因素，化学药物、病毒感染、电离辐射、异常的宫内环境、母体疾病等非遗传因素。

（二）临床表现及分型

并指畸形形态多样，一般可分为完全并指（图13-2-1）和不完全并指（图 13-2-2），软组织并指（图13-2-3）和骨性并指（图 13-2-4）。

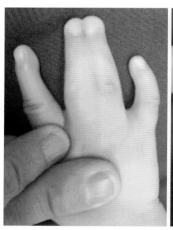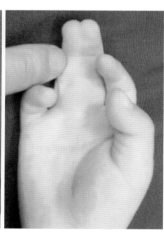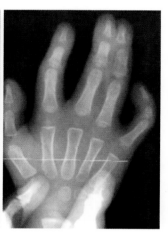

图13-2-1　完全并指

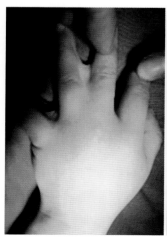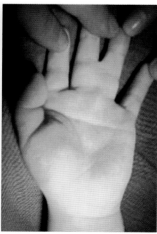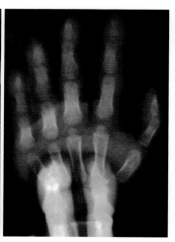

图13-2-2　不完全并指

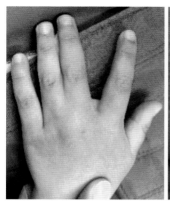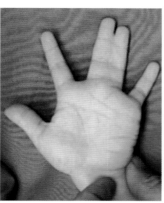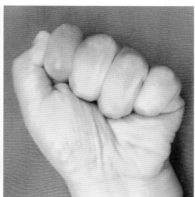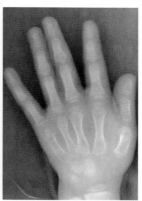

图13-2-3　软组织并指

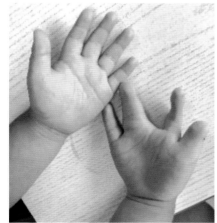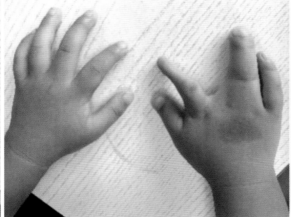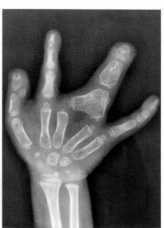

图13-2-4　右手中环指骨性并指。合并同侧拇指多拇指畸形

并指畸形可单独发生，其他手畸形中也可能存在并指畸形，如裂手并指、多指并指、纵列发育不良并指、缺指并指、巨肢症并指等（图13-2-5～图13-2-9）；也可发生在一些畸形综合征中，如 Apert 综合征、Poland 综合征、束带综合征，多发关节挛缩并指等（图 13-2-10～图 13-2-13）。

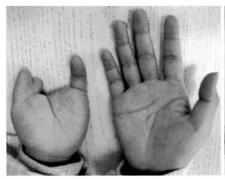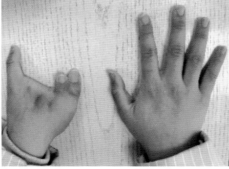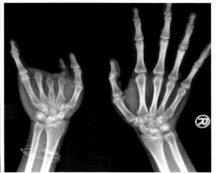

图13-2-5　Poland 综合征，左手短指缺指并指

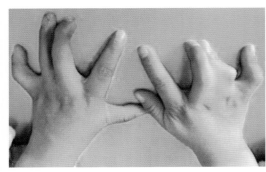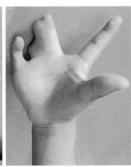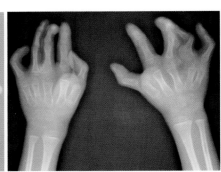

图13-2-6　右手为中央列多指并指

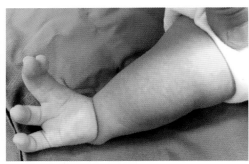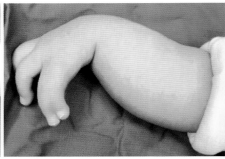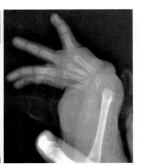

图13-2-7　桡侧纵裂发育不良合并并指，拇指缺如

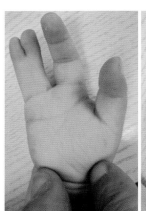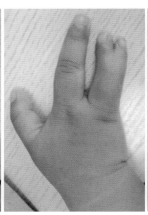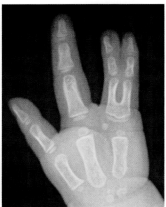

图13-2-8　缺指合并骨性并指

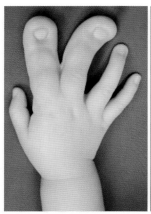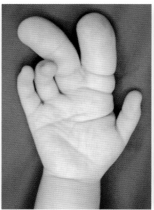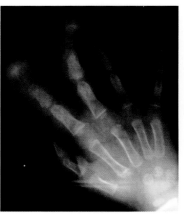

图13-2-9　巨指合并并指

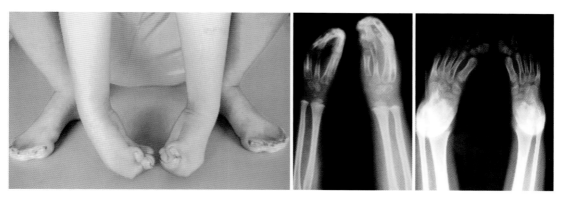

图13-2-10　Apert 综合征并指及并趾

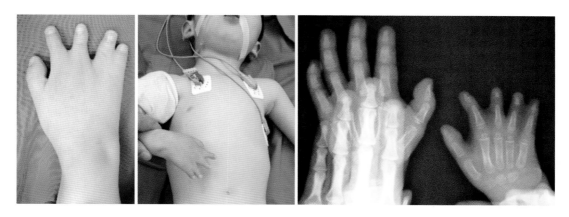

图13-2-11　Poland 综合征短指并指，合并同侧胸壁发育不良

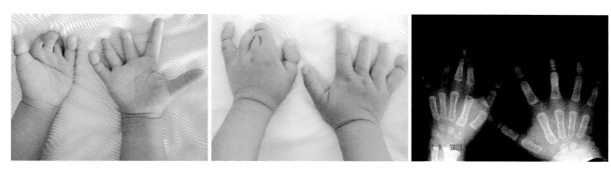

图13-2-12　束带综合征并指

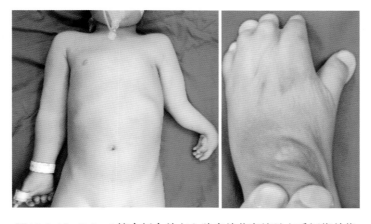

图13-2-13　Poland 综合征合并左上肢多关节挛缩及左手短指并指

（三）治疗原则

并指常规治疗原则包括：①优先治疗拇示指、环小指并指。②同一手指双侧并指建议分期治疗。相关合并畸形，按有关原则同期或分期治疗。

二、先天性多指畸形

多指畸形是发病率最高的手及上肢先天畸形，总体可分为桡侧多指、尺侧多指和中央多指。尺侧多指发病率为三者中最高。

（一）病因

大多数多指畸形是散发、非综合征性的，可能是内源性因素和外源性因素的共同作用导致的结果。通常是单侧发病。家族性多指畸形多数是双侧发病。GLI3、ZRS /SHH 等基因突变可导致多指畸形。

多指畸形也可出现在部分综合征畸形中，如 Holt-Oram 综合征、Fanconi 贫血、Rubinstein-Taybi 综合征、Meckel 综合征、1 型口面指综合征等。

（二）临床表现分型及治疗原则

1. 桡侧多指畸形　发生于手部桡侧的多指，复拇指或双拇指畸形最常见（图 13-2-14～图 13-2-16），也存在 3 个甚至 4 个畸形拇指的多拇指畸形（图 13-2-17、图 13-2-18）。Wassel 分型将双拇指畸形分为 7 型，主要分型依据是拇指的重复水平，是目前关于桡侧多指畸形比较常用的分型。

治疗原则：漂浮样拇指可行单纯切除术，但大多数桡侧多指畸形需充分利用多指的所有结构，尽可能重建一个外观及功能满意的拇指，即多指切除重建术。其他特殊术式包括 Bilhaut-Cloquet 术、嫁接成形术（On-top Plasty）。

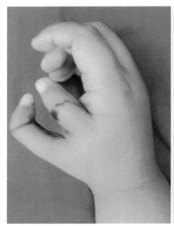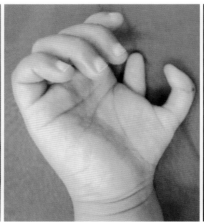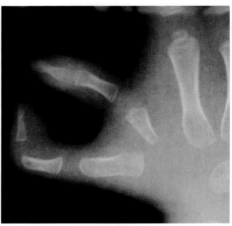

图13-2-14　Wassel Ⅵ型双拇指畸形

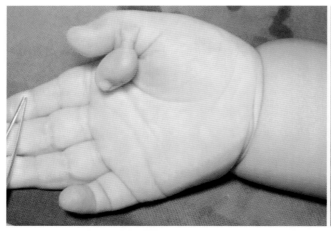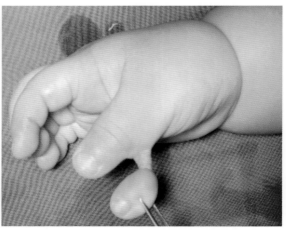

图13-2-15　右拇指漂浮样多拇指畸形，赘拇与主拇指以软组织蒂连接

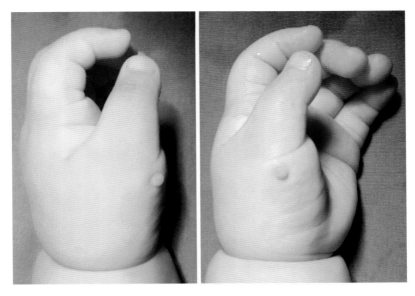

图13-2-16　左拇指肉赘型多拇指畸形

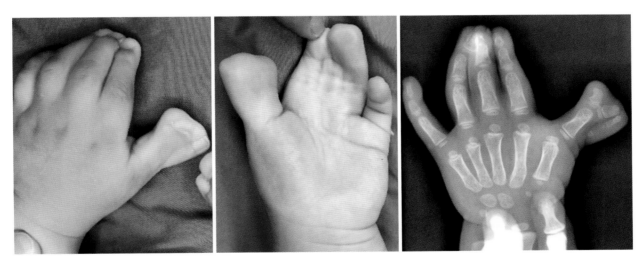

图13-2-17　左侧三拇指多拇畸形

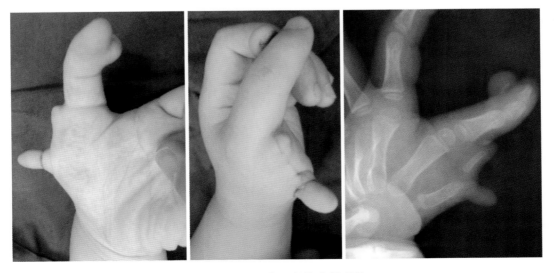

图13-2-18　左侧四拇指多拇畸形

2.尺侧多指畸形　发生于手部尺侧的多指畸形（图 13-2-19～图 13-2-21），可合并足趾多趾。虽可用多指重复水平来描述其形态学表现，但临床实践多将其分为软组织型和累及骨关节型。

治疗原则：基本同桡侧多指畸形，但多数尺侧多指畸形解剖简单，治疗相对不复杂。

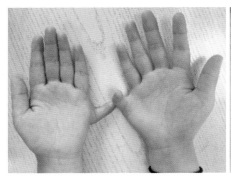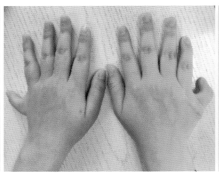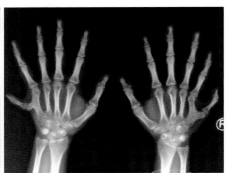

图13-2-19　双手掌骨水平尺侧多指畸形

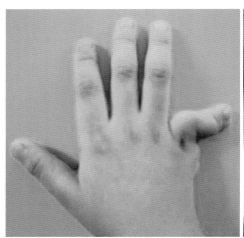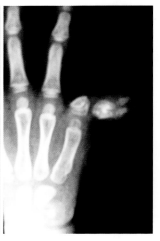

图13-2-20　右手近节指骨水平尺侧多指畸形

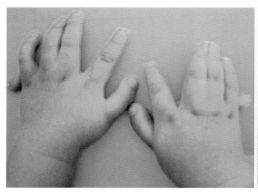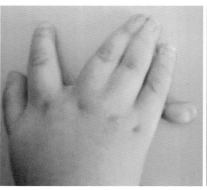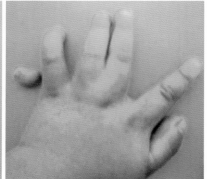

图13-2-21　双手漂浮样尺侧多指畸形

3. 中央型多指　较为少见，常合并并指及严重的骨关节畸形（图 13-2-22～图 13-2-24）。

治疗原则：多数中央型多指形态较为复杂，病理解剖机制复杂，常合并骨性并指，术前需评估患者手部功能，谨慎选择手术，避免术后功能进一步受限。

三、镜像手

镜像手（mirror hand）：在拇指桡侧生出另一具具有手指、掌骨不完整的手，形似手在镜中的影子而得名，是罕见的先天性手畸形。

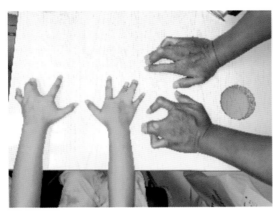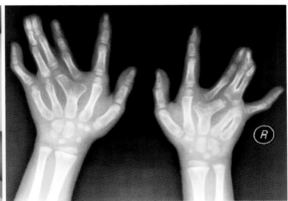

图 13-2-22　双手中央型多指并指畸形，患者家族史阳性

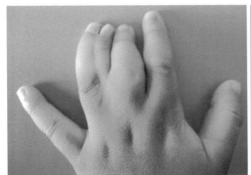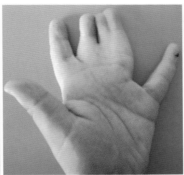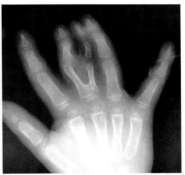

图 13-2-23　左手中央型多指并指畸形

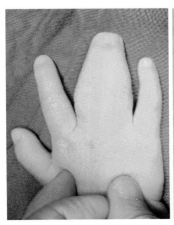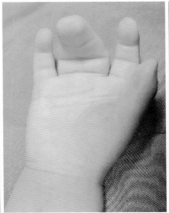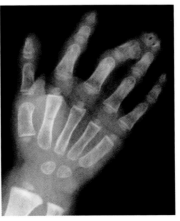

图 13-2-24　右手中央型多指并指畸形

（一）病因

本病病因不明，可能与遗传，或母亲怀孕初期胚胎手发育的关键阶段，胚胎受到内在、外界有害因素干预的影响有关。

（二）临床表现

本病表现为多指而没有拇指，手指两侧对称性

孪生发育分布，一般为7个手指，但缺乏拇指的形态与结构。患者手只能屈伸，没有对掌功能。X线检查：7个手指、掌骨及腕关节结构发育基本正常，但缺乏拇指样结构（图13-2-25）。

（三）治疗原则

术前评价确定如何切除桡侧多余的手指与掌骨，将其中一个手指掌骨短缩后，改变角度为对掌状态固定，必要时行虎口皮肤成形术。

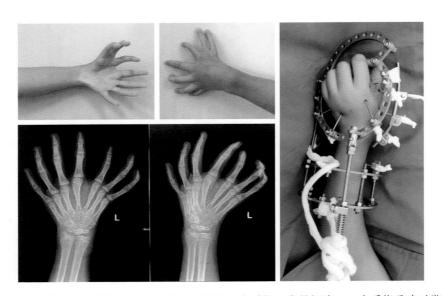

图13-2-25　男，12岁，左镜像手术前手形态与X线检查，实施2个手指、掌骨切除，一个手指重建对掌形态后穿针骨外固定

（田　文　钟文耀）

第三节　先天性桡侧、尺侧纵列发育不良与关节融合

一、桡侧纵列发育不良

桡侧纵列发育不良是由于手及上肢桡侧列的形成障碍所致一系列的畸形，也可称为桡侧发育不良、桡侧拐棒手等，主要累及桡骨、桡侧腕骨、拇指，表现为骨关节及软组织不同程度的发育不良甚至缺如，可合并肢体其他部位或器官系统的异常，如脊柱侧凸、心血管系统缺陷、消化系统缺陷、造血系统功能障碍等。

（一）病因

桡侧纵列发育不良的潜在病因包括宫内压迫、

血管功能不全、外伤、母体药物暴露和基因突变，可为某先天性综合征表型之一。

（二）临床表现及分型

临床常用Bayne分型将桡侧纵列发育不良分为四型：Ⅰ型：桡骨相对尺骨稍短缩，但解剖形状尚正常（图13-3-1）；Ⅱ型：桡骨基本形态存在，但显著短小（图13-3-2）；Ⅲ型：桡骨部分缺如（图13-3-3）；Ⅳ型（图13-3-4）：桡骨完全缺如，是最为严重和常见的类型。

本病常合并拇指发育不良，鉴于于其功能重要性，将其单独讨论。

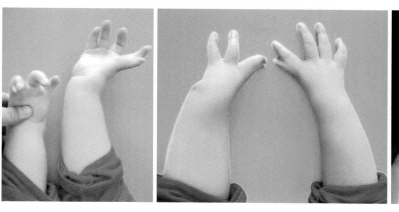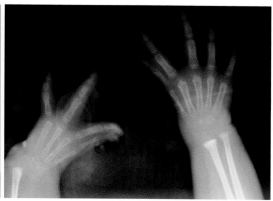

图13-3-1　双侧桡侧纵列发育不良。右侧为 Bayne Ⅰ 型

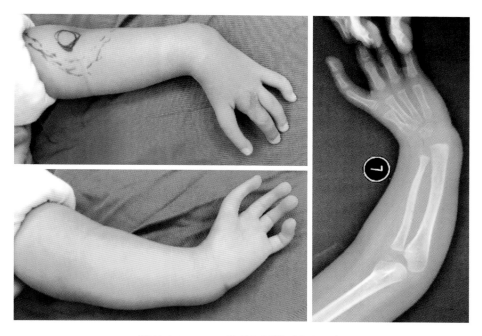

图13-3-2　Byne Ⅱ型桡侧纵列发育不良

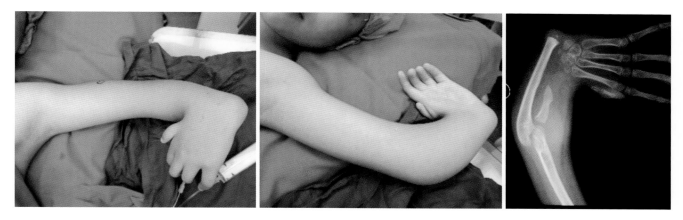

图13-3-3　Byne Ⅲ型桡侧纵列发育不良

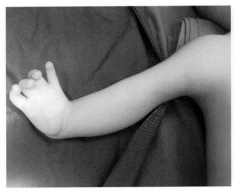
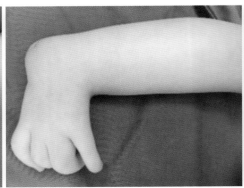
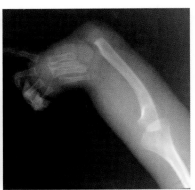

图13-3-4　Byne Ⅳ型桡侧纵列发育不良

（三）治疗原则

本病需进行系统性、连续性治疗，从发现畸形即应开始治疗和矫正，非手术方法和手术治疗应配合进行。但对于年龄已大、错失早期干预机会、患手功能能满足日常生活者，可以不行手术治疗。

二、拇指发育不良

拇指发育不良是桡侧纵列发育不良的一部分，畸形严重程度可从拇指大小轻微减小到完全缺失。

（一）病因

基本同桡侧纵裂发育不良。

（二）临床表现

临床多应用改良 Blauth 分型。Ⅰ型：拇指较对侧细小，大鱼际肌轻度发育不良，但拇指功能基本正常（图13-3-5）。Ⅱ型：拇指显著发育细小，集中表现为拇指内在结构发育不良，如掌指关节囊韧带、大鱼际肌肉等（图13-3-6）。Ⅲ：除Ⅱ型表现外，出现第一腕掌关节发育不良及外在肌异常；可进一步分为ⅢA（图13-3-7）：存在腕掌关节；ⅢB（图13-3-8）：腕掌关节缺如。Ⅳ：漂浮拇指（图13-3-9）。Ⅴ：拇指完全缺如（图13-3-10）。

（三）治疗原则

治疗以改善功能为主。依据临床分型，Ⅱ型及ⅢA型可进行各种拇指功能重建手术，而ⅢB、Ⅳ及Ⅴ型的治疗选择包括各种拇指再造手术及示指拇化手术，需严格掌握各类手术的时机、适应证。

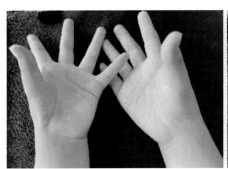
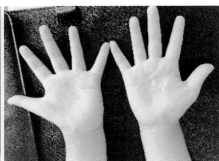
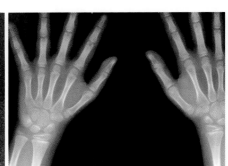

图13-3-5　左手为改良 Blauth Ⅰ型拇指发育不良

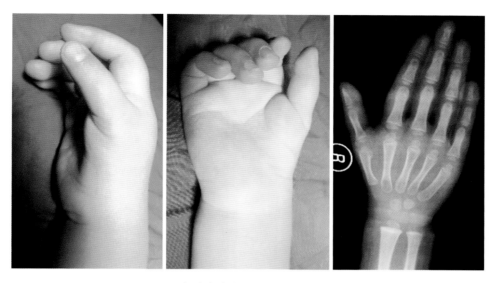

图13-3-6　右手为改良 Blauth Ⅱ 型拇指发育不良

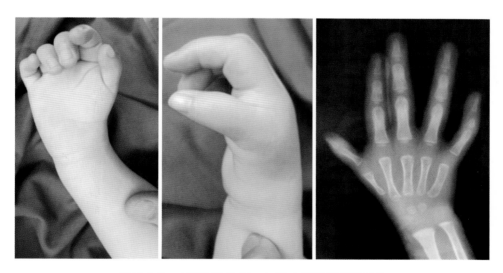

图13-3-7　右手为改良 Blauth Ⅲ A 型拇指发育不良

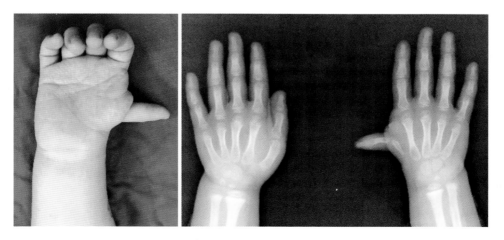

图13-3-8　右手为改良 Blauth Ⅲ B 型拇指发育不良

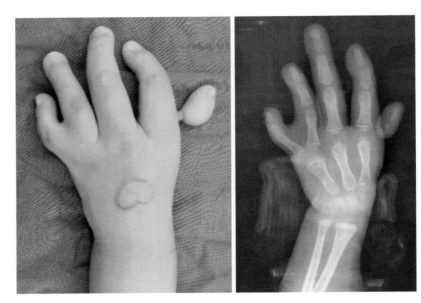

图13-3-9　右手为改良 BlauthIV型拇指发育不良

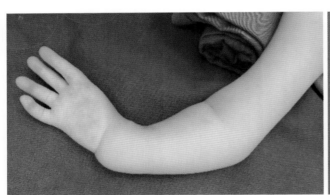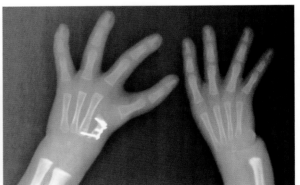

图13-3-10　右手为改良 Blauth V型拇指发育不良，拇指完全缺如

三、尺侧纵列发育不良

尺侧纵列发育不良可称为尺侧拐棒手畸形，包含一系列上肢尺侧列的形成障碍所致畸形。

（一）病因

尺侧纵列发育不良的病因尚不清楚，目前认为是一种散发性、非遗传性疾病，但有家族史阳性的报道。该病可合并其他肌肉骨骼疾病，例如股骨近端局灶性缺损、腓骨缺损、腓骨畸形和脊柱侧弯。

（二）临床表现

典型的表现为前臂短缩，向桡背侧弓形弯曲，手及腕向尺侧偏斜，可合并手及上肢其他畸形，如并指、缺指、拇指发育不良等。

根据尺骨发育不良的程度分为五型。Ⅰ型：尺骨轻度短缩，形态尚完整（图 13-3-11）；Ⅱ型：尺骨细小，短缩超过 2 cm（图 13-3-2）；Ⅲ型：尺骨部分缺如（图 13-3-13）；Ⅳ型：尺骨完全缺如（图13-3-14）；Ⅴ型：合并肱桡融合或桡尺骨融合（图13-3-15）。

（三）治疗原则

该病可累及肘关节、尺桡骨、腕关节以及合并损害功能的手部畸形，治疗需综合考虑，以改善手部功能。

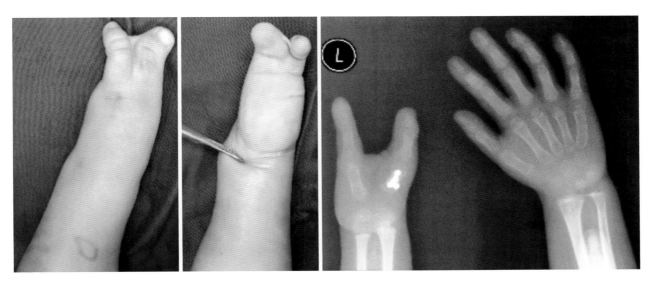

图13-3-11　左侧尺侧纵列发育不良Ⅰ型：尺骨轻度短缩，形态尚完整

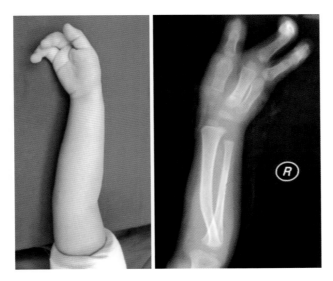

图13-3-12　右侧尺侧纵列发育不良Ⅱ型：尺骨细小，短缩超过 2 cm

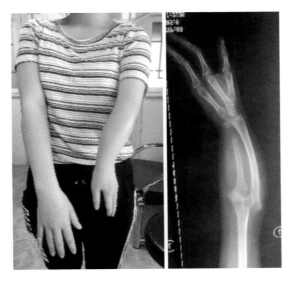

图13-3-13　左侧尺侧纵列发育不良Ⅲ型：尺骨部分缺如，可见桡骨头脱位

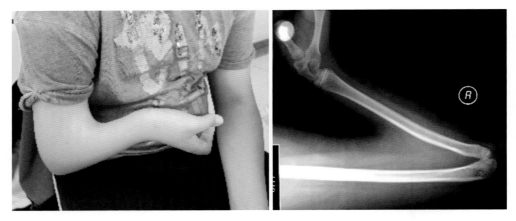

图13-3-14　右侧尺侧纵列发育不良Ⅳ型：尺骨完全缺如

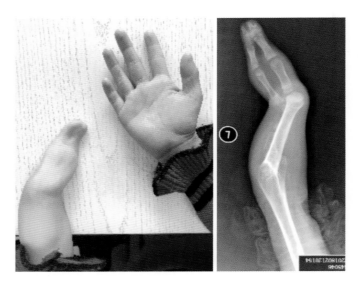

图13-3-15　左侧尺侧纵列发育不良Ⅴ型：合并肱桡融合或桡尺骨融合

四、马德隆畸形

马德隆畸形（Madelung deformity）主要累及腕关节及前臂，是一种罕见的上肢畸形，是桡骨远端发育不良引起的腕部畸形中较为常见的一类。其影像学特征包括桡骨远端向掌侧和尺侧偏斜，腕关节的近排腕骨近端由曲拱顶形变成尖顶形等。存在Vickers韧带的马德隆畸形称为真性马德隆畸形，约占该畸形病例的90%。

（一）病因

其直接病因是桡骨远端骨骺的尺侧和掌侧发育障碍，可能与外伤、骨软骨发育不良、营养障碍性发育不良、遗传性因素等有关。综合征性马德隆畸形主要包括Leri-Weill软骨骨生成障碍（LWD）和Turner综合征（Turner syndrome，TS），二者与SHOX基因（short homeobox containing gene，短含同源盒基因）有关。

（二）临床表现

此种畸形男女均可发病，但女性多见，可单侧也可双侧发病。临床表现包括尺骨远端向桡背侧及远端突出；腕关节活动受限，特别是背伸及尺偏时明显，而屈腕活动度增加；畸形严重或病程较长时，腕部出现疼痛、无力及腕关节不稳定。典型的影像学表现包括：桡骨远端向掌侧和尺侧弯曲，桡骨远端关节面倾斜度增加，腕骨呈倒三角形排列，月骨向掌侧近端移位，尺骨显著正性变异，尺骨头背侧脱位等。病程长者可出现骨关节退行性变、肌腱自发断裂等。在 X 线片上可评估马德隆畸形，有三个

协助诊断的阈值：标准腕关节正侧 X 线片上，尺偏角≥33°，月骨下沉≥4 mm，腕骨掌侧移位≥20 mm（图 13-3-16～图 13-3-19）。

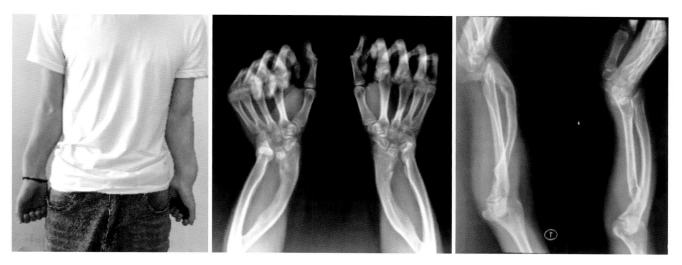

图13-3-16 青年男性，双侧马德隆畸形，大体外观及 X 线片表现典型

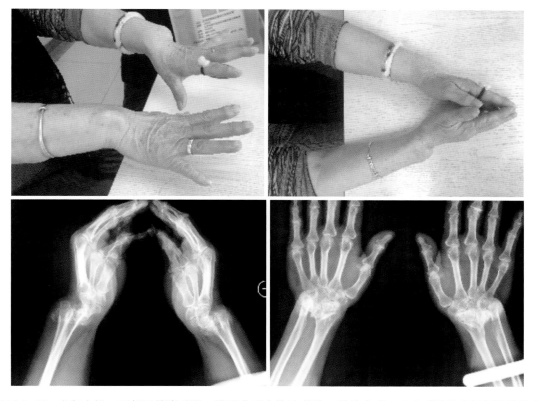

图13-3-17 老年女性，双侧马德隆畸形，除了典型大体外观及 X 线片表现，已出现骨关节退行性关节炎

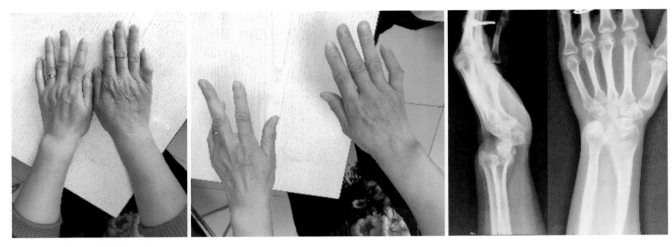

图13-3-18　老年女性，左侧马德隆畸形，大体观可见环小指主动伸直受限，提示肌腱自发性断裂

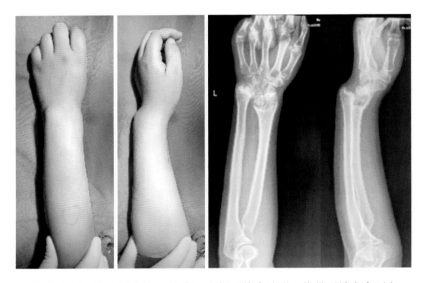

图13-3-19　青少年女性，14岁，左侧马德隆畸形，桡骨近端发育不良

（三）治疗原则

马德隆畸形无症状患者可以保守治疗，早期畸形伴疼痛可以佩戴矫形支具和调整活动模式。

该病的主要手术指征包括：腕关节畸形，反复顽固的疼痛和活动受限。目前对该病的手术治疗暂无统一标准。

对于骨骼未成熟患者，手术指征包括：①无疼痛症状，但畸形进展，外观不满意；②有症状的畸形。若患儿生长潜力大，畸形进展明显，建议尽早行Vickers韧带松解、桡骨远端骺松解术预防病情进一步恶化，同时进行尺骨远端骺阻滞是必要的。

对于骨骼成熟患者，手术治疗方法包括单独桡骨截骨术、单独尺骨截骨术、桡尺骨联合截骨术、DRUJ成形术（Sauvé-Kapandji术）、DRUJ关节置换术、关节融合术、选择性腕关节去神经支配术等。

五、先天性尺桡骨融合

先天性尺桡骨融合指桡骨和尺骨不同形式的融合，临床表现为前臂旋转受限，并固定于一定角度。多为桡尺骨近端融合，远端融合罕见，可合并肘关节骨性融合。

（一）病因

该病是胚胎发育过程中，尺桡骨软骨间不分离而骨化，或尺桡骨之间填充中胚层组织所致。部分病例有家族史，多为常染色体显性遗传模式。该病也可见于 Poland 综合征、Holt-Oram 综合征、Cornelia de Lange 综合征等先天性疾病。

（二）临床表现

该病临床表现为前臂旋转受限，多数固定于前臂旋前位。前臂功能受限程度取决于前臂旋转固定位置、是否为双侧受累等，肩关节和腕关节的运动代偿一部分前臂旋转功能。

根据影像学表现可将该病分为 4 型（图 13-3-20～图 13-3-25）。Ⅰ型：X 线片未见骨性联合，桡骨头缩小，但整体形态正常。Ⅱ型：可见骨性联合，其他结构形态基本正常（图 13-3-20）。Ⅲ型：可见骨性联合，合并桡骨头发育不全，桡骨头后脱位（图 13-3-21）。Ⅳ型：骨性联合较短，合并前脱位的蘑菇状桡骨头（图 13-3-22）。更多种类的尺桡骨融合尚无特定的分型（图 13-3-23、图 13-3-24）。

（三）治疗原则

先天性尺桡骨融合的最佳治疗方案暂无定论，通常取决于融合的位置及程度、功能受限程度及是否双侧受累等因素。单侧发病，或双侧发病但旋转固定位置接近中立位，可考虑保守治疗。

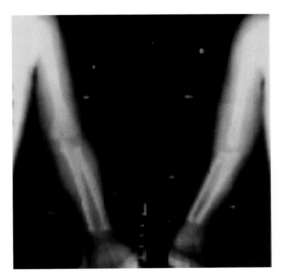

图 13-3-20　双侧Ⅱ型尺桡骨融合

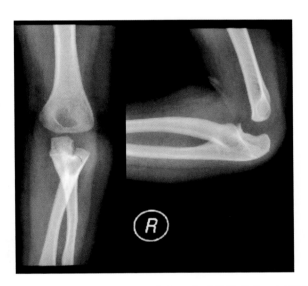

图 13-3-21　右侧Ⅲ型尺桡骨融合，除了骨性联合，还可见桡骨头发育不全，桡骨头后脱位

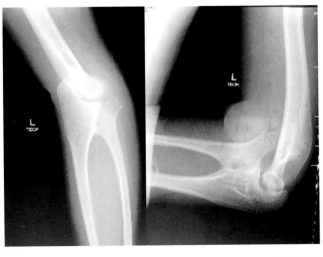

图 13-3-22　左侧Ⅳ型尺桡骨融合，合并前脱位的蘑菇状桡骨头

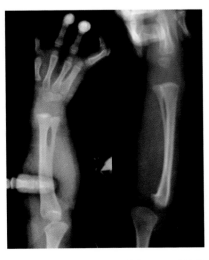

图 13-3-23　特殊类型尺桡骨融合，远近端分别融合

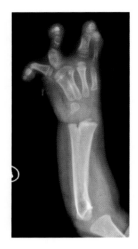

图13-3-24　特殊类型尺桡骨融合，几乎完全融合

六、先天性肘关节融合

先天性肘关节融合十分罕见，可单独发生，但常合并其他畸形或为某种综合征的表现。

（一）病因

本病发病机制尚不明确。尺侧纵裂发育不良、

Apert 综合征、Herrmann 多发融合综合征和一些染色体异常等可表现为先天性肘关节融合。

（二）临床表现

单独发生的肘关节融合常累及单侧肢体，而综合征型肘关节融合常累及双侧。

根据融合情况，可分为肱 - 桡 - 尺融合（图 13-3-25）、肱桡融合（图 13-3-26）和肱尺融合，可合并尺桡骨近端融合。临床表现为肘关节畸形伴主被动活动度缺如，前臂短小和手部畸形，可合并其他器官系统异常。在婴幼儿期，关节融合可能为软骨性，X 线片上显示不出来。随着年龄增长及软骨逐渐骨化，肘关节融合才能在 X 线片上显示出来。

（三）治疗原则

该畸形治疗预后差，治疗以改善肢体功能为主，能实现基本日常使用。如果仅考虑外观，可行矫形手术，矫正前臂弯曲畸形，并适当增加屈肘角度和前臂长度。

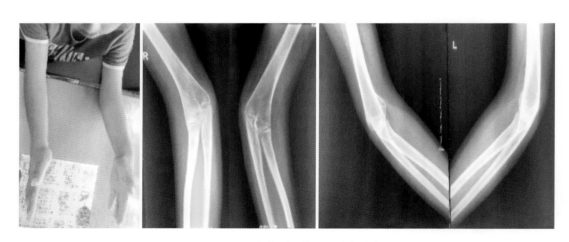

图13-3-25　左侧肱 - 桡 - 尺关节融合

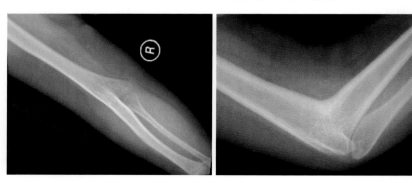

图13-3-26　右侧肱桡关节融合

（田　文　钟文耀）

第四节　综合征手畸形

一、Apert综合征

Apert 综合征是一种罕见的先天性综合征疾患，涉及手、足、颅面及其他重要内脏器官，具有特征性的手、足及颅面畸形的形态学特点。

（一）病因

超过 80% 病例为 *FGFR2* 基因突变所致，致病基因位于 10q25-q26。

（二）临床表现

主要包括以下几个方面。①头颅畸形：尖头短头畸形；②颜面畸形：中脸发育不良、突眼；③肢体畸形：双侧对称性复杂性并指（趾）畸形，拇指（拇趾）宽大偏斜（图 13-4-1～13-4-4）。④也可以合并腭裂（图 13-4-5）、脊柱侧凸、心脏病变等。

（三）治疗原则

手足畸形的治疗标准可通过分离并指，恢复手基本的抓、握、捏功能，需优先治疗拇示指并指。

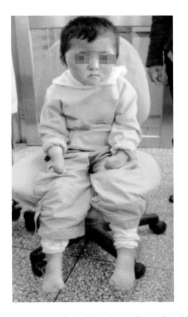

图13-4-1　Apert 综合征特征性面容及手足并指畸形

对于足部畸形，若患者能完成基本的行走、跑动等功能，可与家长沟通，不行手术治疗。

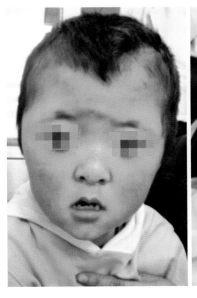
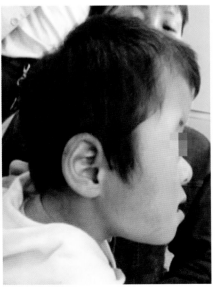

图13-4-2　Aert 综合征特征性面容：尖头短头畸形、中脸发育不良、突眼等

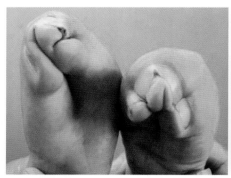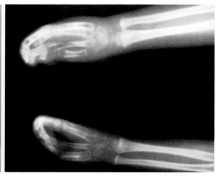

图13-3-3　双手对称性复杂性并指畸形

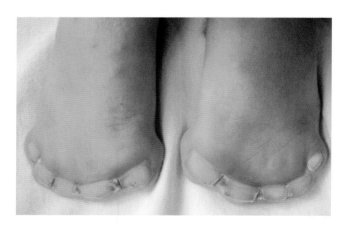

图13-4-4　双侧对称性并趾畸形，踇趾宽大偏斜

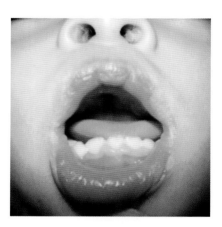

图13-4-5　Apert综合征合并腭裂

二、Poland综合征

Poland 综合征是一组以一侧胸肌缺如或发育不良，上肢特别是手短小，手指短指或短指并指为主要临床表现的先天性上肢畸形序列组合。

（一）病因

目前普遍接受的观点是：妊娠第 6 周或第 7 周，中胚层分化的异常改变导致锁骨下动脉发育的畸变，导致一侧锁骨下动脉或其分支、胸廓内动脉等发育不良，从而造成胸壁及手部的畸形。Poland 综合征被认为是非遗传性疾病，部分患者有明确的非正常妊娠史（指孕早期母亲有病毒感染史、抗生素服用史、先兆流产或外伤史）。

（二）临床表现

该病主要临床形态学特点是受累上肢两头重、中间轻，即胸、肩胛带周围和手的畸形严重，而上臂和前臂的畸形相对较轻。典型临床表现为同侧胸肌缺如或发育不良，乳头较对侧发育小、异位或缺如，上肢及手短小，手指短指，合并有并指（图13-4-6）。所有患者均为单侧发病。部分患者同时伴有胸壁发育异常，肉眼可见胸廓扁平、局部隆起、双侧不对称等，肩胛骨发育异常及背阔肌发育不良，腋蹼、束带畸形等。所有并连手指均为多指皮肤部分或完全性并连，无骨性并指。罕见表现包括上尺桡关节融合、脏器异位、关节挛缩、束带等（图13-4-7～图13-4-10）。

（三）治疗原则

手部畸形可依据畸形严重程度进行相应治疗，最大程度改善手部功能。短指、并指的分指手术具有一定价值。

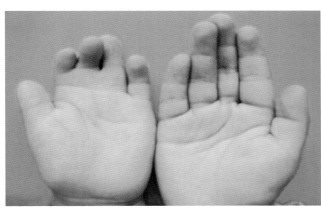
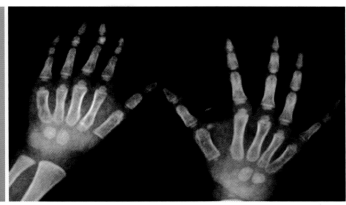

图13-4-6　左手短指、并指畸形

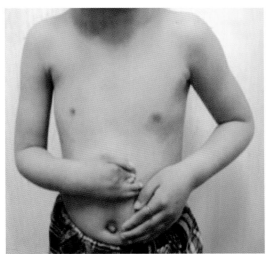
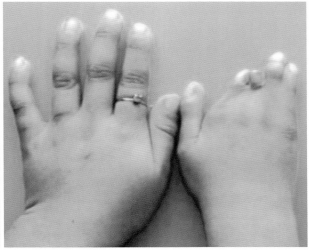

图13-4-7　Poland 综合征，右侧短指、并指畸形合并同侧胸壁、乳房发育不良

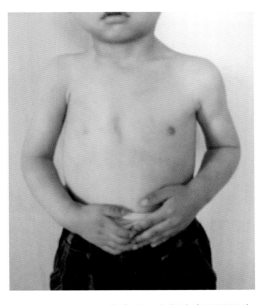

图13-4-8　Poland 综合征，右侧胸廓可见凹陷

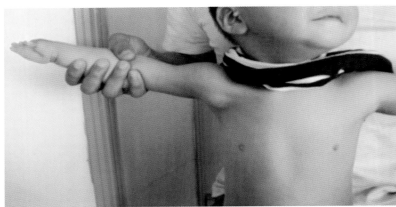
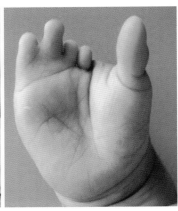

图13-4-9　Poland 综合征，短指、并指合并手部束带（右拇指）

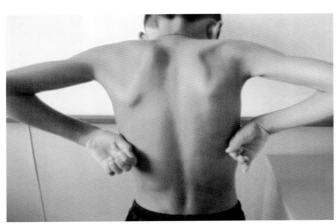
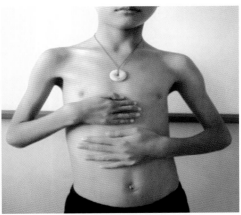

图13-4-10　Poland 综合征，合并背阔肌及肩胛骨发育不良（右侧）

三、先天性束带综合征

先天性束带综合征是一种主要累及肢体的先天性罕见疾患，其临床表现变异性很大，缠绕肢体的束带是其特征性表现，也可称为羊膜束带、窄缩带等。

（一）病因

束带综合征的病因尚不清楚，关于其发病机制主要有三种学说。①内源性理论：认为束带综合征是胚胎内部局灶缺陷的结果。②外源性理论：羊膜的早期破裂引起中胚层索带对肢体产生缠绕，从而导致典型的肢体畸形。③宫内外伤理论：目前支持外源性理论的证据较多，该病起因于孕期宫内环境的异常，其影响因素十分复杂。

（二）临床表现

指（趾、肢）束带（图13-4-11）、宫内截指（趾）（图13-4-12）、并指、手指短小（图13-4-13）等为典型的临床特点，常合并下肢畸形（图13-4-14）。除肢体束带外，特征性束带并指畸形是该病另一特征，其形态学特点远较已知的复杂（图 13-4-15～13-4-17）。

（三）治疗原则

若出现束带远端淋巴水肿、静脉回流不畅甚至血运障碍，需尽早手术。手部畸形需根据畸形形态学特征设计手术，注意保护指端血运，必要时分期手术。

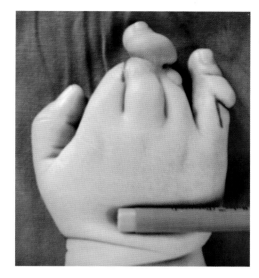

图13-4-11　右手指束带，合并指端并指

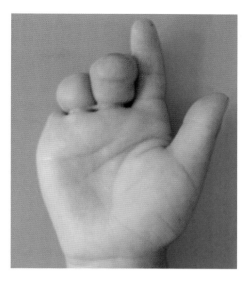

图13-4-13　除束带外，可见宫内截指及皮肤桥并指

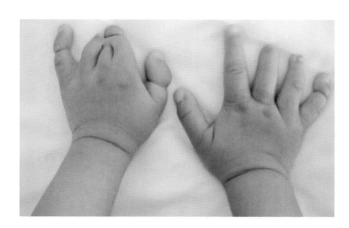

图13-4-12　双手手指束带，合并左手皮肤桥并指

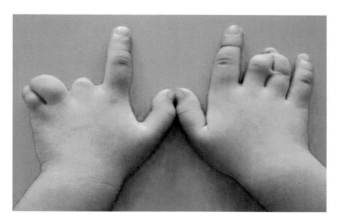

图13-4-14　双手手指束带及并指

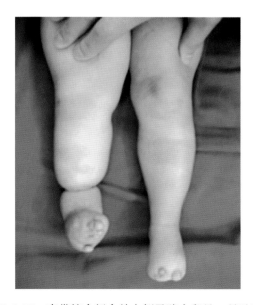

图13-4-15　束带综合征合并右侧马蹄内翻足、足趾畸形

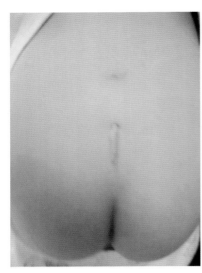
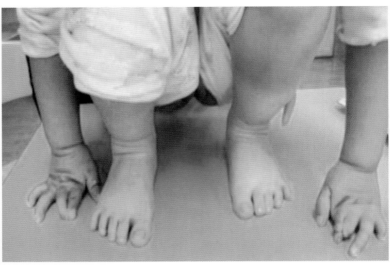

图13-4-16 双手束带合并肢体及后背皮管样赘生物

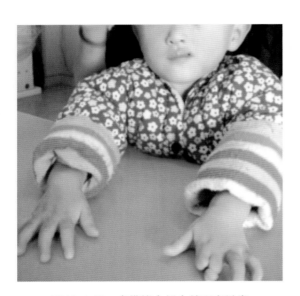

图13-4-17 束带综合征合并面容异常

四、海神综合征

海神综合征（Proteus syndrome）由 Cohen 等于 1979 年首次描述，Wiedemann 于 1983 年将其单独列为一种疾病，并命名为"Proteus syndrome"，Proteus 为希腊神话中的海神，变化莫测，该综合征临床表型差异较大，尚未发现具有完全相同形态学特点的临床病例，因此也被称为"变形综合征"。

（一）病因

该病十分罕见，目前认为该病是体细胞 *AKT1* 基因突变所致。

（二）临床表现

手足畸形常表现为手、足不规则增大，手掌、足底皮肤脑沟回样改变有时是该病特征性变现（图13-4-18～图 13-4-20）。术中探查可见过度生长组织为软骨样病变（图 13-4-21），限制手指屈曲活动，造成握、捏物严重受限，同时也可以合并多种其他组织或器官的疾患（图 13-4-22）。

（三）治疗原则

以改善外观及功能为主，必要时截指（趾）。

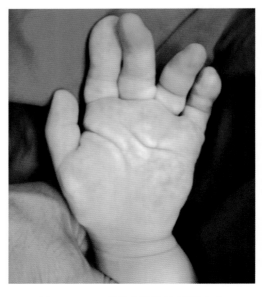

图13-4-18 手掌皮肤脑沟回样改变

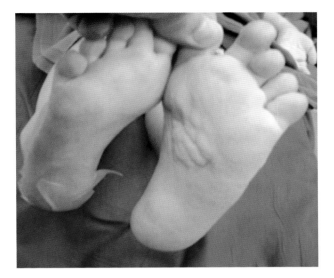

图13-4-19　足底皮肤脑沟回样改变

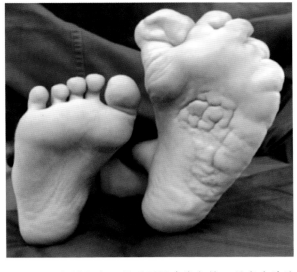

图13-4-20　左足肥大，足趾可见多发包块，足底皮肤脑沟回样改变

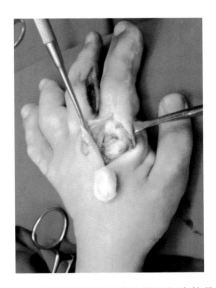

图13-4-21　术中探查可见过度生长组织为软骨样肿物

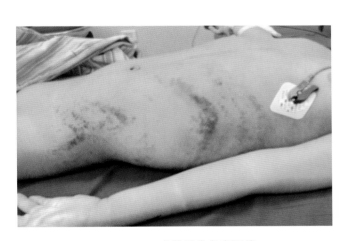

图13-4-22　皮肤异常色素沉着

五、吹笛手面容综合征

吹笛手面容综合征（Freeman-Sheldon syndrome）以多关节挛缩为主要肢体表现，合并面容异常，表现为小嘴伴噘唇，似吹笛手吹笛时的状态，因此在英文文献中被称为"Whistling face syndrome"。

（一）病因

本病为远端关节挛缩的一种类型，常与 *MYH3* 基因突变有关。

（二）临床表现

形态学上的异常主要累及面部（图14-4-23）、手、足，也有伴颈部宽、短畸形（图13-4-24）、面部僵硬、矮小等，但手部关节屈曲挛缩及面部发育异常为常见的畸形。手部畸形除了关节挛缩，还常伴吹笛手状畸形（图13-4-25）。

（三）治疗原则

手部畸形治疗原则同先天性关节挛缩症，患者颜面畸形无特殊治疗措施。

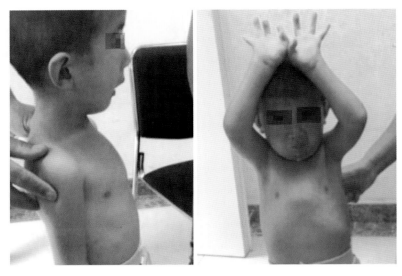

图13-4-23　吹笛手面容综合征特殊性面容，手部畸形为指关节挛缩及扣拇畸形

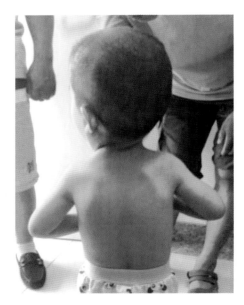

图13-4-24　颈部宽，短颈畸形

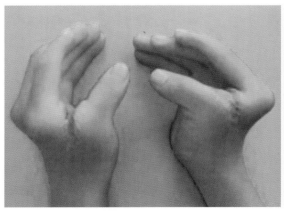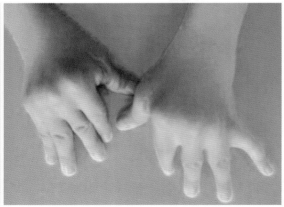

图13-4-25　双手吹笛手状畸形

六、肌源性肢体肥大综合征

先天性肌源性肢体肥大综合征既往别称包括副肌肉综合征、迷走肌肉综合征、先天性单侧上肢肌肉肥大等，是过度生长性疾病，过度生长组织以肢体骨骼肌为主，作者建议采用"先天性肌源性肢体肥大综合征"来命名该畸形。

（一）病因

目前认为，该病属于 *PIK3CA* 相关性过度生长疾病（*PIK3CA*-related overgrowth spectrum，PROS），是体细胞 *PIK3CA* 基因嵌合突变的结果。

（二）临床表现

多数患者累及单侧上肢或下肢，但双侧肢体、躯干的累及也可见，临床表现为受累肢体肥大，肌容量异常（图13-4-26~图13-4-29）。其主要原因为肢体肌肉过度增生所致（图13-4-30）。

上肢受累肩肘关节功能基本无影响，而手部功能通常受累更严重，存在严重的抓、握、捏功能障碍（图13-4-31）。下肢受累可导致肢体不等长，足部肥大，影响行走及穿鞋。

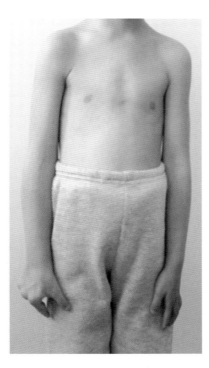

图13-4-26　右上肢整体肥大

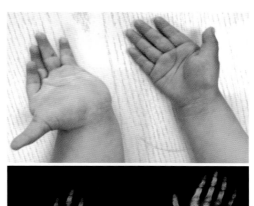
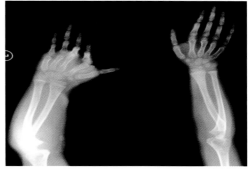

图13-4-27　左手肌容量增加，手掌肥大，大、小鱼际为著，拇指过度外展。X线片显示骨关节有不同程度的肥大及畸形

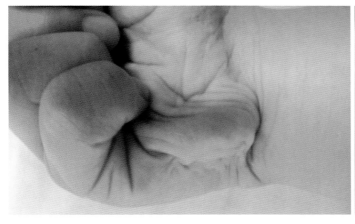
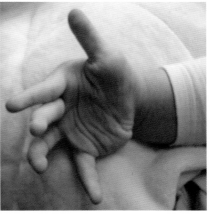

图13-4-28　异常的皮肌所致特征性的皮纹

（三）治疗原则

目前尚没有形成统一的治疗原则。可对肥大变

异肌肉行一定程度上的外科切除，改善患手足外形和功能，但完全切除几无可能。

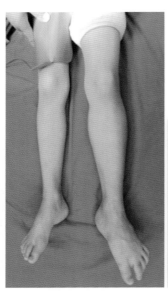
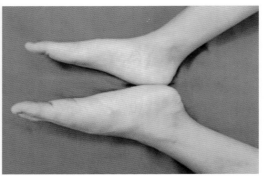

图13-4-29　左下肢肌容量增加

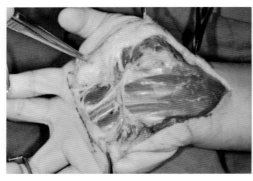
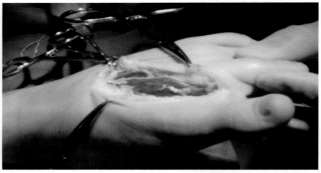

图13-4-30　术中探查见大量增生肥大的肌肉组织，左图为右手，右图为左足

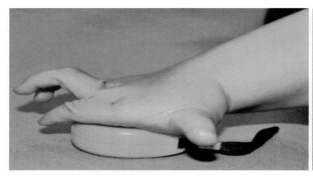
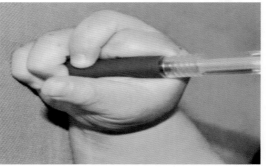

图13-4-31　肌源性肥大所致手部畸形，对手部功能影响显著

（田　文　钟文耀）

第五节　其他可致肢体（上肢）畸形的先天性疾病

一、多发性骨软骨瘤致上肢畸形

该病又称骨干连续症、多发性外生骨疣等，是一种罕见的常染色体显性遗传病，好发于长管状骨干骺端，也可见于短管状骨和扁骨。

（一）病因

本病多数与 *EXT* 基因（*EXT1*、*EXT2* 或 *EXT3*）的突变有关。

（二）临床表现

本病下肢多见于股骨远端和胫腓骨远近端（图 13-5-1），上肢多见于尺桡骨远端（图 13-5-2）、肩胛骨及短管状骨。

30%～60% 的患者前臂受累。临床表现除了多发骨性突起，受累骨还可出现继发畸形或功能障碍，如前臂短缩、弯曲，腕关节尺偏，桡骨头脱位，指关节偏斜，前臂旋转或指、腕、肘关节屈伸活动受限等（图 13-5-3）。骨病变可压迫或激惹邻近神经、血管或肌腱，产生相应症状。本病可发生恶变。

（三）治疗原则

骨病变影响上肢功能及外观，或产生压迫症状时，可行肿瘤切除术。一些发育性畸形则需行更复杂的骨关节重建术。

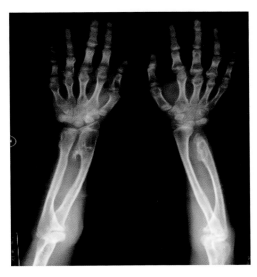

图13-5-2　多发性骨软骨瘤前臂 X 线片表现

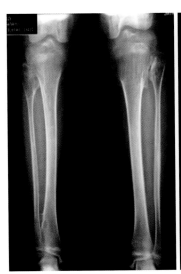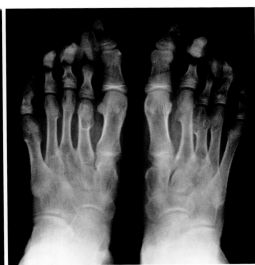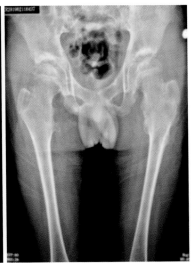

图13-5-1　多发性骨软骨瘤下肢 X 线片表现

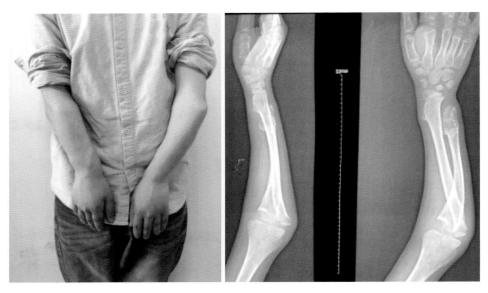

图13-5-3   多发性骨软骨瘤患者，可见左上肢多发骨病变，桡骨头脱位

二、多发性内生软骨瘤病致上肢畸形

该病合并骨关节畸形时也可称为Ollier病，是一种好发于儿童的罕见病。全身超过3处以上部位发生内生软骨瘤者可诊断该病。

（一）病因

病因未明，可能与异柠檬酸脱羧酶（isocitrate dehydrogenase，IDH）基因杂合突变有关。

（二）临床表现

全身长骨、短骨均可发生。对于上肢，手部短状骨是其好发部位，表现为多发指骨或掌骨肿块（图13-5-4、图13-5-5），足部短管状骨也为多发部位（图13-5-6），功能影响与病变累及范围有关，受累骨容易发生病理性骨折。骨病变有一定的恶变率（图13-5-7）。

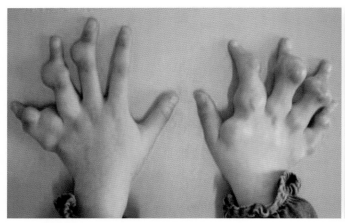
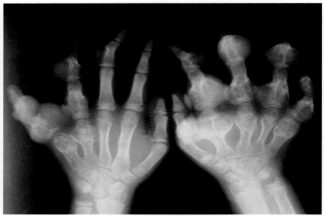

图13-5-4   双手多发指骨或掌骨肿物

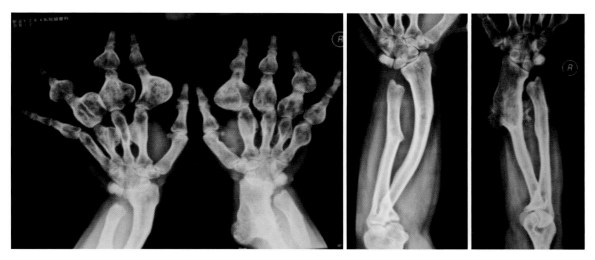

图13-5-5　除了双手多发指骨或掌骨骨病变，前臂也因骨病变出现继发性畸形

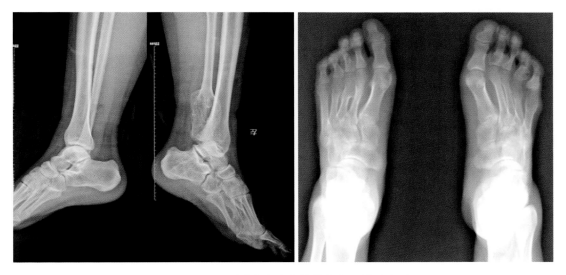

图13-5-6　双下肢多发内生软骨瘤病 X 线片表现

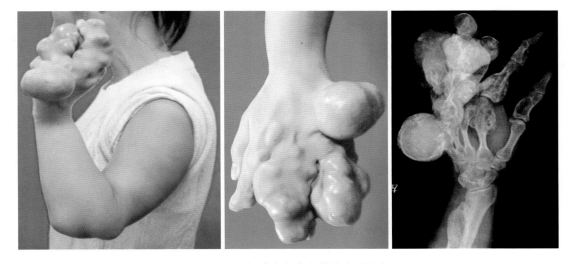

图13-5-7　左手多发内生软骨瘤恶性变

X 线片上，病变可分为内膨胀生长（图 13-5-8）、中心性膨胀生长（图 13-5-9）、偏心性膨胀生长（图 13-5-10）和混合型膨胀生长（图 13-5-11）四种类型。

（三）治疗原则

对于儿童，手部病变生长加快，或发现时已影响功能外观，可早期手术治疗，采用内生软骨瘤刮除联合皮质骨成形术治疗。成人患者多数需刮除病变后植骨填充。

前臂病变所致发育性畸形，如短缩、弯曲，则需考虑后期骨关节重建问题。

若骨病变发生恶变，则需考虑截肢（指），术后肿瘤内科干预。

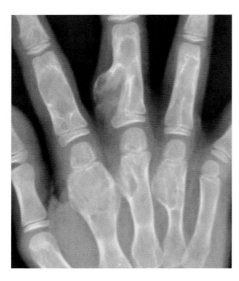

图13-5-8　环指近节指骨及第三掌骨内膨胀生长型内生软骨瘤

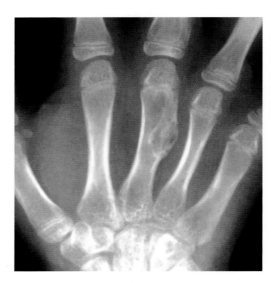

图13-5-10　第三掌骨偏心性膨胀生长型内生软骨瘤

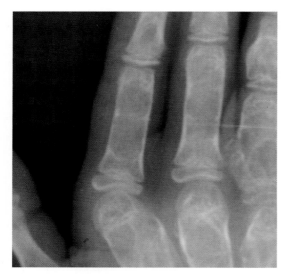

图13-5-9　示、中指近节指骨中心性膨胀生长型内生软骨瘤

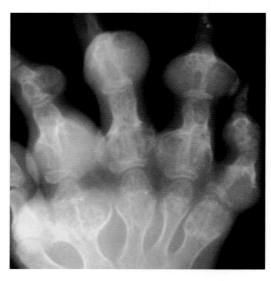

图13-5-11　混合型膨胀生长型内生软骨瘤

三、神经纤维瘤病致上肢畸形

神经纤维瘤病（Neurofibromatosis，NF）是一组常染色体显性遗传病，主要累及神经系统，同时存在骨骼、皮肤等器官系统异常。

（一）病因

神经纤维瘤病是NF（neurofibromatosis）基因突变所致的常染色体显性遗传性疾病，主要分为神经纤维瘤病1型（NF1基因突变所致）和神经纤维瘤病2型（NF2基因突变所致）。

（二）临床表现

神经纤维瘤病Ⅰ型的临床表现（图13-5-12~图13-5-17）：①牛奶咖啡斑；②多发性神经纤维瘤；③神经症状：多数患者无特殊不适，少数患者出现智力下降、记忆力障碍、癫痫发作、肢体无力、麻木等；④骨骼损害：少数患者出生时即出现骨骼发育异常，如假关节，脊柱侧凸、前凸和后凸畸形、颅骨不对称、缺损或凹陷等，或肿瘤生长过程中压迫骨骼，导致不同的骨骼异常；⑤内脏损害，生长于内脏的神经纤维瘤可引起压迫症状。

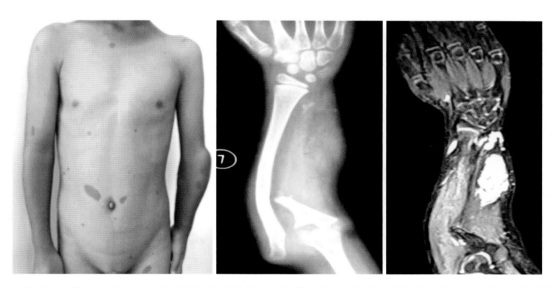

图13-5-12 四肢及躯干散布广泛的牛奶咖啡斑及色素雀斑，左前臂畸形，X线片可见尺骨大量破坏，肱桡关节脱位，桡骨弯曲，MRI可见软组织肿物阴影

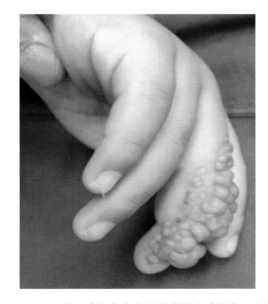

图13-5-13 右手皮肤密集分布的肿瘤样皮肤损害（皮肤型）

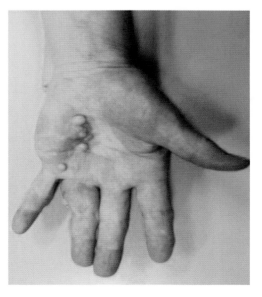

图13-5-14 左手散在的皮肤肿瘤及皮下肿物（皮肤及皮下结节混合型）

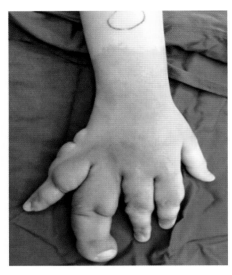

图13-5-15   右手手指肥大，伴有色素沉着的弥漫性皮肤病变（丛状神经纤维瘤型）

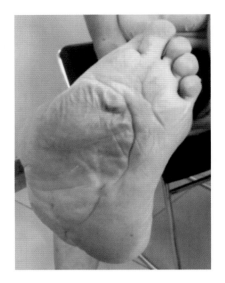

图13-5-16   左足底丛状神经纤维瘤

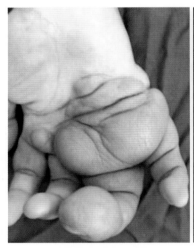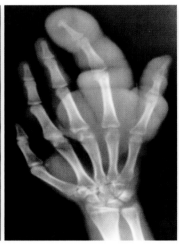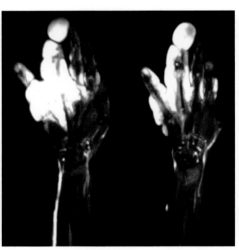

图13-5-17   右手丛状神经纤维瘤，X线片可见手指明显的软组织阴影及骨萎缩，MRI显示局部广泛弥漫的病变侵犯

神经纤维瘤病Ⅱ型的临床表现：也称为中枢型神经纤维瘤病，首发症状以双侧进行性听力下降最为常见，亦有部分患者表现为单侧严重的听力障碍或波动性听力丧失，或突发性听力丧失。

（三）治疗原则

肢体神经纤维瘤肿物或过度生长可行手术治疗。

假关节可行假关节处骨膜切除，纤维组织切除，复位，植骨，Ilizarov外固定，有骨缺损者同期行近端截骨延长。

四、软骨发育不全致上肢–手短缩

软骨发育不全包括假性软骨发育不全，是各种原因所致生长激素分泌不足而致身体发育迟缓或障碍（侏儒症）。

（一）病因

软骨发育不全可分原发性和继发性两类，原发性者病因未明，多为先天性发育不全或遗传疾病所致，可能为常染色体隐性遗传，呈家族性，以单独生长激素不足为主，男孩较女孩多见，男女比例为（2~4）：10。继发性者可继发于下丘脑 - 垂体疾病，如肿瘤、感染、颅脑外伤、手术或放疗等因素，直接损伤垂体，或损害下丘脑，或使垂体门脉系统中断而致病。下丘脑 - 垂体部位肿瘤为继发性垂体性侏儒症的重要原因。

（二）临床表现

由于软骨生长能力很弱，骨骼发育迟缓，形成严重矮小畸形，有家族遗传性，不属内分泌性。临床表现特点有：①躯干骨长度往往正常，而四肢明显短小，下半身显著比上半身短；②脊柱前凸，腹部前挺，臀部后蹶，手指粗短；③智力发育正常；④性器官正常，有生殖能力。

软骨发育不全致上肢短缩见图 13-5-18。

（三）治疗原则

上肢及手部功能无明显障碍者无需特殊治疗。

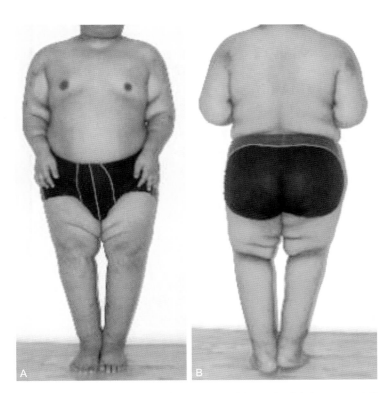

图13-5-18　软骨发育不全致上肢短缩（其双小腿已经做了延长手术）。A.正面观；B.背面观

五、病因不明手指（足趾）软骨发育障碍性短小

病例一（图13-5-19）

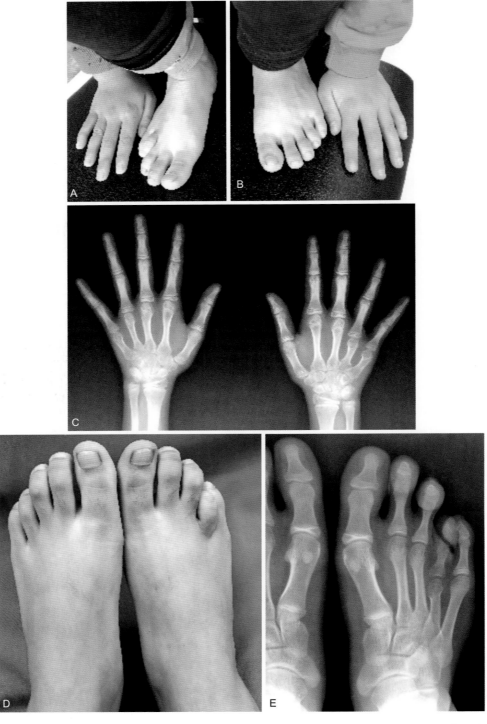

图13-5-19　A、B.双手环、小指及右足第4趾短小；C.双手X线片显示第4、5掌骨骨骺早闭，骨长度短小；D.右足第4趾短小；E.右足X线片显示第4跖骨短小

病例二（图13-5-20）

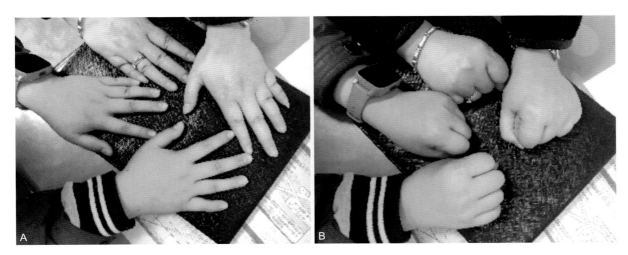

图13-5-20　A.患儿与母亲手指均有短小（母亲左手环、小指及右手小指短小，儿子左手小指及右手环、小指短小）；B.手指屈曲握拳时，可见短小手指掌骨头"沉没"

（田　文）

参考文献

[1] 田文, 赵俊会, 田光磊, 郭源, 等. 手部先天性畸形诊断图谱[M]. 北京: 人民卫生出版社, 2017.

[2] Tonkin MA. Classification of congenital anomalies of the hand and upper limb[J]. J Hand Surg Eur Vol, 2017, 42(5): 448-456.

[3] Tian W, Huang Y, Sun L, et al. Phenotypic and genetic spectrum of isolated macrodactyly: somatic mosaicism of PIK3CA and AKT1 oncogenic variants[J]. Orphanet J Rare Dis, 2020, 15(1): 288.

[4] 田文, 赵俊会, 田光磊, 等. 先天性单侧上肢肌源性肥大综合征——形态学特点及治疗[J]. 中华手外科杂志, 2014, 30(3): 161-165.

[5] 殷悦涵, 孙丽颖, 田文, 等. 海神综合征的形态学特征及诊断[J]. 中华手外科杂志, 2021, 37(6): 401-405.

[6] Labow B I, Pike C M, Upton J. Overgrowth of the hand and upper extremity and associated syndromes[J]. J Hand Surg Am, 2016, 41(3): 473-482.

[7] Maione V, Stinco G, Errichetti E. Multiple enchondromas and skin angiomas: Maffucci syndrome[J]. Lancet, 2016, 388(10047): 905.

[8] 卢鹏, 田文, 田光磊, 等. Ollier病手部肿瘤的X线分类及治疗策略[J]. 中国骨与关节杂志, 2019, 8(10): 775-782.

[9] Amary M F, Damato S, Halai D, et al. Ollier disease and Maffucci syndrome are caused by somatic mosaic mutations of IDH1 and IDH2[J]. Nat Genet, 2011, 43(12): 1262-1265.

[10] Marsh DJ, Trahair TN, Kirk EP. Mutant AKT1 in Proteus syndrome[J]. N Engl J Med, 2011, 365(22): 2141-2142.

[11] 孙丽颖, 田文, 赵俊会, 等. 手及上肢血管淋巴管瘤12例临床分析[J]. 中华手外科杂志, 2020, 36(3): 198-202.

[12] 田文, 杨勇. 手部先天畸形的治疗原则应兼顾手部的外观和功能[J]. 中国骨与关节杂志, 2017, 6(4): 241-243.

[13] Stéphane Guero, Muriel Holder-Espinasse. Insights into the pathogenesis and treatment of split/hand foot malformation (cleft hand/foot)[J]. The Journal of Hand Surgery, 2019, 44(1): 80-87.

[14] Manske PR, Halikis MN. Surgical classification of central deficiency according to the thumb web[J]. The Journal of Hand Surgery, 1995, 20(4): 687-697.

[15] 卢鹏, 田文, 赵俊会, 等. 先天性多发手部关节挛缩的分类及治疗[J]. 中华手外科杂志, 2019, 35(3): 168-172.

[16] Kimber E. AMC: amyoplasia and distal arthrogryposis[J]. J Child Orthop, 2015, 9(6): 427-432.

[17] Pehlivan D, Bayram Y, Gunes N, et al. The genomics of arthrogryposis, a complex trait: candidate genes and further evidence for oligogenic inheritance[J]. Am J Hum Genet, 2019, 105(1): 132-150.

[18] Lauren E Wessel, Aaron Daluiski, Samir K Trehan; Polydactyly a review and update of a common congenital hand difference[J]. Current Opinion in Pediatrics, 2020, 2;

32(1): 120-124

[19] Wassel H D. The results of surgery for polydactyly of the thumb. A review[J]. Clin Orthop Relat Res, 1969, 64: 175-193.

[20] 孙丽颖, 赵俊会, 田文, 等. 复合组织移位组合重建术在复杂性多拇畸形治疗中的应用[J]. 骨科临床与研究杂志, 2021, 6(2): 67-74.

[21] Bayne LG, Klug MS. Long-term review of the surgical treatment of radial deficiencies[J]. J Hand Surg Am, 1987, 12(2): 169-179.

[22] Manske PR, McCarroll HR, James M. Type Ⅲ-A hypoplastic thumb. The Journal of Hand Surgery, 1995, 20(2): 246-253.

[23] Schmidt CC, Neufeld SK. Ulnar ray deficiency[J]. Hand Clin, 1998, 14(1): 65-76.

[24] Peymani A, Johnson AR, Dowlatshahi AS, et al. Surgical management of madelung deformity: A systematic review[J]. Hand (N Y), 2019, 14(6): 725-734.

[25] Rutkowski PT, Samora JB. Congenital radioulnar synostosis[J]. J Am Acad Orthop Surg, 2021, 29(13): 563-570.

[26] Kozin SH. Congenital differences about the elbow[J]. Hand Clin, 2009, 25(2): 277-291.

[27] 田文, 赵俊会, 田光磊, 等. Apert综合征手足部畸形的形态学特点及治疗原则[J]. 中华手外科杂志, 2013, 29(6): 324-328.

[28] 田文, 赵俊会, 田光磊, 等. Poland综合征手部畸形的临床分型及治疗策略[J]. 中华手外科杂志, 2012, 28(4): 206-210.

[29] 田文, 赵俊会, 田光磊, 等. 先天性缩窄带综合征并指畸形的临床分型及治疗策略[J]. 中华手外科杂志, 2010, 26(2): 85-88.

[30] Ashok R Asthagiri, Dilys M Parry, John A Butman, et al. Neurofibromatosis type 2[J]. Lancet (London, England), 2009, 373(9679): 1974-1986

[31] Preeti Khetarpal, Satrupa Das, Inusha Panigrahi, et al. Primordial dwarfism: overview of clinical and genetic aspects. Molecular genetics and genomics[J]. MGG, 2016, 291(1): 1-15.

[32] Sun L, Huang Y, Zhao S, et al. Deciphering the mutational signature of congenital limb malformations[J]. Mol Ther Nucleic Acids, 2021, 24: 961-970.

第十四章　后天性上肢-手畸形

第一节　中枢神经源性上肢畸形

一、脑性瘫痪致上肢畸形

脑性瘫痪单独累及上肢者较少见，多见于偏瘫型或双重性瘫痪。

（一）病因

早产、新生儿窒息、新生儿低体重、新生儿黄疸、脑积水等原因导致脑损伤，均可引起脑性瘫痪；幼年脑外伤也是引起脑性瘫痪的一个原因。

（二）临床表现

脑性瘫痪上肢受累患者最常见的畸形是肩关节内收内旋，屈肘垂腕前臂旋前畸形（图14-1-1），手指屈曲，呈握拳状，肩关节外展、肘关节伸直、前臂旋后及腕关节背伸等动作均有不同程度受限。上述症状轻重程度不一，轻者仅有肌张力增高及轻度运动功能受限，对功能影响较小；严重者，形成重度固定性畸形，上肢功能完全丧失。

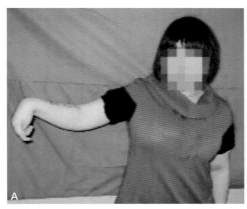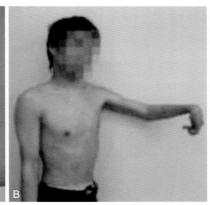

图14-1-1　脑瘫上肢畸形。A.右上肢畸形；B.左上肢畸形

病例（图14-1-2）

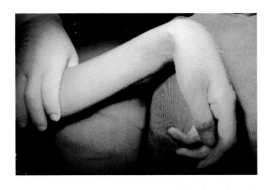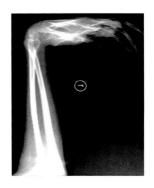

图14-1-2A　患者18岁，出生后因脑缺氧致脑瘫，随生长左腕关节屈曲挛缩逐渐加重，目前腕关节极度屈曲挛缩，主动伸直严重受限，手功能无法发挥

图14-1-2B　X线片显示，左腕关节长期屈曲导致腕骨发育畸形，呈"楔形"改变

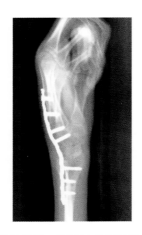

图14-1-2C　X线片显示，通过手术将腕关节融合于中立位，图示术后 1 年腕关节融合情况

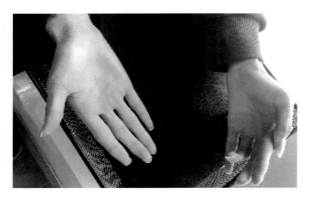

图14-1-2D　腕关节融合术后 1 年，图示患者手指伸直情况，融合的腕关节稳定

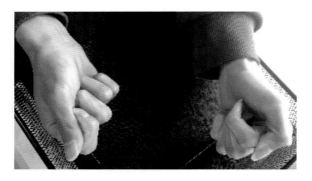

图14-1-2E　腕关节融合术后 1 年患者手指屈曲情况

（三）治疗原则

①以痉挛为主，无固定性畸形或者畸形较轻者，行选择性周围神经肌支缩窄术，以降低肌张力，减轻痉挛；②出现固定性畸形者，行软组织松解和肌腱移位平衡肌力，必要时可行腕关节融合术。

二、脑炎、脑卒中致上肢畸形

（一）病因

流行性乙型脑炎、流行性脑脊髓膜炎等引起的脑损伤，脑血栓或者脑出血引起的脑损伤，累及上肢运动中枢，可导致上肢的痉挛性瘫痪。

（二）临床表现

与脑瘫后遗症类似，表现为不同程度的肩关节内收内旋，屈肘、垂腕、前臂旋前畸形，手指屈曲畸形。肩关节畸形少见，肘、腕、手部畸形多见。

1.脑炎后遗症（图 14-1-3）。

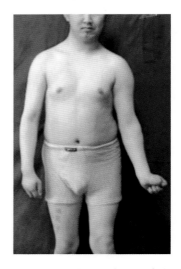

图14-1-3　脑炎后遗症左上肢畸形

2.脑出血致上肢畸形（图 14-1-4）。

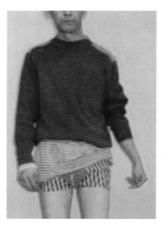

图14-1-4　脑出血致左上肢畸形

（三）治疗原则

急性期以康复治疗为主，最大程度地恢复功能；后遗症期可手术干预，治疗原则和方法可参考脑瘫上肢畸形的治疗。

（秦泗河　王一岚）

第二节　周围神经源性上肢 - 手畸形

一、臂丛神经损伤致上肢 - 手畸形

（一）病因

臂丛神经损伤多为闭合损伤，一般有车祸、暴力牵拉、直接撞击等。偶有直接刺伤，同时合并局部大血管损伤。局部压迫，如颈肋、横突肥大、肿瘤，或局部软组织纤维索条、肌肉、血管变异等均可引起臂丛神经损伤。分娩性臂丛神经损伤也时有发生。

（二）临床表现

臂丛神经损伤诊断相对复杂，需要结合临床表现、电生理检查、影像学检查等，明确是否有臂丛神经损伤、损伤平面、损伤性质等。根据解剖结构可分为臂丛神经上干、中上干、下干损伤，以及全臂丛神经损伤。全臂丛神经根性撕脱损伤往往导致整个上肢运动功能及感觉功能丧失，治疗效果不是十分理想。

（三）治疗原则

治疗较为复杂，需要综合各种因素制订系统、连续的治疗方案，包括严格的康复计划。损伤情况不同，其治疗结果也会有较大的差异。

病例一（图14-2-1）

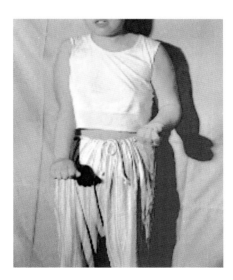

图14-2-1A　女，22岁，车祸后右侧肩关节主动外展及肘关节主动屈曲功能障碍，伸肘力弱，肩关节外侧皮肤感觉减退，图示患者肘关节屈曲功能受限，患手功能基本正常

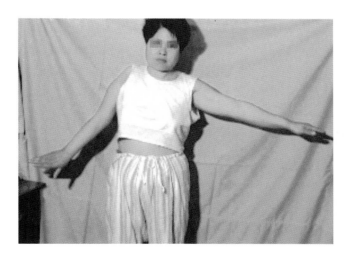

图14-2-1B　图示右侧肩关节外展功能受限，该例为臂丛神经上干不全损伤

病例二（图14-2-2）

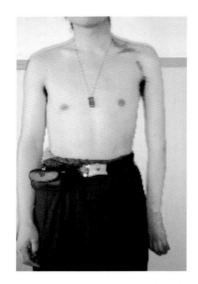

图14-2-2A　男，25岁，左上肢牵拉伤致全臂丛神经根性撕脱伤，行神经移位术后1年

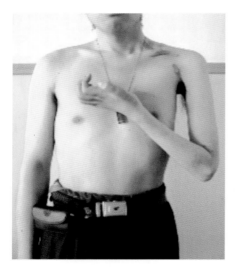

图14-2-2B　屈肘功能部分恢复

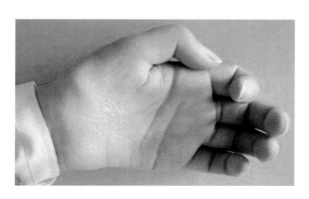

图14-2-2C　手部功能无恢复

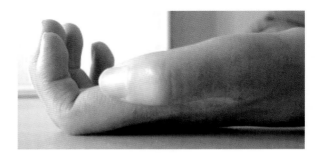

图14-2-2D　手部功能无恢复

病例三（图14-2-3）

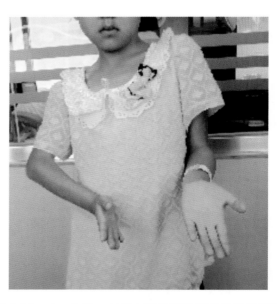

图14-2-3A　女，9岁，右侧上肢分娩性臂丛神经损伤后畸形（未手术），肩关节内收、内旋，前臂旋前

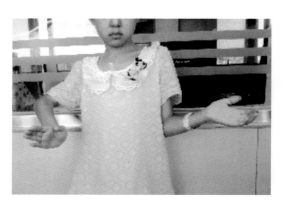

图14-2-3B　肩关节外展、肘关节伸直、前臂旋后均无力

二、桡神经损伤致上肢-手畸形

（一）病因

各种外伤是桡神经损伤的常见原因，如切割伤、直接刺伤或骨折时的牵拉，骨折端直接刺伤或神经被卡压在骨折端等。也有发生手术误伤的情况。各种原因引起的桡神经卡压也是常见的原因。

（二）临床表现

桡神经损伤后，主要引起患者伸腕、伸指、伸拇功能丧失或部分丧失，引起垂腕、垂指、垂拇畸形，同时拇指蹼背侧及手背桡侧皮肤感觉也有相应的减退或消失。由于桡神经损伤平面的不同，临床症状或体征可以有所变化或形成不同的组合。

（三）治疗原则

采用何种方法治疗桡神经损伤，需根据具体损伤情况来决定，如损伤性质、损伤时间、损伤平面、患者年龄、全身状况等。常用的方法有神经直接缝合、神经松解、神经移植等。对于修复后恢复效果不佳，或损伤时间较长者，可通过肌腱移位等进行功能重建。

病例一（图14-2-4）

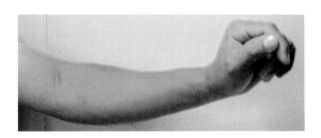

图14-2-4A　患者无明显诱因出现左侧手指伸指、伸拇功能障碍，伸腕功能正常，拇指蹼背侧感觉正常

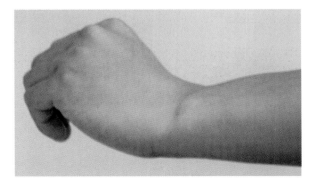

图14-2-4B　图示伸腕功能正常，该例诊断为"桡神经卡压"（前臂近端）

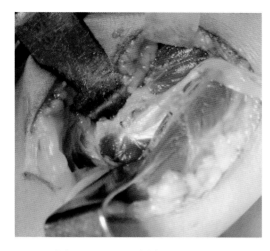

图14-2-4C　手术探查发现，桡神经前臂骨间背侧神经在旋后肌入口处被卡压

病例二（图14-2-5）

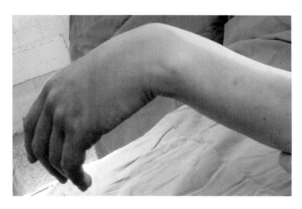

图14-2-5A　患者无明显诱因出现左侧垂腕、垂指、垂拇畸形，主动伸腕、伸指、伸拇功能丧失，拇指蹼背侧皮肤感觉明显减退，诊断为"桡神经卡压"（上臂）

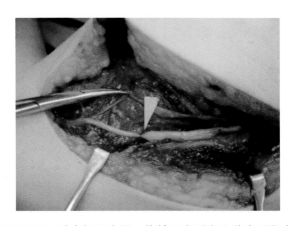

图14-2-5B　手术探查发现，桡神经主干在上臂中下段水平"沙漏"样狭窄（箭头所指处），狭窄近端神经不规整增粗、水肿

三、尺神经损伤致上肢-手畸形

（一）病因

引起尺神经损伤的原因众多，以各种外伤居多。肘部尺神经卡压也是常见的原因。引起卡压的原因有肘关节退行性变、肘外翻、纤维瘢痕组织、肿物、变异肌肉等。

（二）临床表现

尺神经损伤常会严重影响环、小指屈指功能及环指尺侧、小指感觉功能，分指、并指及屈腕功能也会受到相应的影响。小鱼际肌及第一背侧骨间肌等可见明显萎缩。爪形手畸形是尺神经损伤的重要临床体征，不同的损伤平面，该体征的严重程度不同。Tinel 征和 Froment 征阳性。有时，掌短肌反射消失。尺神经损伤常常严重影响患者手部精细动作。

（三）治疗原则

与桡神经损伤治疗原则基本相同。

病例一（图14-2-6）

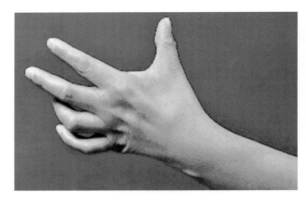

图14-2-6B　图示第一背侧骨间肌明显萎缩，同时出现爪形手畸形

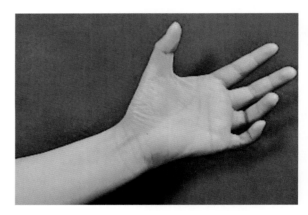

图14-2-6C　图示小鱼际肌萎缩及爪形手畸形

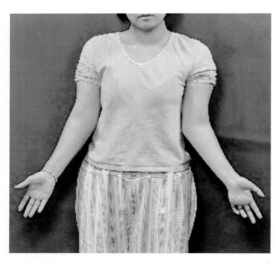

图14-2-6A　患者年幼时左肘部外伤，导致肱骨髁上骨折，随生长逐渐出现肘外翻畸形，目前环、小指麻木及感觉减退，手部内在肌及前臂肌肉屈侧萎缩

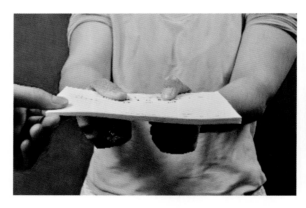

图14-2-6D　Froment 征阳性，该例为肘关节外翻畸形引起的肘部尺神经卡压

病例二（图14-2-7）

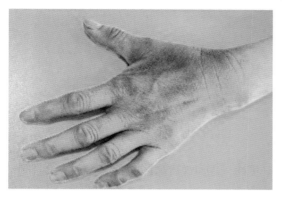

图14-2-7A　患者为老年女性，无诱因逐渐出现手内在肌萎缩，环、小指感觉减退、肌力减退等，爪形手畸形轻微

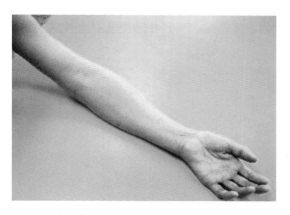

图14-2-7B　除手部内在肌萎缩外，前臂屈侧同时出现肌肉萎缩

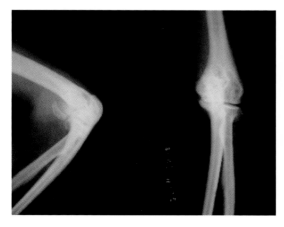

图14-2-7C　X线片显示，肘关节呈现典型的退行性关节炎改变，该例为退行性关节炎（骨突）引起的肘部尺神经卡压

病例三（图14-2-8）

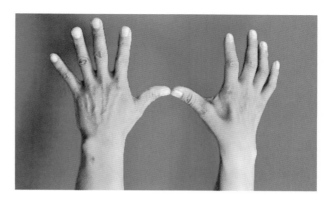

图14-2-8A　患者成年男性，渐进性出现右手环、小指感觉减退，手内在肌萎缩，爪形手畸形。图示第一背侧骨间肌、小鱼际肌萎缩，爪形手畸形

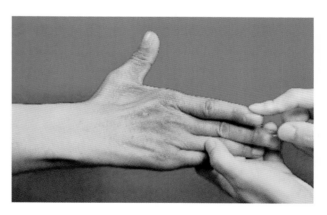

图14-2-8B　图示示指外展功能明显减弱

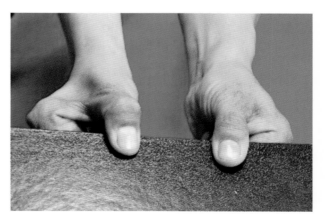

图14-2-8C　图示 Froment 征阳性（右）

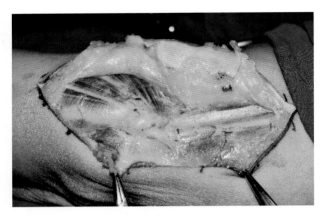

图14-2-8D　手术探查发现右侧尺神经在肘部尺神经沟内被局部瘢痕纤维组织卡压绞窄

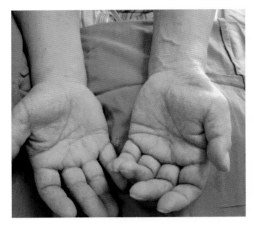

图14-2-9B　双手对比，左侧大鱼际肌明显萎缩，拇指内收旋后

四、正中神经损伤致上肢 - 手畸形

（一）病因

外伤及腕部卡压为正中神经损伤的主要原因。

（二）临床表现

根据损伤平面的不同，可出现相应的临床症状和体征。腕管综合征是常见的正中神经卡压性损伤类型。

（三）治疗原则

基本同桡神经、尺神经损伤。

病例一（图14-2-9）

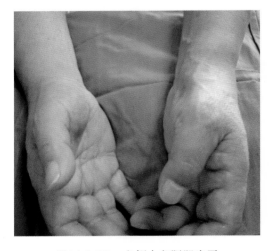

图14-2-9C　左侧大鱼际肌扁平

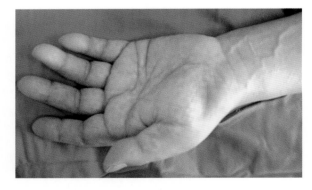

图14-2-9A　老年女性患者，左手拇、示、中、环指麻木伴感觉减退，逐渐出现大鱼际肌萎缩，拇指外展功能丧失，正中神经腕掌侧 Tinel 征阳性，屈腕试验阳性

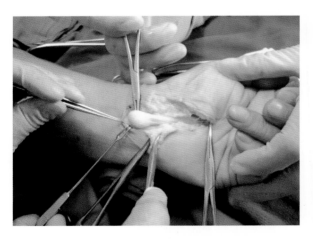

图14-2-9D　手术探查发现，左腕管内严重滑膜增生，正中神经在腕管内卡压明显

病例二（图14-2-10）

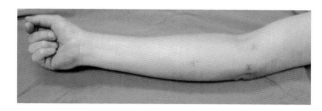

图14-2-10A　患者右肘关节周围内侧锐器多处扎伤，伤后出现拇、示、中、环指麻木伴感觉减退，拇指、示指屈曲功能障碍，拇外展功能部分障碍

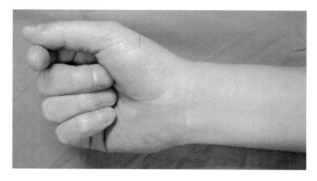

图14-2-10B　图示中、环、小指屈指功能正常，拇、示指屈曲功能障碍

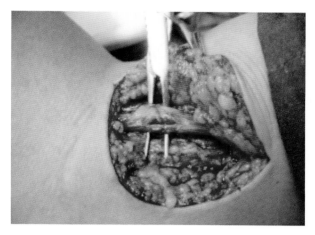

图14-2-10C　手术探查发现，正中神经在肘关节近侧部分断裂

（田　文　钟文耀）

第三节　创伤与感染性原因致上肢 - 手畸形

前臂缺血性肌挛缩致上肢 - 手畸形

前臂缺血性肌挛缩又称为 Volkmanns 缺血性肌挛缩，是前臂创伤后可能发生的严重并发症之一。

（一）病因

临床常见病因有血管损伤、前臂软组织严重挤压伤，最常见的致病原因为肱骨髁上骨折或前臂双骨折所致的筋膜间室综合征，亦可见于肢体受压，石膏、小夹板等捆绑过紧等因素。

（二）临床表现

前臂肌肉萎缩，前臂旋前畸形，腕及手指屈曲、拇内收、掌指关节过伸、爪形手，这种畸形不能被动纠正（图 14-3-1）。

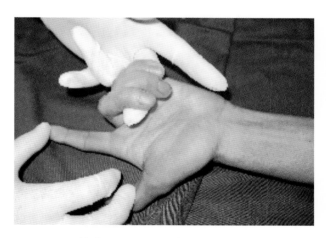

图14-3-1　左前臂 Volkmanns 肌挛缩，中、环、小指指关节被动伸直受限

病例一（图14-3-2）

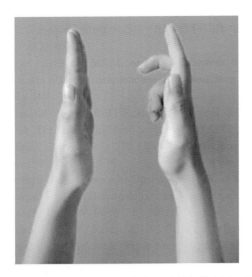

图14-3-2A　患者12岁，右前臂桡尺骨骨折外固定后导致前臂缺血性肌挛缩，示、中、环、小指屈曲挛缩，示指屈曲挛缩相对较轻

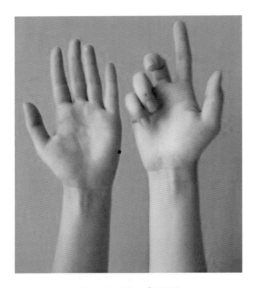

图14-3-2B　掌面观

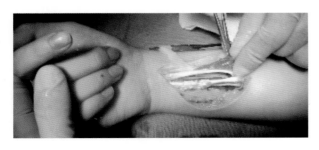

图14-3-2C　手术中将指浅屈肌移位于中、环、小指指深屈肌腱

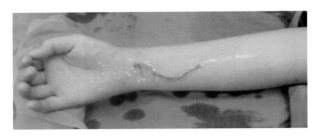

图14-3-2D　手术后手指屈曲挛缩明显改善

病例二（图14-3-3）

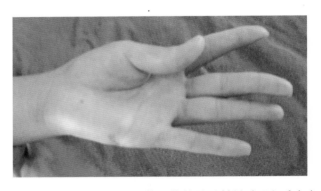

图14-3-3A　患者女性，因外用化妆品过敏导致"左手内在肌缺血性挛缩"，手指掌指关节屈曲，指间关节过伸，拇指同时内收

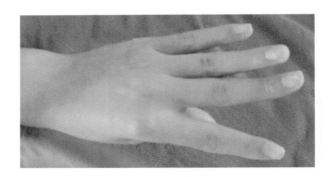

图14-3-3B　术前背面观

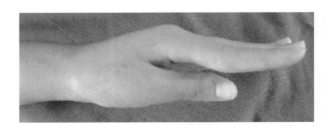

图14-3-3C　术前侧面观，呈现典型内在肌阳性征

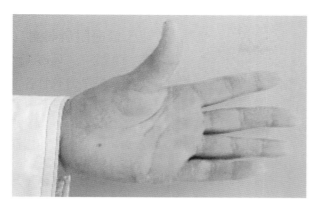

图14-3-3D　行内在肌松解术后，畸形明显改善

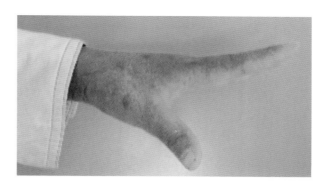

图14-3-3G　术后手指伸直

病例三（图14-3-4）

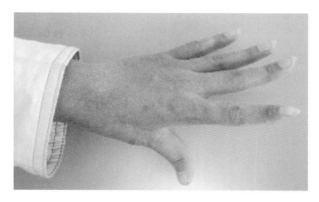

图14-3-3E　术后背面观

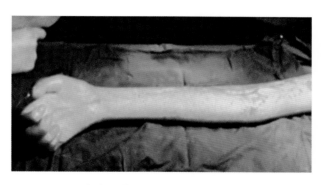

图14-3-4A　患者车祸伤后导致右前臂骨筋膜室综合征，曾行"前臂切口减压术"，术后仍残留畸形，前臂广泛瘢痕组织，肌容量明显减少，手掌扁平，大、小鱼际隆起消失，拇指内收旋后，腕关节及手指屈曲畸形

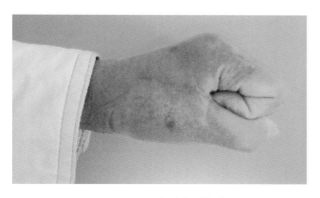

图14-3-3F　术后患手握拳

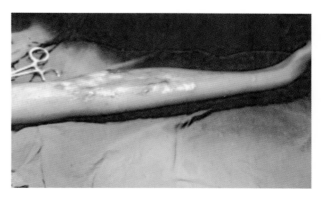

图14-3-4B　前臂广泛瘢痕组织，腕关节屈曲畸形

（三）治疗原则

手术松解挛缩的肌腱，矫正爪形指畸形。

（田　文　秦泗河）

第四节　上肢骨不连、骨缺损

（一）病因

严重创伤、骨髓炎是引起上肢骨不连和骨缺损的主要原因。

（二）临床表现

有严重外伤史，或骨感染病史，上臂或前臂有陈旧性瘢痕、畸形、短缩和（或）异常活动。X线片显示有骨不连接和（或）骨缺损。

严重外伤致前臂开放骨折可引起骨缺损（图14-4-1）；闭合或开放骨折治疗不当可引起骨不连（14-4-2）。

（三）治疗原则

采用Ilizarov骨延长技术修复骨缺损；采用骨不连处局部清理、自体骨植骨、骨外固定技术等优化组合，治愈骨不连，改善手功能。

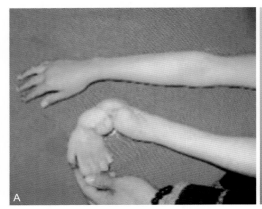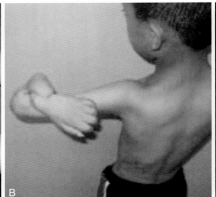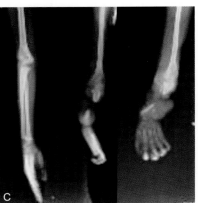

图14-4-1　左前臂感染性骨缺损。A.左前臂短缩；B.前臂无骨性支撑；C.X线片

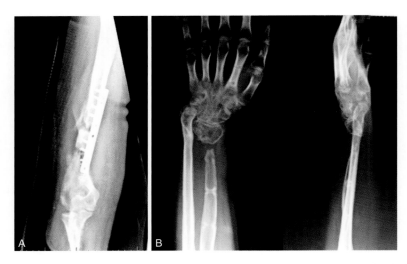

图14-4-2　上肢骨折术后骨不连。A.肱骨开放粉碎性骨折内固定术后骨不连；B.左桡骨开放粉碎骨折术后形成骨不连、骨缺损

（秦泗河　夏和桃　郑学建）

第五节　烧伤或创伤致上肢关节挛缩畸形

（一）病因

　　上肢关节附近Ⅱ度及以上烧伤或烫伤，创面愈合后，局部瘢痕挛缩，引起骨关节畸形。创伤也可至关节屈侧软组织损伤，如皮带伤（跑步机等所致），伤后创面瘢痕愈合也致关节挛缩。

（二）临床表现

　　皮肤大面积烧烫伤或创伤瘢痕，瘢痕牵拉远端的关节发生挛缩，肘部主要形成屈肘畸形，腕背侧烫伤形成腕背伸畸形，掌侧瘢痕形成屈腕畸形，如果损伤较深，累及肌肉或肌腱，则导致更严重的畸形及功能障碍（图 14-5-1）。

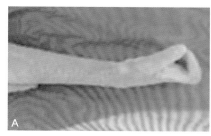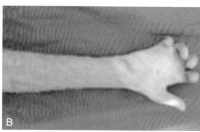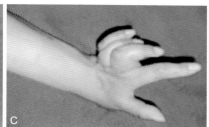

图14-5-1　前臂及手部烫伤。A.侧面；B.正面；C.手背烫伤瘢痕挛缩

病例一（图14-5-2）

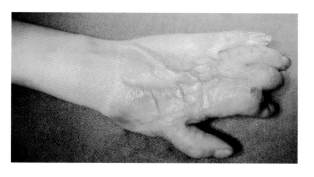

图14-5-2A　患者幼年时左手烫伤，后发生手背侧瘢痕挛缩，手指并连，虎口狭窄

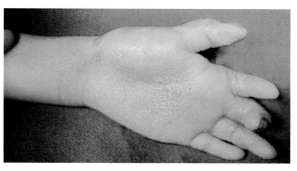

图14-5-2B　手掌侧挛缩较轻

病例二（图14-5-3）

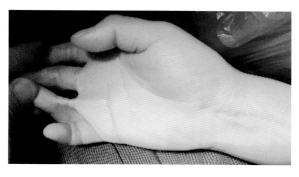

图14-5-3A　右手挤压伤后，示、中、环指屈侧瘢痕挛缩

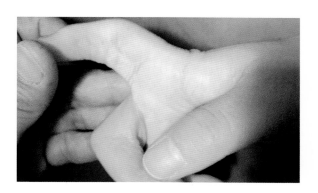

图14-5-3B　示指掌侧瘢痕挛缩

病例三（图14-5-4）

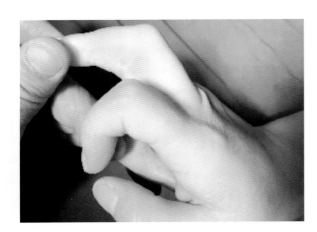

图14-5-3C 中指掌侧瘢痕挛缩

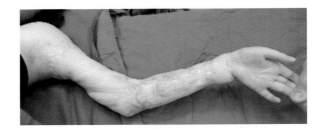

图14-5-4A 左上肢车祸伤后广泛瘢痕挛缩

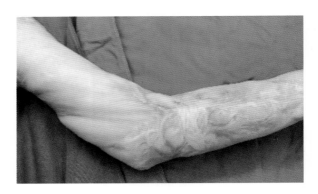

图14-5-4B 肘关节挛缩状况

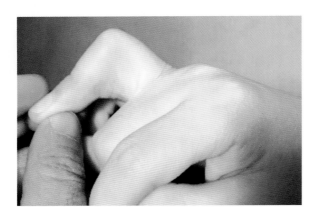

图14-5-3D 环指掌侧瘢痕挛缩

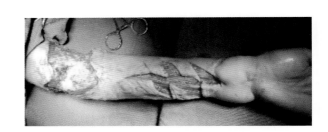

图14-5-4C 肘关节和前臂瘢痕松解后

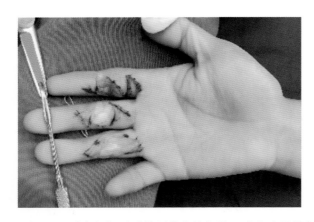

图14-5-3E 手术松解后手指屈曲挛缩解除，残留皮肤缺损拟行游离皮片移植覆盖

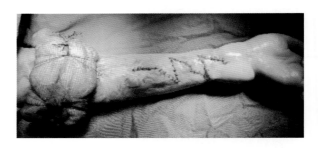

图14-5-4D 瘢痕松解术后（前臂瘢痕Z字成形，肘关节掌侧瘢痕切除游离皮片移植覆盖）

病例四（图14-5-5）

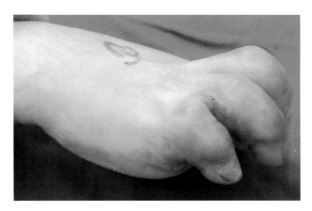

图14-5-5A　右手烫伤后手背侧瘢痕挛缩，导致掌指关节过伸挛缩，主被动屈曲受限

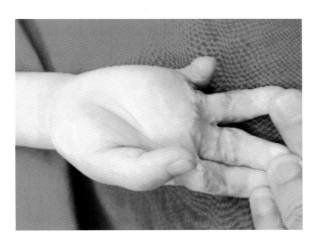

图14-5-5B　掌侧挛缩已完成松解

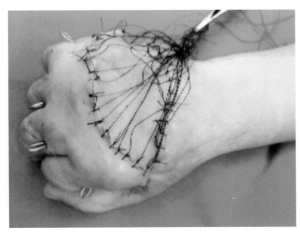

图14-5-5C　手背侧瘢痕松解植皮后，手指掌指关节以克氏针固定在屈曲位

病例五（图14-5-6）

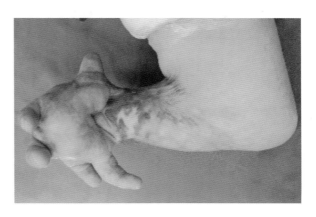

图14-5-6A　患儿双上肢外伤后多关节瘢痕挛缩，图示右侧上肢掌面观

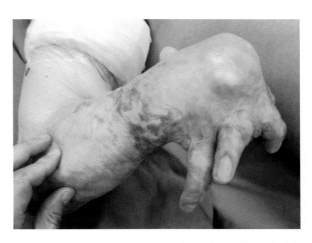

图14-5-6B　右上肢尺侧观，患手掌指关节过伸，腕关节屈曲挛缩

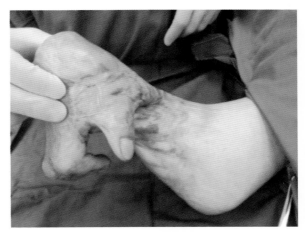

图14-5-6C　右上肢桡侧观，腕关节严重屈曲变形

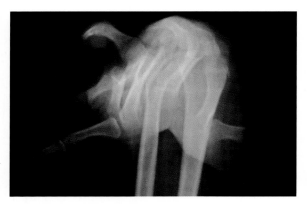

图14-5-6D　右手X线片可见骨关节极度变形、畸形

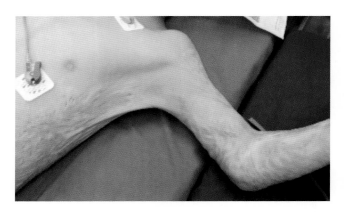

图14-5-6E　患儿左上肢及躯干瘢痕挛缩，肩关节形成"腋蹼"样挛缩

（田　文）

第六节　肘内翻、肘外翻与相关畸形

一、肘外翻

正常肘关节完全伸直时有一轻度外翻角，男性约10°，女性约15°。这个外翻角称为携带角。若这个角度增大，即前臂过于外展，称为肘外翻畸形。

（一）病因

儿童肱骨内外髁骨折未能及时复位或复位不良、肱骨外髁骨骺早闭或缺血性坏死及未经复位或复位不良的肘关节脱位均可致肘外翻。

（二）临床表现

肘外翻，肘关节伸直位时肘部外翻角增大，可达30°以上。肘关节活动一般无明显障碍，晚期肘关节的关节面损伤可引起疼痛。对严重外翻患者，由于尺神经处于高张力牵拉状态，或外伤后因尺神经粘连而经常受到摩擦，可发生迟发性尺神经炎，出现尺神经损伤的表现，即在不知不觉中发生手尺神经支配区刺痛和感觉障碍（小指及环指一半），手部内在肌无力，萎缩（图14-6-1）。

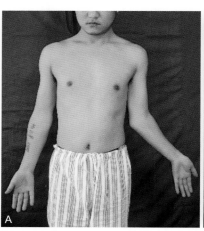
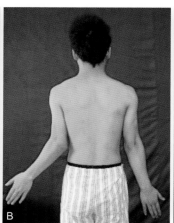
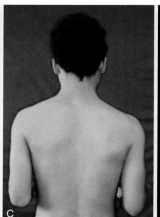
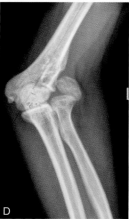

图14-6-1　少年创伤致左肘外翻畸形。A.肘外翻掌侧；B.肘外翻背侧；C.合并上臂短缩；D.术前X线片显示肱骨外髁陈旧性骨折

（三）治疗原则

肘外翻，如果没有症状，一般无需手术治疗。对外观要求较高、关节的疼痛和无力症状明显，影响肘关节功能及出现关节炎或尺神经症状者，应积极手术矫正。

二、肘内翻

为少年儿童肱骨髁上骨折最常见的并发症，约占80%。

（一）病因

多因肱骨髁上骨折、肱骨远端全骨骺分离和内髁骨骺损伤等造成的。

（二）临床表现

肘关节损伤经治疗后或未经治疗，出现肘关节

伸直位内翻角明显增大，严重者可达15°~35°，此时肘后三角关系改变，外髁与鹰嘴之间的距离加宽。肘关节一般活动可基本正常，但均有不同程度肌力减弱（图14-6-2）。

（三）治疗原则

肘内翻的治疗目的是消除疼痛，改善功能和矫正畸形。一般认为，对肘内翻角度小、肘部疼痛轻微、肘关节功能良好的患者，不必手术矫正。对畸形严重、内翻角大于20°，且疼痛较重、肘关节功能障碍影响日常工作和生活者，要手术治疗。应用肱骨髁上截骨术矫正肘内翻畸形，恢复外翻角，常可获得消除疼痛和改善功能的目的。

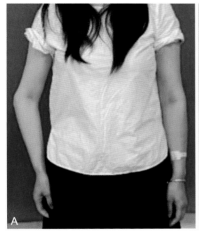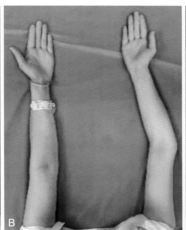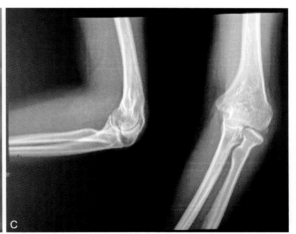

图14-6-2　右肘内翻畸形临床及X线片表现。A、B.肘内翻外观；C.X线片示肱骨远端内翻畸形

三、桡骨头脱位

单纯桡骨头脱位，临床上非常少见。

（一）病因

外伤、先天性疾病如儿童尺骨发育不良或缺失等可引起桡骨头脱位。

（二）临床表现

伤后出现前臂旋前、旋后受限，疼痛，通过X

线侧位片可诊断。先天性桡骨头脱位，前臂旋转功能影响小，因尺骨发育不良短缩，尤其肘关节屈曲时，可出现桡骨头突出（图14-6-3）。

（三）治疗

急性脱位采取闭合复位一般能够获得成功，闭合失败需切开复位。如延误治疗，成人后可行桡骨头切除。因尺骨发育不良所致短缩，可行尺骨延长，使桡骨小头下移，改善功能。

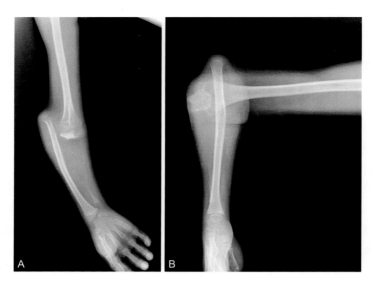

图14-6-3 因儿童期感染性尺骨缺损致桡骨头严重上脱位。A.桡骨头脱位正位 X 线片；B.侧位片显示连枷关节

四、前臂旋前畸形

先天性畸形、后天性疾病都可以导致前臂旋前畸形，脑瘫上肢痉挛者最常见，多伴有腕关节、手部复合畸形，并互相影响。

（一）病因

主要由旋前圆肌挛缩或旋前方肌痉挛和挛缩引起，致使前臂的动力失衡所致，严重者继发桡骨头脱位加重了旋前畸形的病理改变。

（二）临床表现

前臂旋前畸形，主动旋后功能丧失，伴有腕、指屈曲，肘屈曲等复合畸形，手腕或上肢功能障碍（图 14-6-4）。

（三）治疗

单纯矫正前臂旋前畸形少见，常需联合手术矫正上肢复合畸形才能取得满意效果。多数进行肌腱松解和转位，改善前臂旋转功能和伸腕能力。

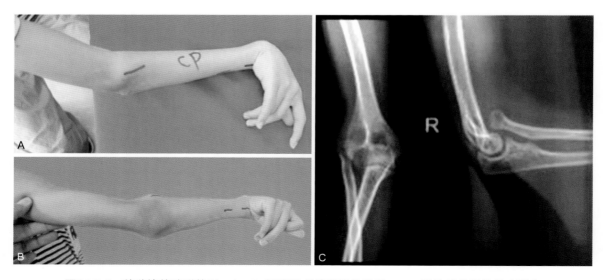

图14-6-4 前臂旋前畸形外观。A、B.脑瘫患者前臂旋前外观；C.X 线片示伴随桡骨头脱位

五、肘关节僵直

肘关节创伤或疾病引起肘关节活动度减小，不能达到正常的活动范围。

（一）病因

①肘关节骨折，关节内骨折为主且复位不良者；②关节周围骨化性肌炎；③肘关节创伤后治疗不当者，包括关节长期固定、关节内骨块残留及强力活动所引起之损伤等；④其他多种因素，如肘关节感染，肌肉、肌腱、韧带及关节囊损伤等均易引起广泛而严重的粘连，继而钙化、骨化等。

（二）临床表现

主要表现为肘关节屈伸活动范围减小，可表现为肘关节伸直障碍，屈肘不受影响；也可表现为肘关节屈曲障碍，伸直不受影响；部分患者既有伸直障碍，同时有屈曲障碍（图14-6-5）。

（三）治疗原则

肘关节屈伸活动范围大小直接影响患者上肢功能障碍程度。轻度肘关节纤维僵直，屈肘功能不受影响患者，可不治疗；肘关节纤维僵直影响上肢功能者，可实施肘关节松解，结合 Ilizarov 技术，增加肘关节活动度，改善肘关节功能。

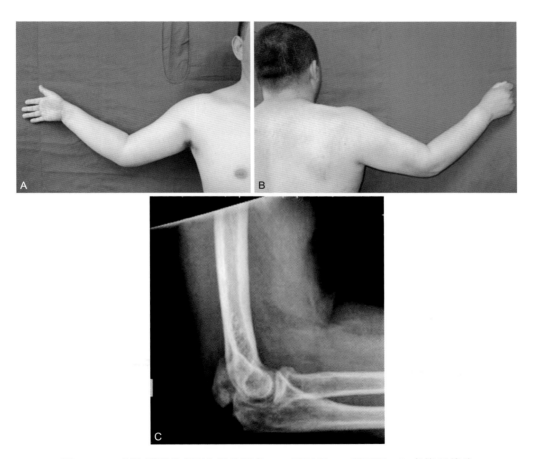

图14-6-5　创伤后肘关节不全纤维僵直。A.正面观；B.背面观；C.术前 X 线片

（秦泗河　焦绍锋）

第七节　综合原因致上肢-手畸形

一、硬皮病致上肢-手畸形

硬皮病是一种导致皮肤和内脏器官纤维化的自身免疫性疾病，以皮肤变性、增厚和纤维化进而硬化和萎缩为特征的结缔组织病。此病可以引起多系统损害。有些患者只发生皮肤硬化，而有些患者可同时发生内脏纤维化和硬化，往往病情严重，预后较差。

（一）病因

硬皮病病因尚不清楚。研究表明其发病可能与遗传、环境因素、病毒感染、化学因素等有关。

（二）临床表现

具有特异性的硬皮病早期临床表现是皮肤肿胀增厚，开始于手指和手。在疾病的早期（水肿期），皮肤显示轻度红肿，部分患者有红斑、瘙痒和水肿，早期手指水肿期可持续很久，皮肤的改变停止在上肢远端，也可以蔓延至前臂、前胸、腹、背和颜面部。随着病情的进展，皮肤绷紧发亮，正常的皱纹和皮肤皱襞消失，面部皮肤菲薄，呆板无表情。口唇薄而紧缩，张口受限。手指、脸、口唇、舌和前臂等部位可出现斑片状毛细血管扩张及皮下钙化，以手指尖最为常见，从小斑点至大的团块，大小不等覆盖分布在膝、肘或其他最突出部位。当硬皮病进展到硬化期时，皮肤更加增厚，皮肤的干燥引起皮肤瘙痒，这一阶段呈进行性发展，持续 1~3 年或更长，最后炎症和纤维化停止，进入萎缩期，皮肤萎缩变薄，纤维化的组织紧贴于皮下组织，不易用手捏起。屈曲挛缩的部位可出现骨性溃疡，如接近指（趾）关节处（图 14-7-1）。

（三）分型

根据皮肤受侵犯的程度，硬皮病可以分为 2 种亚型：①局限性硬皮病的患者仅远端肢体皮肤增厚，躯干不受侵犯。CREST 综合征包括：钙质沉积、雷诺现象、食管功能障碍、指端硬化和毛细血管扩张，归属于局限性硬皮病范畴。②弥漫性硬皮病患者表现为肢体远端及近端和（或）躯干皮肤增厚。

（四）治疗原则

①早期诊断、早期治疗，有利于防止疾病进展，原则是扩血管、抗纤维化、免疫抑制与免疫调节。②继发骨关节畸形患者，在治疗原发病基础上，矫正骨关节畸形，改善受累肢体功能。

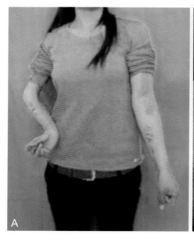
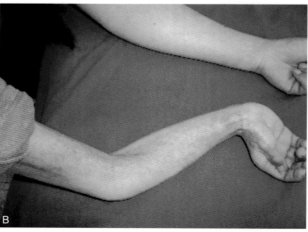

图14-7-1　右上肢硬皮病致屈肘、腕背伸桡偏畸形。A.整体观；B.局部观

二、红斑狼疮致上肢 - 手畸形

病例（图14-7-2）

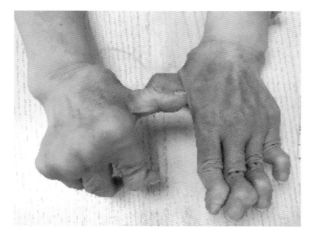

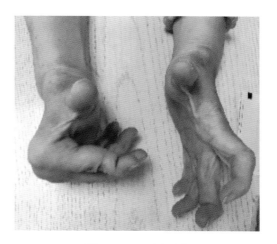

图14-7-2A　患者成年男性，诊断"红斑狼疮关节炎"10年，目前双手关节变形，右手屈曲挛缩，左手继发性鹅颈畸形

图14-7-2B　侧面观

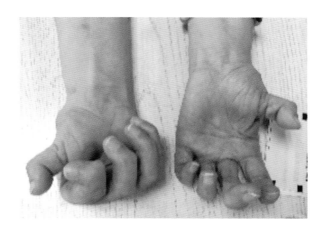

图14-7-2C　掌侧观

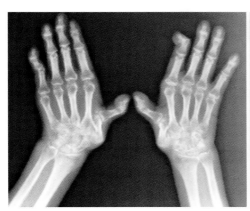

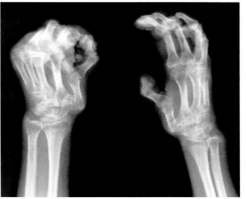

图14-7-2D　双手 X 线片显示骨关节严重变形、脱位

三、类风湿关节炎致上肢-手畸形

病例（图14-7-3）

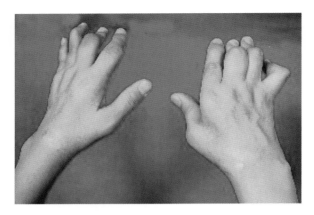

图14-7-3 A　成年女性，双手类风湿关节炎 20 年，手部关节严重变形，手指掌指关节屈曲尺偏，指间关节屈曲畸形

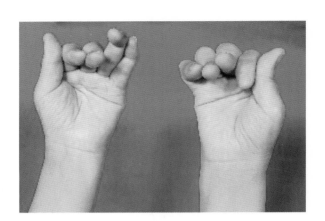

图14-7-3B　手指屈曲时掌面观

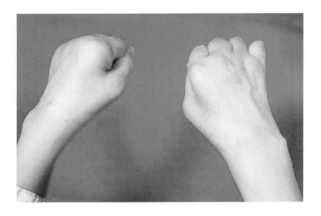

图14-7-3C　手指屈曲时背面观

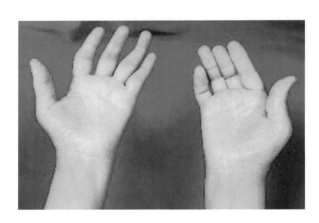

图14-7-3D　手指伸直受限

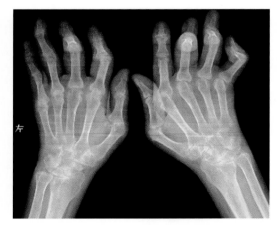

图14-7-3E　X 线片显示，双手骨质疏松严重，各个关节（包括腕关节）间隙变窄、骨质破坏，部分关节脱位、偏斜

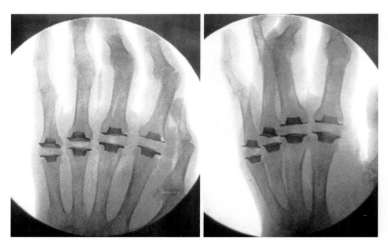

图14-7-3F　左手行掌指关节人工假体置换术后，畸形明显改善

四、痛风病手指畸形

病例（图14-7-4）

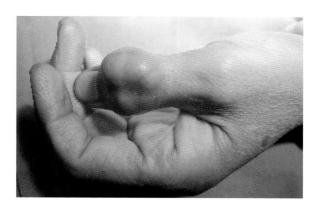

图14-7-4A 患者成年男性，患有痛风 10 年，左侧拇指指间关节背侧痛风结节

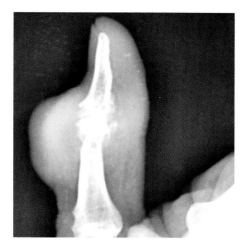

图14-7-4B 侧位 X 线片显示，拇指指间关节骨破坏严重

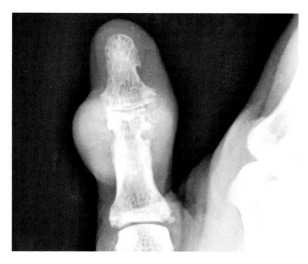

图14-7-4C 正位 X 线片显示骨质破坏，关节间隙狭窄

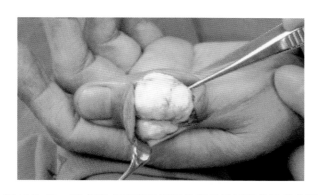

图14-7-4D 手术探查可见到指间关节背侧尿酸盐结晶体聚集，形成"肿物"

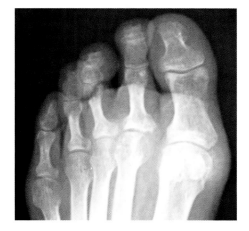

图14-7-4E 患者足部 X 线片（左侧），可见与患手相似的骨关节破坏

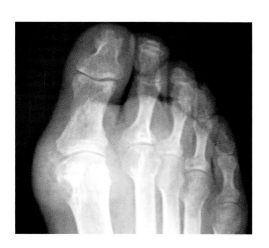

图14-7-4F 患者足部 X 线片（右侧）

五、蜡泪样骨病致手畸形

病例（图14-7-5）

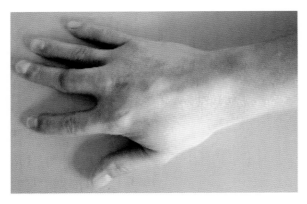

图14-7-5A   患者成年女性，发现右手中指局部变形、粗大15年，手背及腕背均可见局限性隆起

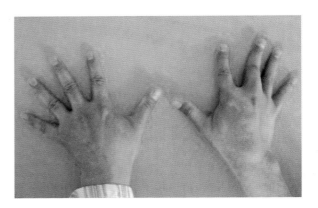

图14-7-5B   双手对比

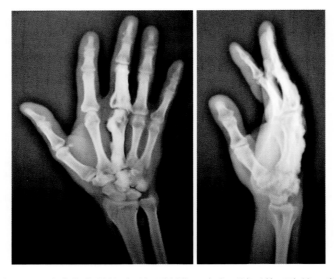

图14-7-5C   X线片显示，右中指指骨骨质不规则硬化，病变近端延伸至腕骨，为典型的蜡泪样改变

（田　文　秦泗河）

参考文献

[1] 王澍寰.手外科学[M].北京:人民卫生出版社,2011.
[2] 顾玉东.手外科手术学[M].上海:复旦大学出版社,2010.

索　引